日本老年歯科医学会監修

口腔ケア
ガイドブック

●編集
下山 和弘
米山 武義
那須 郁夫

財団法人 口腔保健協会

序　文

　「口腔ケア」が言葉の定義も明確にされないまま社会にはその役割が認識され，医療と介護のさまざまな現場で急速にかつ広範囲に取り入れられています．特に高齢者の健康の維持と増進をはかるうえで重要なキーワードになっています．

　「口腔ケア」は担当する職種により内容が異なっています．家族や一般の介護者が行う日常の口腔清掃から，歯科衛生士や歯科医師が専門的知識と技術で口腔状態を評価し，さらに関連職種の方々との連携を交えて，口腔機能の向上を目指す行為まで幅広いものになっています．これらの実態に即して，「口腔ケア」に代わり「口腔機能向上サービス」とか「口腔機能改善管理指導」という言葉が厚生労働省関連では使用されています．

　この4月からは75歳以上の後期高齢者を対象とする医療制度の運用が開始されます．元来，「口腔ケア」は自分で行っていたもので，種々の理由で日常の口腔ケアを十分にできない人が問題となってきました．それらの人達の多くは高齢者であり，かつ入院中であり，また施設および在宅で介護を受けている人たちです．誤嚥性肺炎が口腔ケアで予防できることが立証されてから，病院や介護施設では積極的に取り入れられました．口腔ケアにより口腔機能が向上した患者は，早期に栄養状態も改善され，歩行等の運動機能や精神的な面まで改善される事実が多く報告されたのです．そのためそれらの施設では看護師を中心として口腔ケアが推進されました．もちろん歯科医療関係者が介入した施設では口腔機能の評価も的確で，それに従っての口腔機能改善もより効果的に実施されています．この分野ですでに多くの方が活躍されていますが，さらに多数の歯科医療関係者が参加していただきたいと考えています．

　本学会では口腔ケアに関する委員会を中心として，口腔ケアを必要とする高齢者の方々に対しての対応を検討してまいりました．毎年の学術大会や本学会雑誌へは多くの報告が寄せられています．現在，口腔ケアに関する参考図書が数多く発刊されています．そのような状態の中，それぞれの分野で活躍されています学会会員の執筆により，専門学会としての考えを集大成したのが本書です．本書が完成品とは決して考えておりません．本学会会員の皆様および，関係者各位より多くのご意見を頂き，今後の本学会の活動に反映したいと存じます．

2008年3月

有限責任中間法人　日本老年歯科医学会
理事長　山根源之

編集にあたって

　保健・医療・福祉の分野に携わる専門家のなかで口腔ケアという用語を知らない人はいないと言っても過言ではありません．「誤嚥性肺炎の予防には口腔ケアが大切である」「口腔ケアは生活の質を維持・向上させる」という認識を多くの専門家が持っています．口腔ケアは保健・医療・福祉の分野における共通の用語といえるでしょう．しかしながら，「口腔ケアとは何か」という問いかけに対する回答は人によって千差万別です．狭義には口腔清掃を意味し，広義には顎口腔系に関するケアをすべて含むといえます．口腔ケアに対する理解は職種によって，また歯科医療従事者のなかでも異なるのが現状です．このような状況にあって口腔ケアに関するガイドブックを上梓することは大変むずかしいことですが，日本老年歯科医学会の監修のもとに本書を発行することになりました．

　本書刊行の目的は，高齢者にかかわるすべての人々に口腔ケアに関する基本的な知識・技術を提供することにあります．歯科医師，歯科衛生士をはじめ，医師，看護師，保健師，言語聴覚士，介護福祉士，ホームヘルパーなど多くの専門職種を対象としています．また執筆に際しては，口腔清掃の方法を中心として実践的な内容とし，さらに理論的な背景をも記述するようにお願いをしました．このため，頁数の制限のなかで執筆者それぞれの創意工夫がみられる内容となりました．超高齢社会となったわが国において本書が役立つことができれば幸いです．また，用語の統一や内容等の調整などのために執筆者には完成直前まで原稿の修正をお願いしましたが，読者にとっては必ずしも十分とはいえないことをお許し願いたく存じます．なお，高齢者の口腔ケアを対象とした本書ではありますが，諸般の事情により摂食・嚥下障害に対するケアについては基本的には触れないことにさせていただきました．

　日本老年歯科医学会の監修によるガイドブックとして口腔ケアに関する標準を読者に示したいと考えていましたが，現状を鑑みると本書の内容はもとより十分ではありません．是非読者のご批判をお願いしたく存じます．

　最後に，日本老年歯科医学会ガイドブック作成ワーキンググループの一員として終始有益な助言をいただいた菅　武雄氏，戸原　玄氏，渡邊　裕氏に，また本書の完成に労を惜しまなかった口腔保健協会，関係諸氏に深く感謝の意を表します．

2008年3月

編集者一同

CONTENTS

序　文
編集にあたって
目　次

第1章　口腔ケアの基礎 ……………………………………………………1
1. 口腔ケアの定義 ……………………………………………2
2. 口腔ケアの意義 ……………………………………………5
3. 口腔ケア時の安全・安楽 …………………………………10
4. チームケア・口腔ケアを行う職種 ………………………24

第2章　口腔清掃の基礎知識 ………………………………………………29
1. 高齢者における口腔の汚れの特徴 ………………………30
2. 口腔の汚れと清掃に関する評価 …………………………36
3. 口腔清掃の基本的な実施手順 ……………………………40
4. 口腔清掃法 …………………………………………………41
5. 口腔清掃指導の基本 ………………………………………44
6. 清掃器具 ……………………………………………………48

第3章　歯の清掃方法 ………………………………………………………67
1. 歯の基礎知識 ………………………………………………68
2. 歯の清掃 ……………………………………………………72

第4章　粘膜の清掃方法 ……………………………………………………79
1. 粘膜の基礎知識 ……………………………………………80
2. 粘膜の清掃 …………………………………………………88
3. 保湿 …………………………………………………………91

第5章　義歯の清掃方法 ……………………………………………………93
1. 義歯の基礎知識 ……………………………………………94
2. 義歯の清掃 …………………………………………………103

第6章　唾液の基礎知識 ……………………………………………………109
1. 唾液腺と唾液の基礎知識 …………………………………110
2. 口腔乾燥症 …………………………………………………114

第7章 口臭の基礎知識 ... 119
1. 口臭 ... 120

第8章 疾患・症状に対応した口腔ケア ... 127
1. 認知症患者に対する口腔ケア ... 128
2. 経管栄養中の患者に対する口腔ケア ... 130
3. 脳卒中後遺症患者に対する口腔ケア ... 132
4. 口腔乾燥症患者に対する口腔ケア ... 134
5. うがいの困難な患者に対する口腔ケア ... 136
6. 開口を拒否する患者への対応 ... 138
7. 意識障害者に対する口腔ケア ... 140
8. 口腔に痂皮がある患者に対する口腔ケア ... 143
9. 気管挿管患者に対する口腔ケア ... 145
10. 出血傾向を有する患者に対する口腔ケア ... 148
11. 感染症患者に対する口腔ケア　診療室、居宅訪問時の対応 ... 151
12. 常用薬の副作用として著しい歯肉肥大のある患者に対する口腔ケア ... 154
13. オーラルジスキネジアのある患者に対する口腔ケア ... 156
14. カンジダ症の患者に対する口腔ケア ... 158
15. 放射線性口内炎のある患者に対する口腔ケア ... 161
16. 不随意運動や食いしばりで口唇を自傷する患者に対する口腔ケア ... 163
17. 顎がはずれやすい患者に対する口腔ケア ... 165
18. 舌腫瘍術後の口腔ケア ... 167
19. 常に唾液を誤嚥している状態の患者に対する口腔ケア ... 170
20. 嘔吐反射が異常に強い患者に対する口腔ケア ... 172
21. 剝離上皮の堆積のある患者に対する口腔ケア ... 174

第9章 まとめ ... 177
1. システムとしての口腔ケア ... 178

索　引 ... 183

執筆者一覧

第1章　口腔ケアの基礎

1 口腔ケアの定義

1 口腔ケアの定義

1）口腔ケアとその理念

「人が生きている」ということは，どのように表現できるであろうか．おそらく多くの方が，「食べる，息をする，会話をする」と答えるであろう．食べる，息をする，会話をするためには，どこを最も使うか．当然のことであるが口腔である．もし障害等でこの口腔の機能が失われたら，生きている喜びを感じるだろうか，安心した生活を送れるだろうか．ところが長い間この口腔の大切さが忘れ去られてきた．とくに要介護高齢者においては，社会的な関心が大変希薄であった．そして口腔の健康が全身に大きな影響を与えることがわかってきたのは最近のことである．

「口は，健康（病気）の入り口，魂の出口」と昔から言われるが，生きている間，この口腔をどのように使うかでQOLが決まるといっても過言ではない．この口腔からどのような食材をどのように摂取するかで，健康状態が左右されるし，この口腔から発せられる言葉で人の心を傷つけることも，勇気づけることもできる．この大切な口腔を日々整え，人生の中でしっかり使いきるために，この口腔の健康を支えることが口腔ケアの目的であり最も基本的な理念である．

2）口腔ケアの意味するもの

最近，口腔ケアという言葉が，口腔を専門領域とする歯科だけでなく，看護，介護の領域で盛んに使われている．このことは，医療や福祉の現場で口腔ケアが必要とされ，実践され，生命や生活を支えるケアの一つとして急速に普及しつつあることを意味する．本来，この「口腔ケア」は看護の現場で口腔に関する問題に直面する人たちから生まれた言葉と言われる[1]．そしてこの口腔ケアには，う蝕や歯周病を予防し，歯の欠損部を補ったうえで，咀嚼や嚥下をサポートし，その人がもともと具有している口腔の健康状態をつくり出すという重要な意味が含まれている．

しかし現在，病院に入院している方や施設や在宅で介護を受けている多くの方々にとって，まず口腔衛生の実践＝口腔ケアという解釈があることも事実である．この状況を見守りながら，口腔ケアを口腔と全身の健康を守る包括的なケアの一つであると位置づける必要性がある．

口腔ケアを語るとき，広義にとらえるときと狭義にとらえるときがある．つまり，広義には口腔の有しているあらゆる働き（摂食，咀嚼，嚥下，構音，審美性・顔貌の回復，唾液分泌機能等）を健全に維持する，あるいは介護することを言い，口腔衛生管理に主眼を置く一連の口腔清掃と義歯の清掃を狭義の口腔ケアと位置づける．一方，口腔ケアを衛生管理に主眼をおく器質的口腔ケアと機能面に重点をおく機能的口腔ケア（口腔のリハビリテーション）とに分けるとらえ方もある．

3）器質的口腔ケアと機能的口腔ケア

一般的に，介護を必要とする人は，脳梗塞などにより一命を取り留め治癒に向かっていても「麻痺」が残り，障害を抱えた生活を余儀なくされている．そのため居宅を訪問して行う口腔ケアについても，診療室に通院する患者とは違った「障害の構造」の中でとらえる必要がある．

したがって，要介護者に行う口腔ケアについては，従来からの口腔清掃を中心とした「器質的ケア」だけの対応では不十分であり，口腔の機能の維持・回復を行うための「機能的ケア」が重要である．そして口腔ケアはその方の障害の程度やライフステージごとにその内容は検討され，実施されるべきである．とくに後期高齢者やターミナルケアにおける場合，その方のおかれた環境をよく理解したうえで口腔ケアの内容を構成し，対処する必要がある．

4）口腔ケアの担い手

(1) セルフケア

口腔の健康の維持は，一般的には自分自身で行うセルフケアが中心になる．自分で何とか治したい，少しでも良くしたいという前向きな姿勢がないとなかなか口腔の環境は改善しないし，長期的には口腔ケアの効果は発現しないことを臨床の現場で経験する．口腔環境を健全に維持することの重要性を理解していただくように，周囲の家族や専門職は日頃からこのことの大切さを言い続けることが大切である．

(2) 家族やヘルパーによるケア

残存能力やその方の置かれた環境が理由で本人では口腔清掃が十分にできない場合，家族やヘルパーによる日々の口腔ケアが不可欠になる．日々のわずかな口腔衛生の積み重ねであっても，長期的には口腔に起因する疾病の予防に確実につながる．身近な人による継続した口腔ケアは，大きな力となる．

(3) 看護師や他の医療職によるケア

医学的，看護学的な見地から口腔管理の重要性を理解した看護師や言語聴覚士等の行う口腔ケアは，全身の健康管理にとって重要な意義を持つ．口腔ケアの感染予防効果，とくに呼吸器感染に対する口腔ケアの効果については，広く理解されてきている．最近では，感染予防認定看護師の教育の中でも，口腔ケアの重要性がしっかり位置づけられている．しかし，忙しい看護業務の中で口腔ケアの質を高めるのは容易なことではなく，まして機能的な口腔ケアまで手が回らないのが実情である．

(4) 歯科衛生士，歯科医師による専門的口腔ケア（プロフェッショナル・オーラル・ヘルス・ケア＝POHC）

病院，施設，在宅で療養生活を送る方の多くは，セルフケアが十分に行えない状況にあるため肺炎等の合併症のリスクが高くなっており，健康な人に比べ，より専門家によるかかわりが必要になる．そのため，歯科医師，歯科衛生士が行う"専門的口腔清掃"も，従来のように診療室に通院できる方々に行っていたものとは違った観点でしっかり取り組まなければならない．

要介護者に行う「専門的口腔ケア」は次のように考えられている[2]．「専門的口腔ケア」とは，口腔領域における疾患の予防，機能の維持・回復，ひいては健康と生活の質の向上のため，口腔保健や歯科医学の理論・知識に基づき，歯科保健医療の専門職が行う口腔保健指導，専門的口腔清掃，口腔機能の維持・回復のための指導・助言，歯科口腔領域の介護援助などの技術を言う．

この場合の「専門的口腔清掃」とは「専門的口腔ケア」の中核をなすもので，歯，舌，粘膜，義歯などの付着物などを機械的，化学的操作によって除去することを言う．一方，「口腔機能の維持・回復」とは摂食・嚥下機能が低下あるいは障害された要介護者に対して，機能減退に応じた食事介助法や機能回復の指導・助言を行うことを言う．

以上のように歯科医療担当者として行う「専門的口腔ケア」は，高齢者に多くみられる歯根面う蝕，加齢とともに増加する歯周疾

患，舌炎，義歯性口内炎などの口腔疾患，あるいは誤嚥性肺炎に代表される呼吸器感染症を予防し，さらには多くの脳卒中後遺症などにみられる口腔機能障害の改善をもたらすことができる．また，口腔内の清潔を保持し，口腔機能を維持することは，介護を必要とする人々の楽しみの一つである「食べる楽しみ」を最後まで支援することにも通じ，QOL の向上にも大きく役立つと考えられる．

5）口腔ケアと口腔清掃は違う

WHO では健康の定義について身体的，精神的，社会的健康に加え，スピリチュアル（心霊的）な健康までも包含している．今後，医療というものが単なる治す（CURE）だけでなく，いわゆる心のケアまで至る，プライマリーヘルスケアに重点が置かれると考えられる．

口腔ケアは，その内容が基本的なことから非常に高度なものまで包含している．また，その対象となる要介護者のおかれている状況は身体的，精神的な視点からもさまざまである．そのため，技術的な点も含めて，注意深い観察眼が要求される．一方，口腔ケアを実施しようとしてなかなか要介護者が口を開けてくれなかったとき，それは多分にそれまでの口腔ケアが表面的，機械的に流されていた可能性がある．

介護の目標がその人の QOL の向上であるならば，口腔ケアを行う際，心に響く何かが必要である．忘れてならないのは，心のケアが口腔ケア（介護）の原点であるということである．施設や病院に入院している方，在宅で家族の介護を受けている方の多くが，"自分がこのような状態にあるために周りの人に負担をかけているのではないか"と精神的な負担を感じていると言われる．そして自分いじめをし，鬱や認知症への過程をたどることも少なくないと聞く．

口腔ケアは，口腔の健康を支えるケアであるだけでなく，心身の健康を支えるケアである．つまり，口腔ケアは生きるという人間の本質的活動を支える重要なケアである．その意味で，口腔ケアでは生きよう（生き抜こう）とする心の声に耳を傾け，行うケアであるといえる．この視点をわれわれは最初から最後まで忘れてはならない．

もう一つ忘れてならないのは，QOD(Quality of Death)における口腔ケアの大切さである．長期にわたって経口摂取を受けないでいる場合，あるいは口腔ケアをはじめとする口腔の管理を受けずにいると，顎関節が拘縮を起こし，口腔の開閉に支障をきたす．このことが死に直面した方の尊厳にいかなる影響を与えるか．口腔ケアは大切な顎関節に対するリハビリテーションの意味を持っている．

要介護者とその家族からたいへん慕われている歯科衛生士に「口腔ケアが受け入れられる基本はなんですか．どんな気持ちでこれまで携わってきましたか」と尋ねたところ，彼女からは「皆さんは，すべて人生の先輩です．だれが主人公かということを忘れず，もしかすると明日お別れするかもしれないことを考え，最後の最後まで，看させて頂く覚悟で口腔ケアをやっています．」という返事が返ってきた．

口腔ケアの究極は魂を揺さぶるような口腔ケア，魂を安らかにするケアではないか．そのためにそれぞれの専門職が人間性を磨き，修養し続けることが大切である．そして介護や看護の現場で，その方と家族を中心とした連携の輪を形成することである．さらに社会の中で連携の輪を築いていけば，口腔に関する安心のネットワークにつながっていく．

（米山武義）

文 献

1) 阪口英夫，足立三枝子，鈴木俊夫：多職種のための口腔ケア―期待される介護―，口腔保健協会，東京，2001．
2) 日本歯科医師会 編：在宅歯科保健医療ガイドライン，日本歯科医師会，東京，2001．

2 口腔ケアの意義

1 はじめに

介護の現場で，最も一番関心を持たれているテーマは口腔ケアである，と多くの介護の専門家が言う．昔から口は「健康（病気）の入口，魂の出口」と言われているが，人間らしく生きるうえで，口腔の果たす役割は計り知れないものがある．2006年4月に改訂された介護保険制度においても，介護予防事業の中で「口腔機能の向上」が3本柱のひとつとして取り上げられた．画期的なできごとである．

今から10年ほど前，静岡県のある介護老人福祉施設（特別養護老人ホーム）に歯科健診で訪問する機会があった．応接室に通され，施設長，看護師長および介護主任と話をしているうちに口腔ケアの効果の話題になり，「口腔ケアのお陰で，この冬，インフルエンザの流行時にうちは一人もかからず，職員皆でほっとしました」というエピソードを聞いた．1998年冬から1999年春にかけて，日本中をある種のパニックに陥れたインフルエンザの話題だった．この施設では，その2年前から積極的に口腔ケアを導入し，インフルエンザが流行した時期にさらに口腔ケアの介入度を高め，くわえて日本茶を積極的に利用者の方に飲んでもらい，水分の補給をしたという．周辺施設でインフルエンザが流行したために危機感を募らせる中，多くの職員が感じたことは，口腔ケアが気道感染の予防に大変有効であるということであった．

当時，口腔ケアという言葉は普及しつつあったが，施設関係者の間で十分理解されていたわけではない．しかし，この施設の現場職員の直感と行動は的を得ていたわけである．

それから5年経過した2004年3月，老人保健健康増進事業「口腔ケアによる気道感染予防教室の実施方法と有効性の評価に関する事業報告書」という研究報告書が地域保健研究会から出された[1]．この中で，府中市内の通所介護を受けている在宅療養高齢者98名に対して，施設職員の日常的口腔ケアにくわえ，歯科衛生士による口腔清掃を中心とした器質的口腔ケアと集団的口腔衛生指導を週に1回実施した．その結果，口腔ケアを受けた群では対照群に比較し，唾液中の総細菌数，ノイラミニダーゼ活性，プロテアーゼ活性がともに有意に減少し，インフルエンザの発症は統計的にも有意に減少した．具体的には，発症は1/10まで抑えられた．

今まで，看護や介護の現場で"なんとなくよいようだ"と言われてきたことが科学的に証明されると，口腔ケアに対する見方は一変した．

2 口腔ケアが咽頭細菌数に及ぼす影響

朝，目覚めたときに口の中が何となく気持ちわるい，口臭も感じる．そこで，私たちは歯ブラシをする．寝ている間に量を増やしていった口腔細菌は，ここでその数を減らす．しかしその後はというと，三度の食事のたびに口腔細菌に栄養をやりながら育て続けるのである．そして残念ながら，寝る前は口をすすぐだけといった人も多く，口の動きが停止し，唾液の流れが少なくなる就寝中に口腔細菌は増加する．とくに長期臥床の入院患者にとって，看護師による口腔ケアがおろそかになれば，プラークにくわえて痰が舌と口蓋にこびりつき，細菌数がマックスに達する．口腔と咽頭は

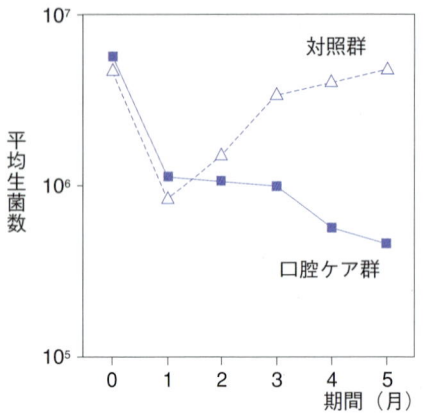

図1-1 口腔ケアグループと対照グループの咽頭部総細菌数の変化
口腔ケアグループでは，総細菌数は調査期間中減少し続け，5カ月目には開始前の1/10となった[4]

当然のことながらつながっている．口腔が不衛生になって汚染されていれば，咽頭部も細菌の増殖がおこる．まして，歯や義歯が衛生的に管理されていなければ，それらの場所が細菌の温床となり得る．

一般的に，寝たきりの高齢者は口腔衛生状態が劣悪であると言われているが，ある介護老人福祉施設に入所する要介護高齢者の咽頭細菌数傾向について実態調査をしたところ，寝たきり度が高いほど発熱傾向が強く，咽頭部の総細菌数が多いという実態が示された[2]．

一方，別の介護老人福祉施設においては，5カ月間にわたり，入所者を口腔ケア群と対照群の2群に分け，口腔ケア群では積極的な口腔清掃を行い，対照群は従来どおりの口腔清掃にとどめることで，口腔ケアの効果を歯周病学的，細菌学的に検討した[3,4]．なお，口腔ケアは，1日1回，歯科衛生士として十分な臨床経験を持つ介護者による徹底的な機械的清掃，および本人による口腔清掃とした．その結果，期間中の歯肉炎は，口腔ケア群で有意に低下した（$p < 0.01$）．また，咽頭部から細菌の採取を行い，盲検下で総細菌数の比較を行った結果，対照群では2カ月目以降徐々に総細菌数が増加して行ったのに対し，口腔ケア群では調査期間中減少し続け，5カ月目には口腔ケア開始前の約10分の1となった（図1-1）[4]．

3 継続した口腔ケアと誤嚥性肺炎予防に関する検討

全国11カ所の介護老人福祉施設入所者を対象として，口腔ケアによる誤嚥性肺炎予防について客観的な検討を試みた．まず，施設ごとに入所者を「介護者による毎日の口腔清掃にくわえ，週に1回歯科医師もしくは歯科衛生士による専門的，機械的な口腔清掃を行う群（口腔ケア群）」と「入所者本人による口腔清掃ないしは介護者による従来どおりの口腔清掃にとどめる群（対照群）」とに無作為に分け，2年間の発熱日数，肺炎による入院，死亡者数を比較した．期間中のADL，認知機能の変化についても追跡調査を行い，口腔ケアが要介護高齢者のQOLにどのような影響を与えるかについても考察した[5,6]．

対象者は，期間中に肺炎以外で死亡した51名を除いた366名で，口腔ケア群は184名（平均年齢82.0歳），対照群は182名（平均年齢82.1歳）だった．

結果，2年の期間中に7日以上の発熱がみられた人は，口腔ケア群27名（15％），対照群54名（29％）と，口腔ケア群で有意に少ないものだった（$p < 0.01$）．同様に，肺炎を発症した人は，口腔ケア群21名（11％），対照群34名（19％）であり，対照群が有意に多く発症していた（図1-2）．とりわけ，肺炎による死亡者数をみると，口腔ケア群では14名（7％）だったが，対照群では30名（16％）と有意に多く，発症した肺炎もより重度化していた（表1-1）．また，期間中の発熱者ならびに肺炎発症者は，口腔ケア群と対照群との間で調査期間の延長とともに差が広がっており，長期間継続することにより口腔ケアの効果がさらに著しく現れることが示唆された．

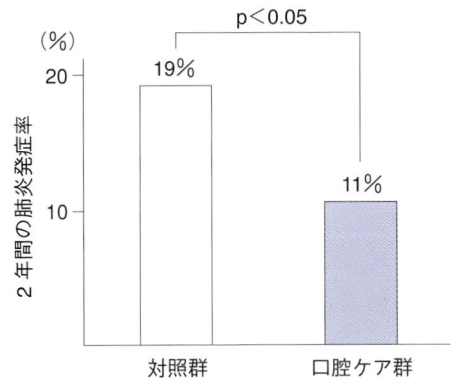

図1-2 口腔ケアと老人性肺炎発症率との関係

4 口腔ケアによる要介護者の認知機能の改善

　一方，上記の研究で口腔ケア群では認知機能の低下が2年間に有意に抑制された（図1-3）．この結果を別の角度から考察すると，口腔ケアによって「認知機能の低下予防→肺炎予防」というメカニズムが浮かんでくる．

　最近，機能的な口腔ケアを積極的に取り入れた同系列の研究が行われた[7]．それは，介護老人福祉施設10施設の入所者のうち，MMSE（minimental state examination）による評点が10点以上と評価された比較的認知機能の維持された202名を対象とし，各施設ごとに無作為に2群に分け，一方を器質的および機能的口腔ケアを組み合わせた専門的口腔ケア群，もう一方を対照群とした研究である．

　MMSEは認知障害測定のために開発された11項目の質問からなる尺度である．30点が満点であり，総合点が低いほど認知障害の存在が推定できる．その結果，口腔ケア群では，対照群と比較し有意にその低下が抑制された（$p < 0.05$）．

　また口腔ケアによってコミュニケーション能力が改善し，対象者の顔つきが明るく変化していった．

　超高齢社会を迎え，わが国の抱える高齢者の保健上の大きな問題は，認知症対策であると言われ

表1-1 口腔ケア群と対照群の発熱発生者数，肺炎発症者数，肺炎による死亡者数

	口腔ケア群	対照群
発熱発生者数（%）	27（15）	54（29）**
肺炎発症者数（%）	21（11）	34（19）*
肺炎による死亡者（%）	14（7）	30（16）*

2年間の，のべ7日以上の発熱発症者ならびに肺炎による入院，死亡者数は，口腔ケア群で有意に少なくなっていた．
*$p < 0.05$, **$p < 0.01$

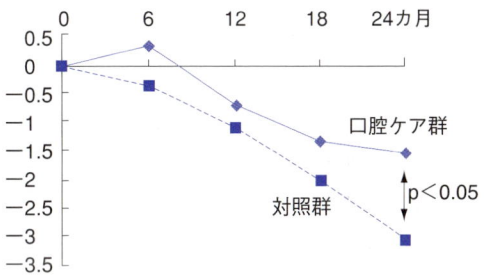

図1-3 期間中のMMSの変化
MMS変化量＝（半年ごとのMMS）−（開始時のMMS）．2年後では，MMSは対照群では口腔ケア群と比べて有意に低下していた（$p < 0.05$）．

ている．それゆえ，認知機能に関する口腔ケアの介入効果は今後の大きな問題提起となる．

5 要介護高齢者における口腔機能の向上が栄養改善に与える影響

　口腔機能が低下し，粥などの調整食を食べている高齢者は唾液の分泌も少なく，舌上のカンジダが多く存在すると報告されている[8]が，口腔機能の改善は口腔細菌叢の正常化に寄与すると考えられる．また，要介護高齢者において低栄養の発現率が高いことが知られている[9]．低栄養は要介護状態の重症化を招くとも言われ，肺炎をはじめとした感染症の要因にもなる[10]．そこで，口腔機能の向上と食環境整備や食事の介助技術の向上を中心とした低栄養改善の試みを行い，これにより得られた栄養状態の改善と口腔機能との関連を検

表1-2　機能的口腔ケア介入効果による血液生化学的指標の変化

	介入前	介入後
総タンパク質（g）	6.92±0.38	7.02±0.47
アルブミン（g/dl）	3.65±0.32	3.77±0.33*
総コレステロール（mg/dl）	174.12±29.24	174.15±29.09
HDL コレステロール（mg/dl）	49.39±13.39	53.44±11.27*
ヘモグロビン（g/dl）	11.39±1.76	11.75±1.75*
A/G 比	1.14±0.20	1.20±0.24

($^*p<0.05$, Wilcoxon signed-ranks test, 介入前 vs. 介入後)

討した．

　対象はある介護老人福祉施設に入所する53名のうち，研究期間を通じて退所などの理由で介入できなかった者や血液生化学検査が施行できなかった者，入所して6カ月未満の者を除く38名であった．対象者の身長は148.1±8.01cm，体重は41.64±8.18kg，BMI は 18.91±3.54（kg/m²）であった．対象者へは栄養状態を反映する指標として考えられる，血清総タンパク質，アルブミン，総コレステロール，HDL コレステロール，血液ヘモグロビン値を研究開始時および介入後6カ月の時点で測定を行い，検討に用いた．6カ月にわたる器質的，機能的口腔ケアにくわえ，食環境の改善等の結果，対象者全体の血清アルブミン，HDL コレステロール，ヘモグロビンが有意に上昇を示した(表1-2)．

　また，血清アルブミンにおいては「義歯使用者」は介入によって顕著に上昇を示した（介入前：3.64±0.35 g /dl，介入後：3.92±0.40 g /dl）（p＜0.05）（図1-4）．義歯を装着せず咬合支持が失われている者よりも，義歯を使用して口腔機能の向上をはかった場合に，栄養状態の改善がより顕著に認められた．このことより，口腔機能を高め，義歯の使用能力を高めることは，咬合支持の回復という口腔内の物理的な変化のみならず，食事の介護の効果をより引き出すためにも重要であることが示唆された[11]．

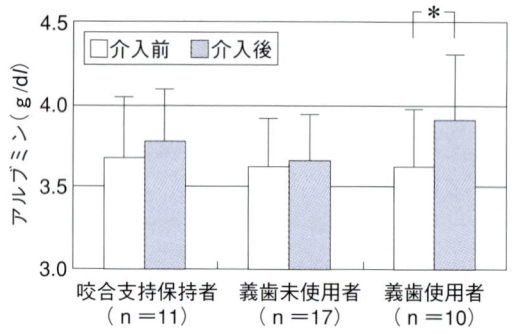

図1-4　咬合支持の違いによる介入の効果（血清アルブミン）
天然歯による咬合支持が喪失していても，義歯を使用しているものにおいて介入効果がより顕著に認められた．(*$p<0.05$, Wilcoxon signed-ranks test, 介入前 vs. 介入後)

6　内科医との連携

　高齢者の口腔内は，一般に加齢変化に伴い，高い蝕罹患率，歯周病，咬耗，著しい顎堤吸収，顎機能運動障害，唾液分泌減少による口腔乾燥症などがみられる．しかし必ずしも加齢の影響を強く受けるわけではなく，よく整った状態をしている人も多くみられる．この違いは，若いときからの生活習慣と口の手入れによるところが大きいと考える．一般的に，長期臥床の患者の口腔内は歯科疾患が放置されていることが多く，医師（内科医）の関心が少しでも口腔内に向けられることにより，歯科疾患の予防のみならず口腔に起因する疾病の予防につながる．とくに気道感染予防のひとつの切り札になる．ゆえに内科医と歯科専門職との連携はますます重要になってくる．

医療・福祉の現場で口腔ケアの最前線にいるのは，看護師と介護者である．このような日常的口腔ケア（一般的口腔ケア）に対して，より専門的立場から口腔内の細菌性バイオフィルムを徹底的に取り除き，口腔機能の向上という役割を担うのが歯科衛生士である．また歯科治療へとつなげるという役割も担う．このように，歯科衛生士が行う口腔ケアは，専門的口腔ケアとして注目されている．もし内科医が看護師と介護職にくわえ，歯科医師，歯科衛生士を連携の輪にくわえるとしたら，プライマリーケアの質的向上は確実に上昇すると考えられる．

7 まとめ

最近，ある介護老人福祉施設の附属診療所長と話す機会があった．その施設では，107名の高齢者が入所しており，以前は年間20名前後の方が亡くなられていたが，口腔ケアの実施が定着した最近では年間の死亡者数が7～8名まで減少したという．また，診療所長である内科医が「以前は，亡くなる方の4割前後が肺炎だったが，最近はほとんど肺炎で亡くなる方はいません」と述べていた．これは口腔ケアがしっかりなされ，定着すると，誤嚥性肺炎が減少する可能性を示唆している．

とくに施設においては生活の中に口腔ケアをプログラム化することで，その効果が顕著に現れる可能性がある．また口腔ケアを行うことで嚥下機能の向上につながり[12]，食事量が増え，食事介助時間の短縮になり，QOLの維持・向上に貢献する．肺炎は，ADLを著しく低下させるゆえ，肺炎予防は，人生の安らかな終末を迎えるために周りの者が最も配慮しなければならない重要なテーマである．後期高齢者医療制度がスタートするこの時期に医療と福祉の連携に支えられた口腔ケアがさらに発展する予感がする．

（米山武義）

文　献

1) 佐々木英忠，奥田克爾，阿部　修他：平成15年度　厚生労働省老人保健健康増進等事業　口腔ケアによる気道感染予防教室の実施方法と有効性の評価に関する研究事業報告書，地域保健研究会，東京，2004.
2) 浜松市保健福祉部保健福祉総括室健康増進課口腔保健医療センター編：厚生省　平成10年度老人保健強化推進特別事業　社会福祉施設等入所者口腔内状態改善研究モデル事業報告書，東京，1999.
3) 米山武義，相羽寿史，太田昌子他：特別養護老人ホーム入所者における歯肉炎の改善に関する研究，日老医誌 34：120-124, 1997.
4) 弘田克彦，米山武義，太田昌子他：プロフェッショナル・オーラル・ヘルス・ケアを受けた高齢者の咽頭細菌数の変動，日老医誌 34：125-129, 1997.
5) Yoneyama T, Yoshida M, Matsui T, *et al*.: Oral care and pneumonia, Lancet 354: 515, 1999.
6) 米山武義，吉田光由，佐々木英忠他：要介護高齢者に対する口腔衛生の誤嚥性肺炎予防効果に関する研究，日歯医学会誌 20：58-68, 2001.
7) 米山武義：施設入所要介護高齢者における認知機能低下予防に対する1年間にわたる口腔ケア・口腔リハビリの効果等に関する研究，平成15年度厚生労働科学研究費補助金　医療技術評価総合研究事業「高齢者に対する口腔ケアの方法と気道感染予防効果等に関する総合的研究」報告書，2005.
8) 菊谷　武，鈴木　章，稲葉　繁他：高齢入院患者における舌背上のカンジダについて　摂取食形態，唾液分泌量との関係，老年歯学 13：23-28, 1998.
9) 杉山みち子：平成7年度老人保健推進等補助金，在宅老人患者の栄養管理に関する研究報告書（松田朗主任研究者），1996-1998.
10) 大荷満生，水川真二郎：高齢者の栄養が免疫能に与える影響，Geriat Med；35：713-718, 1997.
11) 菊谷　武，西脇恵子，稲葉　繁他：介護老人福祉施設における利用者の口腔機能が栄養改善に与える影響，日老医誌 41：396-401, 2004.
12) Yoshino A, Ebihara T, Ebihara S, Fujii H and Sasaki H: Daily Oral Care and Risk Factors for Pneumonia Among Elderly Nursing Home Patients, JAMA 286: 2235-2236, 2001.

3 口腔ケア時の安全・安楽

　口腔ケアを提供する場合も他の医療行為やケアと同様，安全を第一に考える必要がある．そのためには，口腔ケアの手技の習熟はもとより，呼吸や循環など全身に対する配慮も行わなければならない．また，代表的な感染症に関する知識を持ち，感染予防の原則を踏まえ，スタンダードプリコーション（標準予防策）を遵守して口腔ケアを行うことが肝要である．さらに口腔ケア中の誤嚥や窒息，口腔粘膜や歯に対する損傷など，偶発症を予防するための基本知識と技術を習得しておくとともに，生じてしまった場合の対処方法について規定しておく必要がある．

1 体位

　安楽な姿勢・体位を保持するには次の5つの条件に配慮する必要がある．
①体圧のかかる支持面をできるだけ広くする
②脊椎や四肢は無理のない，楽な状態を保つ
③身体とベッドや椅子などとの空間をなくす
④圧迫部の保護に努める
⑤患者の好む体位にする

　これらの条件を満たす体位を，各種枕，ムートン，円座，バックレスト，砂のう，離被架、体圧分散用具などを用いて保持する[1]．
　口腔ケア時の体位管理に関しては，その安全性と要介護者の安楽とは相反する場合が多い．つまり，口腔ケア時の偶発事故防止にとって最も安全な姿勢は座位で，上半身と頸部をやや前屈した状態である．しかし要介護者は座位では安楽でいられないことが多く，手術や褥瘡などで体位を自由に変えることができない要介護者も多く，臥位でのケアが必要なる場合も多い．その場合は誤嚥や損傷などの偶発事故防止に留意しなければならない．また要介護者に適した体位を保つことは呼吸や循環を維持し，苦痛を和らげ，症状の悪化を防ぎ，軽減をはかることにもつながる．間違っても口腔ケア時の安全やケアの徹底を優先し，要介護者に苦痛を与えるようなことはあってはならない．

　要介護者に意識がある場合は，希望する最も楽な体位とする[2]．体位は強制してはならない．体位を変える場合は十分に説明し，痛みや不安感を与えないように行う．要介護者に意識がない場合やコミュニケーションが十分にとれない場合は，血圧，心電図，パルスオキシメーターなどでモニターを行いながら，要介護者に無理がなく，できる限りケアが提供しやすい体位をモニターの変動を見ながら時間をかけて確保する．

1）呼吸に対する配慮

　肺の換気量と血流量は重力の影響を強く受けるため，体位によって大きく変化する（表1-3）[3]．急性期の患者や介護度の高い高齢者は仰臥位で安静にしていることが多いが，仰臥位では呼吸仕事量が増加する．呼吸障害である慢性閉塞性肺疾患（COPD）では，前傾座位や立位で呼吸困難は軽減する．急性呼吸障害では側臥位や腹臥位が治療手段としてよく用いられる．ファーラー位や前傾座位など，横隔膜を下げて胸郭が十分広がるような姿勢や，ビーズクッションや抱き枕を用いての半座位姿勢は呼吸の安静に効果があると言われて

いる（図1-5）[4]．これらの体位は口腔ケア時の呼吸の安静にも有効であるが，上体のギャッジアップを行い，これらの体位を確保しても口腔ケアに対する体動などで身体のずれを生じさせ，反対に呼吸運動の抑制などを招く可能性もあり，口腔ケア中もパルスオキシメーターなどで呼吸の状態のモニターを行うとともに，常に体位の変化に注意し適宜修正する必要がある．

2）循環に対する配慮

安静臥床が長期になると血漿量が減少し，体位変換に対する静脈系の適応能力が低下する．また，静脈還流の障害や心筋収縮力の低下が生じる．さらに血管系も重力の影響を強く受ける（表1-3）[3]．臥位から座位や立位に体位を変更すると血液が胸腔内から下方に移動する．これにより静脈還流が減少し右房圧が低下すると，交感神経活動が亢進し，骨格筋や皮膚の血管が収縮し血圧低下を抑制する．さらに血圧低下が進む場合は迷走神経系が抑制され，心臓や内蔵器の交感神経活動が亢進し血圧を保とうとする[5]．長期に安静臥床となっている場合はこのような起立耐性能が低下しているため，体位の変換時には血圧などモニターを行いながら，時間をかけて慎重に行う必要がある．

3）術者に対する配慮

口腔ケアを提供しやすい体位とは，術者の姿勢に無理がなく，採光を取り入れることができ，口腔内の視野が十分確保され，さらに術者の手指や器具操作が行いやすい体位である．このような体位の確保は誤嚥や損傷などの偶発事故防止のため

表1-3 呼吸器系・心血管系への体位の急性効果[3]

	臥位から上体のギャッジアップによる変化	
呼吸器系	全肺気量↑ 1回換気量↑ 肺活量↑ 機能的残気量↑ 残気量↑ 予備残気量↑ 1秒量↑ 肺コンプライアンス↑	気道抵抗↓ 気道閉塞↓ PaO_2↑ 胸郭前後径↑ 胸郭の左右径↓ 呼吸仕事量↓ 横隔膜運動↑ 分泌物の移動↑
心血管系	全血液量↑ 中心血液量↓ 中心静脈圧↓	肺血管のうっ血↑ 心仕事量↓

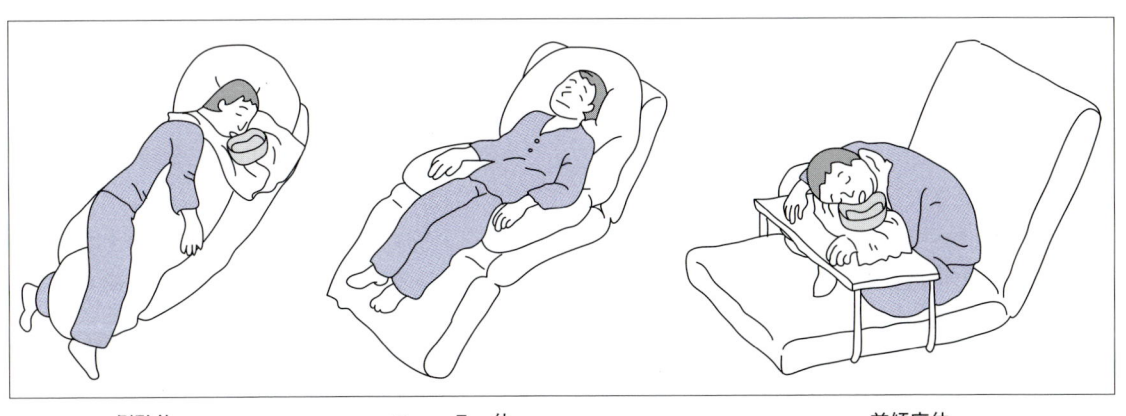

側臥位　　　　ファーラー位　　　　前傾座位

図1-5 呼吸が安楽な体位[4]

3　口腔ケア時の安全・安楽　　11

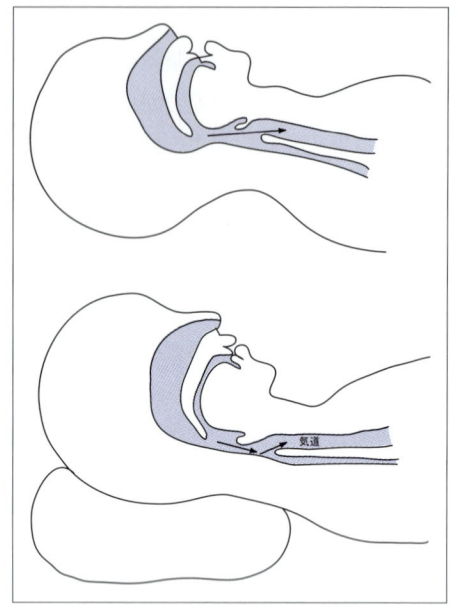

図1-6 口腔ケア時の頭位
上：頭部を後屈すると咽頭が広くなり，咽頭と気道が直線となるため誤嚥しやすい
下：頭部を枕などを用いて前屈させると咽頭が狭くなり，咽頭と気道に角度がつく

にも最良の体位となるが，前述のように要介護者の安楽とは相反することが多い．よって要介護者の安楽を最大限確保しながら，口腔ケアが行いやすい体位を要介護者個別に模索しなければならない．

基本的には要介護者の体位を変えずにケアが行いやすい環境を整えることとなる．たとえばベッド自体の高さや，向きを変えて術者や採光にあわせたり，要介護者の体位は変えず，ベッド内での位置を変えることで術者が近くに寄れるようにする．ベッド柵の位置なども考慮し，術者が寄りかかれるようにするなど負担の軽減をはかる．術者の立ち位置は，左右の手が要介護者の左右から均等に入るため，要介護者の頭頂から，つまり12時の位置がよいとされているが，12時からは口蓋の視野が確保しづらく，ケアを行っているとき

に要介護者の頭部が後屈する危険があり注意を要する．頭部を後屈すると咽頭と気道が直線となるため誤嚥しやすい（図1-6）．誤嚥を防止するためには，頭部はやや前屈するのが望ましい．さらに頭部を左右どちらかに回旋させると誤嚥しづらくなるが，このような体位の場合12時の位置からでは口腔内全体を観察することは困難であり，無理にのぞき込むような姿勢となるため術者は疲労しやすい．

2 感染予防　肝炎，HIVなどの基礎知識

1）感染・発症の定義

病原性微生物が体表面や組織内に定着し，増殖を続け，生体に何らかの影響を与えるようになることを「感染」という．また，宿主の正常な組織形態や生理機能が感染によって異常をきたし，その異常が症状（発熱や痛みなど）としてとらえられる場合のことを「発症」という．「感染」はしているが発症していない場合を不顕性感染という．つまり，「感染」すなわち「発症」ということではない．

「感染」は生体と病原体との相互関係によって起こる現象であり，感染が成立するかは，微生物の病原力（微生物の組織侵入性，毒素産生能など）と生体の感染に対する防御能力で決まる．

2）感染の成立過程

感染の成立は「病原微生物」「保菌者（宿主）」「出口」「感染経路」「入口」「感染しやすい宿主」がそろうと成立する．つまりこれらの連鎖の一つでも断ち切ることができれば，感染は成立しない（図1-7）[6]．

3）感染の経路

医療現場における感染経路で問題となるのは，接触感染，飛沫感染，空気感染，血液感染，経口

感染である（表1-4）[7].

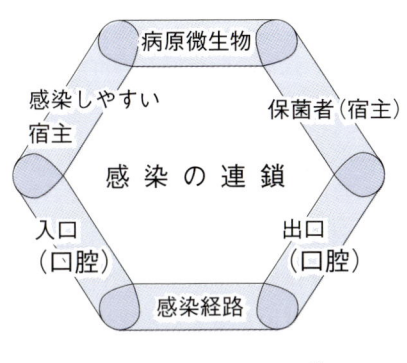

図1-7　感染の連鎖[6]

4）感染予防の原則

感染成立の連鎖を断ち切るためには，次の3つの原則に留意する必要がある．

- 病原体の感染経路の遮断
- 病原体の除去
- 生体の防御能力の増強

次に示すスタンダードプリコーションはその標準対策である．

- スタンダードプリコーション（標準予防策）

1996年米国疾病管理予防センター（CDC）は「病院における隔離予防策のためのガイドライン（Guideline for Isolation Precautions in Hospital）」を発表した．その中で，スタンダ

表1-4　感染経路[7]

感染の種類	特徴	主な微生物と疾患
接触感染	皮膚，粘膜同士の接触など，微生物が存在する病巣との直接的な接触によって生じる直接感染症と，汚染された医療従事者の手指，医療器具などを介して感染する間接接触感染がある．接触感染の形式で伝播する微生物は非常に多い	疥癬，病原性大腸菌，赤痢菌，MRSAなど
飛沫感染	保菌者の咳，くしゃみなどによって生じた微生物を含む飛沫を吸引することで生じる感染．保菌者との会話によっても感染する．一般的な風邪なども飛沫感染である．口腔内，気管内吸引などの医療行為においても感染の危険が増大する	結核菌，肺炎マイコプラズマ，肺炎クラミジア，インフルエンザウイルス，風疹ウイルス，ムンプスウイルスなど
空気感染	飛沫がより小さな粒子（飛沫咳）となって空気中を漂い，それを吸引することで生じる感染	結核菌，レジオネラ属菌，アスペルギウス属菌，インフルエンザウイルス，麻疹ウイルス，水痘・帯状疱疹ウイルス，ノロウイルスなど
血液感染	主に注射，輸血などの医療行為によって生じる感染	HIVウイルス，B型肝炎ウイルス，C型肝炎ウイルス，梅毒トレポネーマなど
経口感染	水，食物などを媒介として生じる感染	黄色ブドウ球菌，腸管出血性大腸菌（O157），赤痢菌，腸炎ビブリオ，コレラ菌，A型・E型肝炎ウイルス

ードプリコーションは，感染症の有無にかかわらず病院でケアを受けるすべての患者に適用する予防策であり，血液・体液・汗を除く分泌物・排泄物・損傷皮膚・粘膜に適用される予防策であるとしている．そしてすべての患者に対して，手洗い・手袋・マスク・ガウン・器具・リネンなどの予防策を実践することを求めている．つまり口腔ケアを行う場合もスタンダードプリコーションは遵守されるべきである．以下にスタンダードプリコーションの一例の要約を示す．

①手洗い

手指は病原体が容易に付着し，医療従事者の手指を介して感染が拡大する可能性がある．院内感染の主な防止対策のうちの「感染経路の遮断」において手洗いは最も重要な手段であり，手洗い遵守が院内感染の発生や拡大を未然に防ぐことにつながる．

- 血液，すべての体液，分泌物，排出物に接触があった場合は，必ず手洗いを行う
- 同一患者に次の処置を行う前や他の患者の処置に移る前に，必ず手洗いを行う
- 腕時計・指輪をはずしてから手洗いを行う
- 最低15秒間両手を激しく擦りあわせて，正しい手技で手洗いを行う
- 液体石けんは使い切りとし，継ぎ足しで使用しない．固形石けんの場合は，水切れのよい石けん置きを使用し，石けんを乾燥させる
- 手指は使い捨てのペーパータオルまたは温風でよく乾燥させる
- ペーパータオルは上から下へ引き抜けるホルダーを使用する
- 患者ごとの手洗いの実施が不可能なときは，アルコールベースの擦式消毒薬を利用する．（1回の使用量は3 mlが適量）

②手袋

スタンダードプリコーションでは「すべての湿性生体物質（血液，体液，分泌物，排泄物）は感染の危険がある」とみなすこととされている．これらに触れた場合は必ず手洗いを行い，これらの物に触れる可能性のある場合は手袋を使用する．

- 血液，体液，分泌物，排泄物，汚染物への接触時は，清潔な手袋（使い捨て，非滅菌可）を着用する
- 粘膜，傷のある皮膚に触れるときは，その度に滅菌手袋を着用する
- 感染性があるものに接触した場合，同一患者でも他の部位に触れる前に手袋を交換する
- 手袋で処置した後，汚染されていないものに触れるときは，手袋をはずす
- 手袋をはずした後は，必ず手洗いを行うか，擦式消毒液を使用する

③マスク・ガウン・フェイスシールドによるバリア

「湿性生体物質（血液，体液，分泌物，排泄物）」を取り扱う場合，取り扱う者の手指以外の汚染についても感染経路別に防止する必要がある．

患者への直接的ケア時だけでなく汚染された器材類を洗浄する時など，取り扱う湿性生体物質が飛散する可能性がある場合は，目・鼻・口についてはマスクやフェイスシールド，衣服を汚染する可能性がある場合はガウンの着用が必要である．

- 想定される事態に応じて物理的バリア（マスクやフェイスシールドなど）を使用する
- 使用したバリアは，他の患者や環境を汚染しないように使用後ただちに処理する
- 飛沫感染が想定される患者への1メート

ル以内の接近および接触時は，サージカルマスクを使用する
- 飛沫感染が想定される場合は，処置する者の粘膜等を保護する目的でフェイスシールドなどを使用する
- 結核など空気感染が想定されるときは，N95マスク（N95マスク（Particulate Respirator Type N95）とは，米国労働安全衛生研究所（NIOSH）のN95規格をクリアし，認可された微粒子用マスクのこと）を使用する
- 衣服が感染性のあるもので汚染される可能性がある場合は，ガウンを使用する
- ガウンを保管する際は，清潔なものと不潔なものとを区別して保管する
- ガウンを着用して処置をした後，同室の非感染者の処置をするときは，ガウンの着脱または交換をする
- ガウンは，適切な時期に交換する（一回ごとに洗浄消毒または廃棄が望ましい）
- 患者の血液・体液で汚染されたガウンは，ただちに交換または廃棄する
- 汚染ガウンはビニール袋などに入れ，周囲を汚染しないように適切に処理する

④器具類

器具類の洗浄・消毒・滅菌は，医療現場における重要な感染予防対策の一つである．

湿性生体物質（血液，体液，分泌物，排泄物）に汚染された器具類の取扱いは注意を要する．専用の場所で作業者の曝露予防策を徹底し，感染の危険度に応じて最低限必要な洗浄・消毒・滅菌処理を行うことが重要である．洗浄・消毒・滅菌を行う者は，汚染された器具類をどのような点に注意して取り扱うかを明確にし，適切に処理する必要がある．

- 器具の洗浄・消毒・滅菌は，専用の場所で行う
- 患者に使用した器具は，清潔な場所に置かず，汚染を拡げないように扱う
- 使い捨ての器具は，周囲を汚染しないように廃棄処理を行う
- 器具の消毒にあたっては，想定される病原体に応じた消毒薬を選択し使用する
- 消毒薬の希釈はメスシリンダーなどを使用し，薬液濃度を遵守する
- 器材洗浄で使用するスポンジブラシ等は，使用後に消毒と乾燥を確実に行なう

⑤リネン類

湿性生体物質（血液，体液，分泌物，排泄物）に汚染されたリネンは，取り扱う者の手指や衣服，他の患者や環境を汚染しないように，適切に処理する必要がある．

- リネン類が血液，体液，分泌物，排泄物で汚染された場合には，ただちに清潔なリネンに交換する
- 血液，体液，分泌物，排泄物で汚染されたリネンを処理する場合には，手袋を使用する
- 感染性リネンは専用の袋に入れ，通常リネンとは区別して運搬・保管する
- 感染性リネンの専用袋の口は閉じる
- 感染性リネンを消毒薬に浸す場合は，専用の容器を使用し，感染症に応じた薬液を選択する

⑥患者配置と移送

感染症を有する患者に対しては，感染症の種類や感染経路に応じて対策を立て，環境への汚染を防止する必要がある．

- 感染症の種類や感染経路に応じた対応について，院内で規定する
- 感染症を有する患者は個室に移すか，同じ感染症の患者を一室にするなどの管理をする
- 空気感染・飛沫感染が疑われる患者を病

室外に移動させる場合は，患者にマスクをつけさせるなど感染拡大防止措置をとる
・感染症を有する患者の処置を最後にするなど，処置患者の順番を考慮する
・接触感染の危険がある患者の移動に要した機器（ストレッチャー，車いすなど）は，使用後にアルコールなどで清拭する
・スタンダードプリコーションについて患者や家族への説明を行う

⑦その他
　a）事故対策について
　医療従事者が罹患するリスクが高いとされる血液を媒介とする疾患（B型・C型肝炎，HIVなど）は，多くは針刺しや，メス，ガラス破片などの鋭利な器材による切創からの感染が原因として挙げられている．口腔ケア時においても，口腔ケア用具や患者の歯，補綴装置の鋭縁（クラスプなど）により，誤って傷を負い感染する可能性がある．これらの感染防止のためには，口腔ケア用具や補綴装置を取り扱うときの注意点を把握し，事故防止対策を定めて徹底すること，必要なワクチン接種を行う体制を確立すること，また，万が一事故がおきた場合のために，速やかな処置やその後のフォローアップ体制を確立しておくことが重要である．具体的には，

・歯や歯冠補綴，修復物の鋭縁をあらかじめ把握しておく
・義歯のクラスプの位置，状態にいつも留意し，患者個々に安全な脱着方法を確立しておく
・可能であれば歯，補綴装置に鋭縁があれば事前に処理しておく
・患者の協力が得られず，術者の手などが咬まれる危険がある場合は，適当な開口器などを使用し，危険を防止する

・口腔ケア用具を廃棄する場合，貫通しない医療廃棄物専用容器に廃棄する
・患者の感染症のデータがない場合の事故発生時は，十分な説明と同意の上で患者の血液検査をする
・針刺し事故発生時に，迅速に抗体検査ができるような体制を確立する
・針刺し事故等が発生した場合は事故当事者だけで処理せず（事故当事者は冷静な判断ができなくなっていることが多いため），必ず第三者（感染予防対策を習熟しているものが望ましい）に報告し対応する

〈針刺し事故等発生時のポイント〉
　針刺し事故等が生じた場合，最も重要なことは事故を隠蔽しないことである．事故の隠蔽は事故当事者への初期対応ができないため，感染の発症や重症化を防ぐことができないばかりか，更なる感染の伝播にもつながる．また事故を詳細に検討し，原因や問題点を抽出し，それらを改善しなければ，以後の事故発生の予防を行うことはできない．

　b）施設清掃について
　病院環境整備の基本は清掃による汚染の除去であり，毎日の清掃が必要となる．清潔区域・不潔区域の別に応じた清掃用具，使用薬剤および作業手順を明らかにしておく．さらに結核・感染症病床のように空調管理を必要とする部署では，陰圧式の空調設備や特殊フィルターの使用などが必要となる．

5）肝炎（表1-5）[8]
　ウイルス性肝炎とは肝細胞を増殖の場とし，肝機能に障害をおこし得るウイルスを肝炎ウイルスと呼び，サイトメガロウイルスやEBウイルスは肝障害をおこし得るが，肝臓以外の増殖も認めるためこの分類に属さない．

表1-5 ウイルス性肝炎の種類

	A型肝炎	B型肝炎	C型肝炎	E型肝炎
感染経路	経口感染（ウイルス汚染された食物，水の摂取）感染症の糞便	非経口感染（医療事故，性交渉，母子感染等）感染者の血液，精液	血液によって感染するが，感染力は弱い ※母子感染，夫婦間感染は極めてまれ	経口感染（ウイルス汚染された食物，水の摂取）感染者の糞便
潜伏期間	14～45日	6日～6カ月	輸血肝炎の場合は2～16週間	40日間
症状	38度以上の発熱をもって急激に発病 全身倦怠感，食欲不振，嘔吐，黄疸 約1～2カ月で治癒 慢性化することはほとんどない 時に劇症化することもある	全身倦怠感，食欲不振，嘔吐，黄疸 B型肝炎ウイルスキャリアのうち10％前後が慢性肝疾患（慢性肝炎，肝硬変，肝癌）に悪化 キャリアの90％が発病せずに一生を終える 急性肝炎から慢性化することは少ない	全身倦怠感，食欲不振，嘔吐，黄疸 感染すると成人でも慢性化する場合が多い インターフェロン等の治療が奏功しない場合，数十年以上の歳月を経て，肝癌に移行することがある	A型肝炎に類似 成人では黄疸，食欲不振，悪心，嘔吐，肝腫大 肝機能以上は4～8週間以内で正常化 予後は一般的に良い ただし，妊娠第3期に発症すると劇症肝炎になりやすく死亡率が17～33％
予防方法	衛生環境の改善 ワクチンの投与 免疫グロブリンの投与	感染者の体液に触れない ワクチンの投与 免疫グロブリン（HIBG）の投与	ワクチンはない	浸淫地域での生水，生ものを飲食しない ワクチンはない
治療方法	対症療法	対症療法 インターフェロン ラミブジン	対症療法 インターフェロンのC型慢性肝炎改善効果約30％に著効 残り無効	対症療法
キャリア人口	存在しない	120～140万人（推定）	100～200万人（推定）	存在しない

（文献8）より抜粋して作成）

HBV慢性感染者は現在世界で3億5千万人，日本では150万—200万人におよび，HCV慢性感染者は世界で1億7千万人，日本ではその割合が多く160万人ともいわれている．

針刺し事故とは，「汚染源患者の血液が付着した医療器具（注射針，メスなど）により，医療従事者の皮膚を損傷し，かつその傷が皮下に到達していること」と定義づけられる．つまり受傷部位からの出血が確認できる状態で，単に血液を浴びた程度や，医療器具がかすった程度のものは針刺し事故として扱わない．また，医療器具に付着する程度の少量の血液でも，医療器具が深く刺入することにより感染した例もあるため，汚染血のウイルス量だけでなく針の深度も重要と考えられている．

針刺し事故等の汚染事故が発生したときの対応手順は基本的に①直後の対応，②検査，③予防的治療，④事後報告と経過観察（外来受診）となる．以下にB型・C型肝炎ウイルス感染者における，針刺し事故等の汚染事故が発生したときの対応手順を示す．

(1) B型肝炎の場合

受傷後ただちに水洗しながら穿刺部より血液をしぼり出し，0.1％次亜塩素酸ナトリウムで傷口を消毒する．ただちに受傷者のHBs抗原抗体を検査し，陰性ならば中和抗体の抗HBs人免疫グロブリン（HBIG）をできるだけすみやかに，原則として48時間以内に投与する．HBVがヒトに感染した場合，48時間後には肝細胞に到達する．ただし医療従事者のHBs抗原抗体検査がただちにできない場合は，とりあえず免疫グロブリンをすぐに投与する．

汚染源がHBe抗原陽性で予防処置をしない場合，感染率は30〜70％である．感染力の高いHBV保有者からの感染では，HBIGのみでは効果が不十分なので，通常HBワクチンも併用する．3回接種で約90％がHBs抗体を獲得する．感染直後にHBVを中和排除するのがHBIGであるのに対し，リンパ球を感作し自分のHBs抗体を作り，その後の感染を防ぐのがHBワクチンである．事故発生後6カ月〜1年まで抗体検査，肝機能検査を適宜行い経過観察を行う．

(2) C型肝炎の場合

受傷後ただちに水洗しながら穿刺部より血液をしぼり出す．感染率は3〜4％とされ，HBVに比べかなり低値である．中和抗体やワクチンはなく，感染予防対策は確立していない．傷が浅く，受傷部位の出血がにじむ程度であれば，肝炎発症の可能性は低い．対応として，受傷者の肝炎ウイルスマーカを含めた検査を行い，肝炎のないことを確認する．肝機能検査（GOT，GPT）および第2世代のHCV抗体の測定を，初めの3カ月は2週間おきに，その後は月に1回行い，6カ月〜1年まで経過観察する．経過観察中にGOT，GPTの異常を認めたら，HCV-RNAを測定し，陽性の場合はインターフェロンなどの治療を受ける．

(3) HIV

AIDSとは，HIV（ヒト免疫不全ウイルス）に感染しておこる病気である．感染すると，身体を病気から守る免疫系が破壊されて，身体の抵抗力が低下し，さまざまな感染症や悪性腫瘍に罹患し死に至る．感染経路は性的接触，血液感染，母子感染である．感染者の血液が傷口や粘膜に触れ，体内に入ると感染の可能性が生じる．HIVは，感染者の血液・精液・膣分泌液に大量に含まれる．HIVは，空気中，食物中，水中では生存できない．つまりHIV感染者とおなじプールで泳いでも，同じ皿の中の食べ物を分けあっても，同じコップで飲んでも感染することはない．また，HIV感染者が使用した便座や食器を共用しても，握手をしても感染することはない．HIVが，直接血液のなかに入

ってこないかぎり，感染の心配はない．

HIV は，カゼやインフルエンザのウイルスのように，咳やくしゃみで感染することはない．しかし反対に，カゼやインフルエンザにかかっている者が，感染者のそばで咳やくしゃみをすると，HIV 感染者にカゼやインフルエンザが容易に感染する．さらに HIV のために免疫機能が低下している場合，インフルエンザなどに感染すると，体の抵抗力がさらに弱まり，重い病気を併発する可能性がある．

HIV 感染患者の針刺し事故などの汚染事故が発生したときの対応も，ウイルス性肝炎と同様である．HIV の感染率は 0.5% 以下である．受傷後ただちに水洗しながら，穿刺部より血液をしぼり出す．グルコン酸クロルヘキシジンアルコール（ヒビテン® アルコール），ポビドンヨード（イソジン®），消毒用アルコール，または 0.1% 次亜塩素酸ナトリウムなどで傷口を消毒する．受傷者の HIV 抗体検査を事故直後，1，3，6 カ月後および 1 年後に実施する．陽転化防止のために，ジドブジン，ジダノジンの使用も試みられているが，確立していない[9]．

3 誤嚥予防

口腔ケア中の誤嚥予防で大切なことは要介護者を覚醒させることである．覚醒が不十分な状態では嚥下反射が生じにくく，誤嚥がおこりやすいからである．またケアに対しても協力が得られず，開口が得られないなどリスク回避が困難になるためである．覚醒させるには，まず声掛けを行い，これから行うケアについて説明し，さらに顔面や頸部の清拭やマッサージなどにより覚醒を促す．嚥下反射を促すため，空嚥下などを行わせることもよい．明らかに唾液などを誤嚥している患者は，適宜吸引を行いながら行う（170 頁「19．常に唾液を誤嚥している状態の患者に対する口腔ケア」参照）．

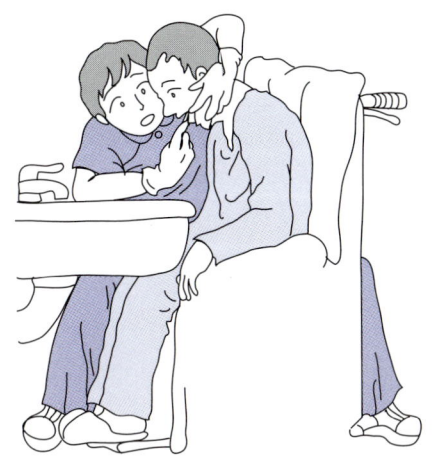

図 1-8　座位での口腔ケアの姿勢

口腔ケア中の誤嚥予防の基本はブラッシングや清拭により除去した細菌などの汚染物質や使用した洗浄液，ケア中に分泌された唾液が重力により咽頭に垂れ込むのを防ぐことである．そのためには，体位を調節し咽頭への垂れ込みを防ぐことが肝要となる．よって座位が取れる場合は座位で行うことが望ましい．その場合ベッド上ないしベッドサイドでの座位で行うか，車椅子移乗等で移動が可能な場合は洗面まで移動し，クッションなどを用いて安楽に座位を確保できるようにして，さらに頭部を軽度前屈させケアを行う．術者は要介護者の背後やや側方から肩に手を回し，回した手で口唇の圧排と開口を保持する．さらに術者は反対側から要介護者の口腔内を下からのぞき込むようにして，口腔内を観察しながらケアを行う．このとき要介護者の頭部はやや術者側に回旋すると視野が取りやすい（図 1-8）．

しかし，ほとんどの要介護高齢者の場合，誤嚥以外の安全，安楽を考えた場合は，仰臥位，側臥位でケアを行うことが多い．仰臥位では可能であれば 30 度以上，上体をギャッジアップさせ，頭部をさらに側方に回旋，前屈させる．過度な頭部の回旋，前屈は気道の狭窄を招くため注意が必要である．ギャッジアップが十分できない場合は，

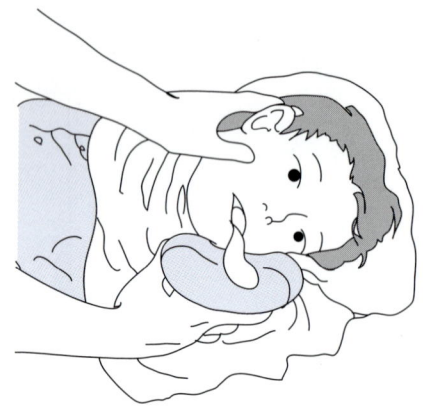

図1-9 仰臥位，側臥位で口腔ケアを行う場合の頭部の回旋

側臥位ないし頭部のみ側方に回旋させ行うことになるが，この場合，術者の視野や操作が制限されるため，ケアが困難になることが多い．除去した細菌や洗浄液，唾液は適宜吸引できればよいが，できない場合はガーゼなどに吸収させ除去するか，口腔外に垂れ流すことになる．その場合，シーツや枕など交換が困難なリネンを汚染しないよう，タオルなどを用いる必要がある（図1-9）．

脳卒中などにより片麻痺があれば健常側を下にして，口腔内に貯留した分泌物や唾液などを自覚させ，自然な唾液の排泄を促したり，嚥下反射を促す．健常側でのセルフケアが可能な場合は麻痺側を下にしてセルフケアを促すことも重要である．この時は誤嚥に注意を要する．

4 洗浄

ブラッシングや清拭により遊離した細菌を除去するためには，洗浄が効果的である．うがいが可能であれば問題はないが，うがいが可能でない場合は頭部を前屈させ，シリンジ等に洗浄液を入れ口腔内を洗い流す．洗浄液は洗面ないしガーグルベースンで受けるが，これも困難な場合は洗浄液を浸したガーゼや綿球により拭い去ることになる．

5 損傷予防

口腔内の歯や粘膜の損傷を防ぐには十分なアセスメントを行い，適正な用具とケア方法を選択すること，口腔内の視野を十分に確保することが必要である．

1）適正な用具の選択

易出血性の脆弱な歯肉に対し通常の歯ブラシでケアを行うことは損傷を助長することになる．しかし，汚れをそのままにすれば，さらに歯肉の炎症は増強し出血しやすくなる．このような場合，超軟毛の歯ブラシを用いたり，ワンタフトブラシを使用して，慎重に汚れを除去することになる．このように口腔内の状況にあわせて適切な用具とケア方法を選択することで，損傷を予防することができる．開口器やバイトブロック，プラスチック製口角鈎などはいろいろな種類，大きさがあり，要介護者の状況に応じて選択し，適切に使用することで損傷を予防できる．

2）消毒薬の選択

口腔ケア時に使用する消毒液については2つの点について考える必要がある．1つは口腔咽頭の細菌に対する効果，もう1つは口腔粘膜や全身に対する為害作用である．消毒液にも当然副作用があるため，これについて熟慮した上で使用する必要がある．多くの施設で使用されているポビドンヨードについても，表1-6[10]のような研究結果が報告されている．

この研究結果からポビドンヨードの殺菌効果は濃度が濃いほど高いわけではなく，反対に粘膜への為害作用は濃度が濃いほど強いということになる．つまり口腔ケアで用いる薬剤についてはその効果と副作用を十分念頭に入れて選択する必要がある[10]．とくにポビドンヨードやグルコン酸クロルヘキシジンなどはアレルギーの報告があり，その使用には十分に注意する必要がある．

表1-6 ポビドンヨードの濃度と細菌に対しての効果と粘膜への為害作用[10]

ポビドンヨードの濃度	細菌に対しての効果	粘膜への為害作用
10%	＋	＋＋＋
1%	＋	＋＋＋
0.1%	＋＋	＋＋
0.01%	－	＋

3）視野の確保

　視野の確保は口腔という狭いスペースのケアを安全に行うために不可欠である．そのためには照明の確保，開口の確保・維持，口唇・舌の圧排，体動とくに頭部動きの抑制が必要である．これには要介護者の協力が必要であり，ケアを行う前に必ず説明を行い，同意を得ておく必要がある．

　照明の確保については，前述のように要介護者の安楽な体位や頭部の位置を考慮し，次にベッドの位置を変えることで，できるだけ採光を可能にする．

　口唇の圧排については手袋を装着した手指で行うことを基本とするが，吸引などが必要で術者が1名の場合などはプラスチック製口角鉤などで圧排する．口唇が乾燥している場合はそのまま圧排すると損傷し出血を招くため，あらかじめ水分や口腔湿潤剤，ワセリンなどで口唇を湿潤させ，弾性を確保しておく必要がある．口唇の圧排を手指で行うことの利点は，圧排の力，方向，量の調節が容易で口唇の圧排を愛護的に行えること，要介護者の状態を手指で感じることができるため，誤嚥によるムセや急な拒否など不測の事態を察知しやすいからである．手指での圧排は要介護者に咬まれるリスクが高くなるが，口腔の解剖，生理を十分に理解しそのリスクを軽減するとともに，要介護者に十分な説明と同意を得て行うことで，そのリスクを軽減できる．

　開口の確保・維持については要介護者自身での開口が困難な場合は各種開口器を使用するが，開口器による歯や粘膜の損傷については十分に留意する必要がある．とくに歯に開口器の維持を求める場合は，それに歯が耐えうるかどうか十分に診査しておく必要がある．とくに歯周炎などによる動揺や痛みがあれば開口器を同部に装着するようなことはないが，大きな充填処置や歯冠補綴が行われている場合は，痛みもなく簡単に歯冠が破折することもあり，注意が必要である．

　また最近ではインプラント補綴を施された要介護者も増加しており，インプラント補綴は動揺もなく周囲の骨吸収が進んでいることも多く，また歯と異なり周囲の軟組織との付着もないことから，開口器などによりくわわった力で，わずかに残った骨との癒合が破壊された場合，そのまま抜けるように脱落する可能性もあり，事前の口腔内診査は慎重に行っておく必要がある．

　頭部動きの抑制については，各種枕，ムートン，円座，砂のうなどで固定して行う．拒否や不随意運動などがひどい場合は，介助者が頭部を固定して行うこともある．

　開口しない場合，安全に口腔ケアを行うことは困難になる．われわれがセルフケアにおいて自分の口腔内をみることなしに口腔ケアを安全に安楽に行えるのは，歯ブラシなどの口腔清掃用具を持つ手指の感覚と口腔内の感覚を統合させ，コントロールしているからに他ならない．しかし，他者へのケアを行う場合は，口腔内感覚のフィードバックは得られないため，視覚でこれを代用しなければならない．しかし，口腔は唇と頬，顎に囲まれた狭い空間であり，さらに歯が存在するため，口腔内部の観察は大変困難な場合が多い．さらに開口しない場合は損傷などの偶発症が生じやすく，生じた場合の対応も，十分行うことができない．よって必ず開口器などを用いて開口させ，視野を十分にとって行うべきである．

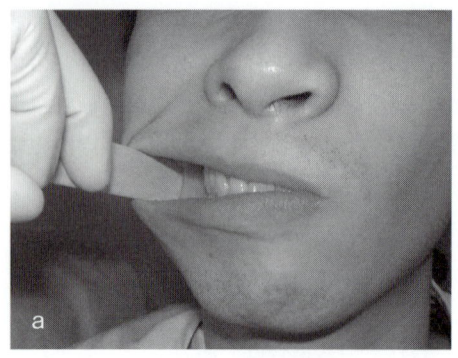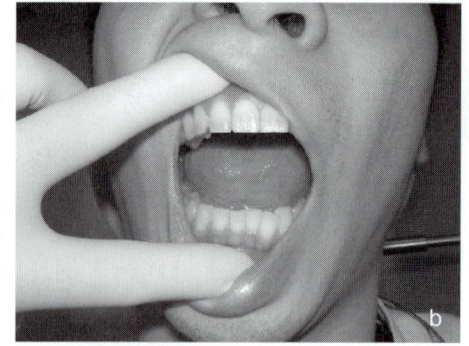

図1-10 口唇の圧排と視野の確保
a：舌圧子を利用した場合は視野が十分とれない，b：手指で口唇を圧排し，開口させた状態では視野が十分とれている

　口腔ケアを行う時に口唇の圧排などで舌圧子が利用される場合もあるが，舌圧子では十分な視野が得られないばかりか，疼痛や損傷を与える可能性が高くなる．よほど非協力的で咬みついたりする可能性がある方以外は，手指で口唇を圧排し，開口させる方が，視野が十分得られ，痛みや損傷を与える危険は少ない．開口量が十分でない場合は上下の唇の前庭にそれぞれ指を挿入し，それらの指を上下に押し広げるか，臼後結節と臼後三角の間に頰側から指を挿入することで開口させることができる（図1-10）．これで開口しない場合は開口器を用いる．

6　その他の偶発症予防

　ケアを行う前の体位変換時に不用意に体を動かしたりすると，打撲や関節の捻挫を生じさせたり，褥瘡を増悪させたり，ひどくすると骨折を生じさせることもある．また，車椅子移乗時や，洗面に誘導するときに転倒する可能性もある．さらに不注意で点滴や尿道カテーテルなどを引き抜いたり，要介護者の体で押しつぶしたまま放置してしまうと，閉塞したり不測の事態を生じることも少なくない．このような事故を防ぐには事前のアセスメントを十分に行い，注意点を確認しておくことが大切である．またケアを行う前には必ず要介護者に説明し，理解と協力を得ること，可能であればできるだけ複数の介護者で行い，不測の事態を事前に察知し対応できるようにしておくことが重要である．

　反対に介護者が要介護者に咬まれたり，殴打されたり危害をくわえられることも少なくない．これもまた，非協力や精神状況などについて事前に十分アセスメントを行っておくことや，ケア前に声掛けやスキンシップをはかり，これから行うことについて十分説明を行い，安静をはかるとともに理解と協力を得ておくことが大切である．

　ケア用具や薬品，口腔内補綴物の誤飲，誤嚥も事前のアセスメントにより，適切なケア方法を立案し，注意点を周知しておくことや，危険な補綴物等は事前に処理しておくなどの事前の準備が必要である．

　嘔吐物による窒息についてのリスクはその日の要介護者の状況で変化するため，口腔ケアを行う前にカルテや前任者に確認しておくとともに，口腔ケア開始時には咽頭への刺激を行わないなどの配慮が必要である．嘔吐が著明な要介護者には食前にケアを行ったり，体位を考慮したり，吸引を準備し，複数の介護者でケアを行ったり，嘔吐物

でのリネンの汚染を防ぐための予防を施しておくなどの準備が必要である．

7 上記の偶発症がおこった場合の対処

　上記の偶発症がおこってしまった場合の対処については，必ず複数の人間で対応すること，事故を隠蔽しないこと，要介護者やその家族には誠意をもって対応し，十分な説明をできるだけ早く行い，理解と協力を得ること，偶発症の原因やその予防方法，生じてしまった場合の対処方法などは，十分に検証し今後に生かすことが重要である．

　　　　　　　　　　　　　　　　（渡邊　裕）

文　献

1) 山口瑞穂子監修：看護技術　講義・演習ノート，上巻，63-64, 医学芸術社，東京，2007.
2) 岩佐康行：意識障害者への口腔ケア　老年歯学 19：325-331, 2005.
3) Dean E: Mobilization and exercise conditioning (Zadai, C. C, eds.: Pulmonary Management in Physical Therapy, 157-190, Churchill Livingstone, 1992).
4) 神津　玲，川前金幸：呼吸障害患者の体位管理，看護技術　48: 38-42, 2002.
5) 櫻田弘治，牧田　茂：循環障害患者の体位管理，看護技術 48: 33-37, 2002.
6) 看護技術　講義・演習ノート，下巻，36, 医学芸術社，東京，2007.
7) Garner JS, 向野賢治他訳：病院における隔離予防策のためのCDC最新ガイドライン，小林寛伊監訳，インフェクションコントロール別冊，1996.
8) 斎藤　厚，那須　勝，江崎孝行　編：標準感染症学，269-282, 医学書院，東京，2001.
9) 国立国際医療センターエイズ治療・研究開発センター HP http://www.acc.go.jp/accmenu.htm
10) 岩沢篤郎，中村良子：ポビドンヨード製剤の使用上の留意点 INFECTION CONTROL 11 (4): 18-24, 2002.

4 チームケア・口腔ケアを行う職種

　口腔ケアはチームケアであるといわれる．「口腔ケア」という言葉の持つ意味が広がってきている点が大きいが，病院・福祉（介護）施設・在宅と患者（利用者）の居場所ごとのケア提供の担当者や方法に違いがある点などからチーム体制でケアを提供することが必要になってきたことがその理由である．

　口腔ケアは本来の「口腔衛生」にくわえ，「口腔機能」もその目的に含んでいる．さらに摂食・嚥下リハビリテーションの間接訓練の1項目としての意味も有するようになってきているために，その分類は多岐に渡るようになってきた．本稿では介助による口腔ケアの実行者の面から考える．

1 チーム体制の仕組み

　ある問題（この場合は口腔ケア）にかかわる各分野の専門家が，各々の専門性を持ち寄る体制をinter-disciplinary型チームと呼んでいる．単独の専門家が孤立するのではなく，他業種の役割を知った上で自らの役割を果たす点でチームとしての機能性は高い．とくに介護保険制度が施行されてからは，介護支援専門員が介護を軸としたチームの活動を調整することでケアをチームとして提供する基盤ができてきた．口腔ケアに関しても，本人・家族，ケアワーカー，看護師，言語聴覚士，歯科医師，歯科衛生士といったメンバーによるチームが形成され動くようになってきた．

　しかし，関連するすべての職種が一律の基準でケア提供できているわけではなく，各々の職種による口腔ケアの目的と内容が異なっていることが問題として浮上してきている．チーム体制としてはinter-disciplinary型は弱い点があると指摘する声もある[1]．

　そこでチーム体制として最近注目されるようになったのがtrans-disciplinary型と呼ばれる形態である．これはチームとして個々のメンバーの柔軟性が強調された構造であり，職種とケア内容が固定されずにお互いの欠点を利点でカバーすることを目的に構成される．

　trans-disciplinary型チームは，とくに在宅を中心とした介護環境においてその価値がある．ケアワーカー，看護師，歯科衛生士によるケアをミックスさせて提供することを考えれば，お互いの負担が軽減されたうえにケアの質を高めることが可能になる．たとえば，義歯の着脱のみ自力で行っている在宅の要介護高齢者の場合を考えてみる．日常の介助によるブラッシングと保湿ケア，義歯の清掃と保管をケアワーカー，口腔粘膜の清掃と清拭を看護師，週に1回の専門的ケアと確認を歯科衛生士が分担するケアプランを立案したとする．ここまではinter-disciplinary型と近似しているが，患者（利用者）が体調を崩し，義歯の着脱にも介助が必要になったときに，歯科衛生士の指導でケアワーカーと看護師が義歯の着脱を一時的に介助し，お互いの役割を有機的に変容させてトータルのケアとしての質を確保する，といったことがtrans-disciplinary型チームでは可能になる．

　どのようなチームを構築して運用するかは個々の環境によるが，常にケアの中心は患者（利用者）本人であり，患者（利用者）のために存在するチームであることは不変である．

2 介助による口腔ケア

介助による口腔ケアは，口腔ケアの自立度の低下した患者および要介護者に対して行われる．口腔ケアを実施する担当職種は口腔ケアの対象者の口腔内状態，全身状態，ケア環境などにより異なる．求められる口腔ケアの専門性も多様であり，日常的な口腔ケアから専門的な口腔ケア，そして医療行為としての口腔ケアまでが行われている．

1）日常的な口腔ケア

一般的なセルフケアによるプラークコントロールと内容的には変わらない．本人および家族によるケア，もしくはその延長線上にあるケアワーカー（ヘルパー）による口腔ケアが主体になる．求められる口腔ケアの技術レベルは通常から中等度である．

使用する口腔ケア用具は通常の歯ブラシ，補助的清掃用具としての歯間ブラシが中心になる．介助によるケアの場合には歯磨剤は使用しないか，最小限度の使用にとどめる．

口腔ケアの自立度の低下の程度によりセルフケアから部分的介助の割合が高くなる．

2）専門的な口腔ケア

口腔ケアの自立度が低下し，全介助による口腔ケアが必要な場合や残存歯のう蝕リスクが高い場合，歯周疾患の継続管理としてのサポーティブケアが必要な対象者の口腔ケアは専門性が求められる．専門的ケアの中心的担当職種は歯科衛生士と看護師である．

3）医療行為としての口腔ケア

脳梗塞発症直後などの急性期のICU入院患者や，意識障害があり高度の医学的管理が必要な状態の患者，口腔癌などの術後の患者には医療行為としての最高度の口腔ケア介入が必要である．担当する職種は看護師および歯科衛生士である．専門的口腔ケア用品（給水・吸引機能を有したブラシや補助的清掃用具など）と専門技術の投入にくわえ，ポビドンヨードなどの消毒薬も用いる．積極的な感染の予防と治療も求められる．人工呼吸器を装着している患者も多く，人工呼吸器関連性肺炎等の予防と人工呼吸器など重症管理を行うための器材の管理と同時に口腔ケアを提供しなくてはならない場合もある．

3 口腔ケアを行う場

介助による口腔ケアの対象者の居場所は，各人が有する「医療」と「介護」のニーズにより異なり，その分類は「場」として考えることができる．すなわち，医療と介護のニーズの割合（バランス）が居場所を決定するという考え方である．大きく分けて場には「生活の場」，「リハビリテーションの場」，「医療の場」の3種類がある（表1-7）．生活の場では「在宅」と「介護老人福祉施設（特別養護老人ホーム）」が大半を占める．リハビリテーションの場としては介護老人保健施設（老人保健施設），医療の場としては医療施設がある．これは内容を限定するのではなく，その性質が強い，といった考え方である．

医療と介護のニーズの割合の違いは，すなわちかかわる職種の違いでもある．口腔ケアの内容や難易度，使用器具も異なる．介助による口腔ケアの対象者の居場所により口腔ケアを担当する職種が変わる．

表1-7 介護による口腔ケアの対象者の居場所

施設	在宅	生活の場
	介護老人福祉施設	生活の場
	介護老人保健施設	リハビリの場
	医療施設	医療の場

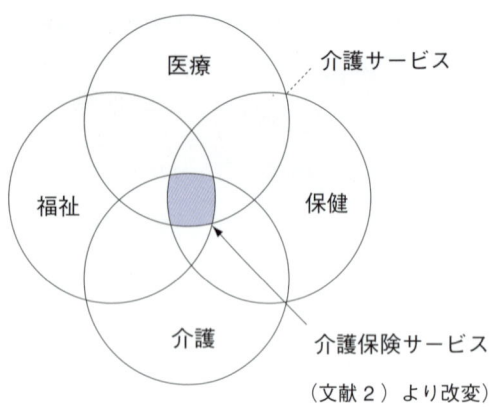

図1-11 口腔ケアを担当する分野
（文献2）より改変）

1）生活の場

「生活の場」では，日常的な口腔ケアが主体である．ここで大切なのは口腔ケア介入の程度である．すなわち口腔ケアの自立度に応じた介入のレベルを決めなくてはならない．欠けた機能を補う，という最小限度の介入にとどめることで残存機能を活かし，自立支援を行うことが必要である．

2）リハビリテーションの場

「リハビリテーションの場」では，口腔ケアもリハビリテーションの一環という位置づけである．日常生活動作における自立度の向上に口腔ケアのセルフケアの目標設定が行われる．また，介助による口腔ケアでは「口腔機能」に対するアプローチが重視され，舌の運動や口唇閉鎖機能，咀嚼機能そして嚥下機能までも口腔ケアの中で提供される．

3）医療の場

「医療の場」における口腔ケアは前出の医療行為としての口腔ケアが実践される．

4 口腔ケアを担当する分野

介護サービスの理論を口腔ケアに応用すると，介助による口腔ケアを担当する分野は4種あると考えることが可能である（図1-11）[2]．医療，介護，福祉，保健の4分野が協働することが求められている．そして，各分野ごとに「口腔ケア」という行為に伝統があり，蓄積してきた知識と技術がある．そのいずれもが経験や症例に基づくものではあるが，その行為が他の分野と多少異なる場合もある．

現在では「根拠に基づく医療」のような科学的に正しい方法を模索する手法が開発されてきているので，他の分野の考え方や手法を学びながら，何が本質的に正しいケアなのかを，関連する専門家は考える義務がある．

5 チームケアの例

介助による口腔ケアは単独の職種によって提供されるものではなく，多業種連携の中で構築されるチームケアの側面を持っている．かかわる各職種は口腔ケアプランに従って自分の担当する職域の中でのケア提供に専念することになる．すなわち，チームケアを構築するための口腔ケアプランが重要になる．

口腔ケアプランは個別のケアになる．口腔ケアの自立度，残存歯の有無と状態，歯肉の状態，義歯の有無と状態，含嗽の可否などにより「口腔ケア介入」が患者（利用者）ごとに個別に立案される．口腔ケアが一律のマニュアルとしてのケアとして提供されないようにする．

1）在宅要介護者の例（図1-12）

在宅の要介護度4の男性．残存歯26歯．歯科訪問診療としてのう蝕の処置，歯石の除去，義歯の製作・調整が一段落した（ここまでは医療保険で算定）．日常の口腔ケアは患者自身によるブラッシングが行われていたが，歯間部など清掃困難な部位があり，歯間ブラシの使用を本人に指導したが高齢のため習慣化することに困難があった．

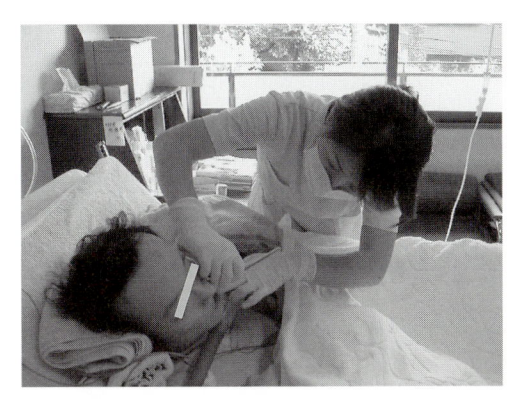

図1-12　在宅要介護者の口腔ケア

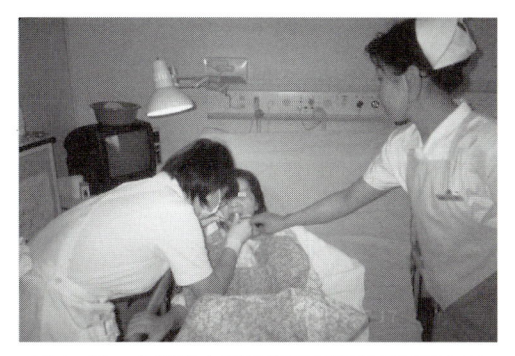

図1-13　介護老人福祉施設利用者の口腔ケア

また，仕上げ磨きとしての口腔ケア介入が必要とアセスメントされた（歯科医師および歯科衛生士によるアセスメント）．義歯の着脱は本人が行うことができるが，清掃や夜間水中保管は習慣化していない．

口腔ケアプランとしては，ブラッシングの声かけと義歯の清掃管理を奥様に依頼．週1回の訪問看護師による口腔のチェックと歯間ブラシ使用の声かけ，月に1回の歯科衛生士による口腔チェックと歯石除去（超音波スケーラーおよび手用スケーラー，フッ素含有研磨ペーストによるプロフェッショナルケア）を立案した．

短期目標を義歯清掃および歯間ブラシ使用によるセルフケアの習慣化とし，中期目標を看護師および歯科衛生士の定期的介入の継続とした．

2）介護老人福祉施設利用者の例（図1-13）

要介護度5の女性．常時寝たきり状態で刺激への反応はない．胃瘻造設されている．口腔乾燥状態で口臭が強い．常時開口状態で舌は乾燥して可動性が失われている．歯科医師による口腔ケア介入が行われ，口腔湿潤剤の使用によるケアで舌の保湿とマッサージで口腔環境を改善することができた．

口腔ケアプランとしては，構築された口腔環境を維持することを目標として，1日4回の保湿ケア介入を立案した．常時の保湿が確保されることを目標に3回はケアワーカーによる口腔湿潤剤の塗布，日に1回は看護師による剥離上皮の除去と粘膜の清掃，常時の保湿の確認をプランニングし，歯科医師は週に一回の訪問時に報告を受け，変化があればその都度対応することとした．

（菅　武雄）

文　献

1）植松　宏監修：摂食嚥下障害へのアプローチ，16-18，医歯薬出版，東京，2007．
2）筒井孝子：介護サービス論，有斐閣，東京，2001．

第2章 口腔清掃の基礎知識

1 高齢者における口腔の汚れの特徴

1 清潔は健康の基本

　身体の清潔はもとより口腔内を清潔にすることは，高齢者における健康生活の基本である．不潔な身体，とりわけ不潔な口腔からは健康な生活は生まれない．介護や療養上の世話の基本は身体および生活環境の清潔にある．口腔にかかわる場合においても例外ではない．

　口腔清掃の目的を何に設定するかについては，いくつもの考え方が存在するが，通常は，口腔常在菌の付着抑制（コントロール）を目的にすることが多い．本論もその趣旨に沿って話を進めようと思う．

2 高齢者の口腔内構造は複雑

　高齢者の口腔を清潔にしようとする場合，個人によって口腔の様相が異なっていることにまず注意を払う必要がある．

　たとえば，本人の歯の数と生えている部位はさまざまであろうし，義歯などの補綴装置を用いている人では，装置の種類やデザインが多様性に富んでいて単純ではない．

　また，口腔は，歯のみで成り立っているのでもないので，歯をとりまく舌や口腔粘膜の清潔も含めて同時に配慮すべき範囲に含まれる．

　ひと口に口腔の清掃と言っても，その考えを巡らすべき範囲は全身のほんの一部にもかかわらず実に多岐広範に及んでいる．

　したがって，このような高齢者の口腔ケアには，ある程度の専門的知識が必要となる．

3 自立的機能の低下や整容意欲の低下

　さらに高齢者は，加齢による運動機能の低下，病気の後遺症による麻痺，認知症に見られるような行動障害などにより，それまで自力でできていた口腔清掃行動を，必ずしも満足に取れなくなっていることが多い．

　外出の機会が少なくなったり，他人の訪問を受けることがまれになったりしてくると，整容（身だしなみを整える）をする意欲や機会を失ってしまうことにもなりがちである．これらのことも，口腔の清潔を保つうえで大きな意味を持つ．

4 口腔の汚れの供給源

　歯や口腔の汚れの元になる物質は，どこから供給されるのだろうか．唾液腺から分泌される唾液に含まれる成分，食事として毎日口腔内に供給される食物，口腔内に住み着いている常在微生物などに分けて考えてみよう．

1）唾液

(1)水分

　唾液のほとんどは水分である．食事のときには咀嚼によって形成される食塊に十分な水分を供給し，嚥下を助ける．食事以外のときには，唾液は口腔内を湿潤に保ち粘膜の乾燥を防ぎ，次に示す糖タンパクとの協同によって会話を滑らかにすることや，粘膜の免疫機構を正常に保つという役割がある．また，口腔内にすむ微生物にも必要な水分を供給する．

　一方で唾液には口腔の清潔度を保つ自浄作用がある．自浄作用には，ゆっくりした流れでは

あるが，水分によって「洗い流す」効果と，水溶性の物質を溶解して「溶かし流す」効果が期待される．高齢者では服薬の影響や脱水症状などにより唾液の分泌量が若い頃に比べて減少しがちとなり，口腔内の不潔度が高まるおそれが生じやすい．

(2) 糖タンパク

唾液に含まれる糖タンパクはムチンと呼ばれる物質で，高分子量で粘稠性があるのが特徴である．このムチン成分が食塊にとろみをつける役割は，高齢者の嚥下を促すうえで極めて重要であり，食品の口腔内残留にも関係する．

ムチンはアパタイトに吸着しやすい特異な性質を持ち，直接エナメル質を覆うペリクル（獲得皮膜）の主成分となって歯の表面を覆う防御フィルムを形成する一方，口腔内微生物にとっても糖タンパクは好都合であり，その後に発達するプラークの温床にもなる．

(3) カルシウム

カルシウムは，唾液成分として最も重要な成分の一つである．食事のたびに，脱灰現象として歯の表面から失われる歯の成分としてのカルシウムを，食事と食事の間に歯質に補って修復する（再石灰化作用）．もしこの唾液の作用がなければ，歯は脱灰現象によって一方的にやせ細ってしまうのである．

そのため，口腔内に分泌される唾液中のカルシウム濃度は，飽和状態付近に置かれているのが常であり，またこのことはよい唾液であるための必要条件である．

しかしながら，この唾液の持つ特質は，過飽和状態も容易に引きおこすこともよく知られた事実である．この過飽和状態が続くと，過剰なカルシウムは口腔内の「核」になる物質を見つけて析出し，歯石を作り出す．口腔内では「核」になる物質には事欠かない．

2）食物

(1) 食物残渣

形状，成分，温度，風味などが異なる，ありとあらゆる種類の食品が口腔を通過する．そのほとんどは嚥下されてしまうが，食事が終わった後で口腔内に一部残留するものがある．それらは一般には食べ物カスと呼ばれるが，専門的には，食物残渣（デブリ），または略して食渣と呼ばれる．

高齢者の食事は往々にして，歯ごたえがあるものよりも軟らかいものの方に傾きがちである．献立も素材そのものではなく粉砕された材料を調理したものが少なくないため，食物残渣を形成しやすい．

歯の表面で食物残渣が残りやすいのは，一般に①咬合面の裂溝（れっこう＝咬合面などの溝のこと）内部およびその周辺，②歯と歯ぐきの境い目，③歯と歯の間が挙げられる．これらの部位はう蝕の好発部位としてよく知られているが，高齢者では，咬合面の裂溝は摩耗していることが多いので，注意すべきはむしろ，加齢とともにその範囲を拡大している②や③の部位であろう．

年をとると，歯周疾患の進行とともに，歯根部が露出してくる．露出した歯根はもともとセメント質で覆われた部分であるが，長い間の歯磨きなどでセメント質は失われ，歯根部象牙質が露出していることが多い．露出歯根面は，物理的にも生物化学的にも脆くて弱い．

露出歯根面は，その形態から普段の食事による咀嚼運動程度では自然的清掃がほとんど期待できない．そればかりではなく，隣接面の露出歯根がつくる歯と歯の間の大きな空間は，食事のたびに大量の食物残渣が取り残される部位となる．

この歯間部の食物残渣は，歯周病の進行を助長し，歯槽骨を垂直的にも水平的にも吸収させ

る悪循環（食物が挟まる→歯周病が進む→骨が吸収する→食物がもっと挟まる→…）を形成するもととなる．

(2)ショ糖

ショ糖の口腔内における挙動のうち，高齢者にとって脅威となるのは，口腔内微生物による粘着性多糖類大量生産の原料となる点である．

咀嚼能力の衰えた高齢者は，軟らかいものを食べるようになると同時に，咀嚼能力を十分維持している高齢者よりも菓子類の摂取量が多くなることが知られている．すなわち，ショ糖の過剰摂取は，露出歯根面のう蝕の原因になるばかりでなく，プラーク発達を大幅に促進し，口腔内環境悪化につながることも深く理解すべきである．

3）微生物

(1)口腔常在菌叢

口腔内の微生物は，皮膚や粘膜上に生後間髪を入れず形成された常在菌叢の一部となって，歯や粘膜，舌の表面に存在し，生涯にわたってその個人に特有の生態系を保ちながら推移してきている．

口腔常在菌叢は，もし仮に歯磨きを行わないでいるとすると，時間経過とともに生態学的遷移を起こしてその組成を変化させ，一定期間経過後に，多種類の口腔内微生物間の均衡がとれた，比較的安定した「極相」といわれる状態に落ち着くことになるはずである．しかし，現代人のほとんどは毎日歯磨きを行うので，生態学的には，その口腔内環境は人為的に作られた特殊な環境であるといえる．

このことは，現代人の手入れの行き届いた比較的清潔な口腔内も，何らかの理由で清掃ができなくなると，自然の摂理に従って生態学的遷移をおこすことを教えてくれる．この場合，徐々に菌叢が変化し嫌気性菌が優勢になること

も知られている．

また，口腔へはさまざまな微生物が入り込むが，口腔常在菌叢の感染防御的なはたらきにより，それらは定着することができず，たいていの外来の微生物は一過性に存在するのみとなるのが通常のようである．

(2)嫌気性菌

高齢者の口腔内細菌は，加齢とともに通性あるいは偏性嫌気性菌の占める割合が増えるとされる．原則として酸素が存在しない環境でも生きることができるこれらの菌では，たとえば硫黄や硫黄酸化物を利用する菌は，代謝物として硫化物を排出し，二酸化炭素を利用する菌はメタンを排出する．これらが，いわゆる口臭（口気悪臭）のもととなりやすい．

（那須郁夫）

参考文献

i）奥田克爾：デンタルプラーク細菌—命さえ狙うミクロの世界— 第2版，医歯薬出版，東京，1999．

5 経管栄養法が行われている高齢者について

経管栄養法が行われている高齢者に対して口腔ケアを行う必要がある．しかし経口摂取を行っている高齢者に対する口腔ケアの知識・技能のみでは適切な口腔ケアはできない．口腔ケアにあたり，経管栄養法の知識と経管栄養法が行われている高齢者の口腔内の特徴を知っておくことは必須のことである．そこで，経管栄養法および経管栄養法が行われている高齢者の口腔内の特徴について解説する．

経管栄養法とは，経口摂取が不可能な患者に対し，口や鼻から胃や十二指腸までチューブを挿入し，経腸栄養剤や水分を注入する方法や胃瘻や空腸瘻などの消化管に直接アクセスルートを形成し，栄養剤や水分を注入する方法である（図2-1）[1]．経管栄養は近年，栄養管理において腸を使うこと

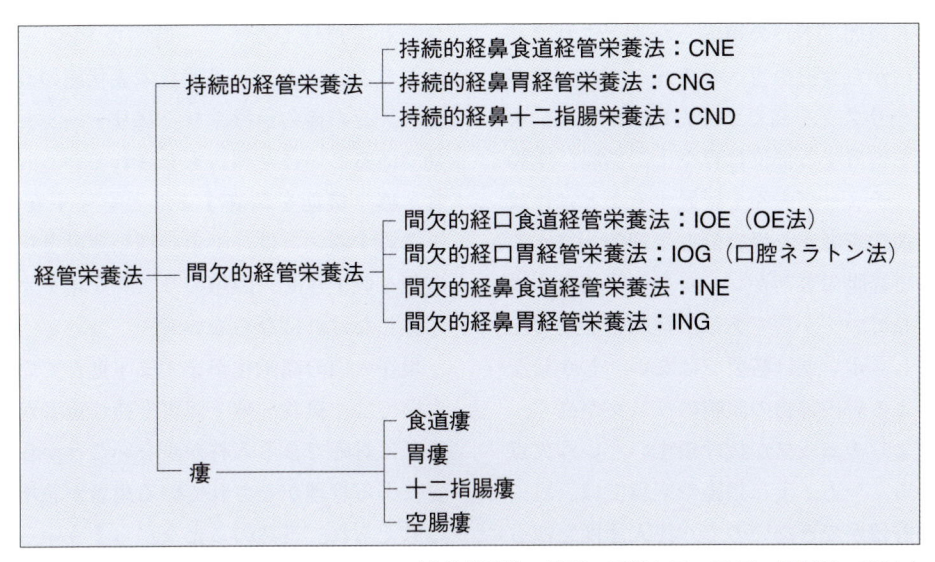

```
                       ┌ 持続的経鼻食道経管栄養法：CNE
        ┌ 持続的経管栄養法 ┼ 持続的経鼻胃経管栄養法：CNG
        │              └ 持続的経鼻十二指腸栄養法：CND
        │
        │              ┌ 間欠的経口食道経管栄養法：IOE（OE法）
経管栄養法 ┼ 間欠的経管栄養法 ┼ 間欠的経口胃経管栄養法：IOG（口腔ネラトン法）
        │              ├ 間欠的経鼻食道経管栄養法：INE
        │              └ 間欠的経鼻胃経管栄養法：ING
        │
        │              ┌ 食道瘻
        │              ├ 胃瘻
        └ 瘻 ──────────┼ 十二指腸瘻
                       └ 空腸瘻
```

(木佐俊郎他：最新　口腔ケア，67-71，照林社，2001.)

図2-1　経管栄養法の種類

図2-2　経管栄養の種類

の重要性が見直され，経口摂取不可能な患者にとっての栄養管理の第一選択ともいわれている[2]．経口摂取不可能な患者とは摂食・嚥下障害や意識障害のある患者で口腔内に手術創があるため，一時的に経口摂取を中止しているような患者も含む．

経管栄養は，静脈栄養に比べ，単に腸を使うということで，栄養摂取方法として生理的であるということだけではなく，消化管の形態・機能を維持させ，Bacterial translocation*を抑制し，免疫系を賦活化し，その結果感染予防の一翼を担う重要な要素であることが証明されてきている[3]．また医療経済的には，静脈栄養に比べ安価で，静脈栄養にしばしばみられるカテーテル感染による敗血症，静脈炎，血栓といった合併症の可能性もないという特徴を持っている．そのため消化管が機能していない患者を除いてほとんどの患者が適応となる[2]．禁忌症としては絶対禁忌が完全腸閉塞，腹部膨満を伴う小腸閉塞，消化管で栄養素の吸収が全くできない場合である．相対的禁忌としては短腸症候群，難治性嘔吐，重篤な下痢，食物摂取後の激しい痛みがある場合である[4]．

図2-2のように経管栄養の消化管へのアクセスルートとしては鼻や口があるが，これらは比較

---

*Bacterial translocation とは
長期間の TPN（Total Parenteral Nutrition）の場合，つまり腸を使わない栄養管理を行うと，小腸粘膜が萎縮し，分泌型 IgA の減少など消化管の免疫能が低下することで bacterial translocation を起こしやすくなる．bacterial translocation とは，腸管粘膜のバリア機能が失われ，腸内細菌やエンドトキシンが全身に侵入することである．

的短期間（6週間以下）の適応となる．これは長期間の鼻や口から食道や胃へのチューブの留置が誤嚥性肺炎のリスクを高くするためである[2]．チューブ先端を留置する部位は胃や十二指腸，空腸となる．胃にチューブ先端を留置することは比較的容易で，消化を考えた場合最も生理的と言える．

つまり胃で経腸栄養剤がプールされ，適量ずつ腸へと流入していくからである．経腸栄養剤の注入には必ずしもポンプは必要ではない．しかしながら逆流による胃内容物の誤嚥のリスクが高く，嘔吐などによりチューブが抜けやすいという欠点を持っている．一方，十二指腸や空腸では，胃に比べ多量の貯留ができないので，注入速度をゆっくりとしなくてはならない．このため輸注ポンプが必要となる．しかし胃に留置した場合と比べ，逆流による誤嚥のリスクやチューブが抜けるリスクは低減できる．食事摂取の時だけ経口的にチューブを食道や胃まで送り込み，経管栄養剤の注入が終了次第チューブを抜去する方法をOE法（Intermittent tube feeding／Intermittent oro-esophageal catheterization：間欠的口腔食道経管栄養法）という[5]．この方法は，食事の時以外はチューブが留置されていないため，食事の時以外チューブによる違和感から開放され，外出等の制限も少なくなり，チューブ留置による誤嚥性肺炎やチューブが抜けるリスクも少ない．ただしこの方法は患者ないし介護者が，経管栄養チューブの挿入ならびにその確認，さらにリスク管理に対して十分な知識と技術を習得している必要がある．

しかし患者にとっての負担が少なく，摂食・嚥下障害に対する訓練にもなることから，症例を選べば大変有用な方法とも言える．長期的栄養法としては胃瘻または空腸瘻の造設術によってチューブを設置する．近年経皮的内視鏡的胃瘻造設術（PEG）により胃瘻造設は短時間で比較的容易な手技となってきている．そのため長期的な栄養投与としてだけでなく，一時的なPEGを早期に造設することにより，迅速な栄養状態の改善がはかられ，その後の治療やリハビリテーションにも有効であるといった報告もなされている．しかし摂食・嚥下機能を精査することをせず安易にPEGを造設することは，食道の蠕動運動と摂食・嚥下機能を低下させ，誤嚥のリスクを増やす可能性も考慮しなければならない．

現在人口の高齢化がますます進んでいる本邦においては，摂食・嚥下障害を持つ患者が増加し，それに対応できる人材が少ないことから，経管栄養による管理がなされている患者が急増していくと考えられ，当然のことながらそういった管理をなされている患者に対する口腔ケアを行う頻度が今後ますます多くなっていくことが予想される．

1）経管栄養患者の特徴

誤嚥や喫食量の極度の減少が主な理由で経管栄養となっている場合が多いが，唾液は多少なりとも分泌されていることから，口腔内の清掃状態が不良であれば嚥下（誤嚥）している唾液内には細菌などの微生物が多く含まれることになる．通常，少量の唾液を誤嚥しても即肺炎になるわけではないが，微生物が多く含まれる唾液を誤嚥し，何度も繰り返すと誤嚥性肺炎となる可能性が高くなる．肺炎の増悪・緩解を繰り返しているようであれば，その可能性も高い．誤嚥性肺炎を予防するためには，口腔ケアを積極的に行ない，口腔衛生状態を改善する必要がある．また経管栄養のチューブ自体にも汚れが付着しやすいため，チューブのケアを行うとともに，経口ないし経鼻のチューブは定期的に交換する必要がある．

口腔ケアというと単に口腔内を清掃し清潔にするものと思われがちだが，実際には，摂食・嚥下機能をはじめとする口腔機能の維持・賦活をはかるという目的もある．つまり口腔ケアは経管栄養を行なっている患者，すなわち摂食・嚥下障害を

持つ患者に対する間接訓練と位置づけることもできる．開口を促すときなどに行なうK-point刺激は開口訓練になり得るとともに，嚥下誘発ポイントでもある[4]．また清掃時に使用する綿球や綿棒を冷やしておくなどの工夫は嚥下反射誘発や口腔粘膜の運動や感覚を改善するための寒冷刺激ともなる．さらに神経や筋肉を刺激し，唾液腺マッサージもあわせて行えば，複数の訓練を同時に行えることとなる．

2）経管栄養中の口腔内

(1)経口摂取を行っていないため，一見口腔内は清潔のように思われがちであるが，唾液中に含まれるタンパクや口腔粘膜上皮の老化した角化物により，不潔となっていることが多い．これらの汚染物は細菌増殖の場となり，また口臭の原因となる．

(2)経口摂取を行なわないことで唾液分泌は低下し，口腔内は乾燥した状態となる．そのため口腔内の自浄作用は低下し，う蝕や歯周病が増悪しやすい状態，つまり細菌が増殖しやすい状態にある．また乾燥した粘膜は粘膜炎をおこし，発赤や疼痛を伴うこともある．

(3)口腔粘膜は食物や咀嚼・嚥下運動等による物理的な刺激を受けないため萎縮し，易損傷，易感染状態にあり，治癒も遅延しやすい状態にある．

（花上伸明）

文献

1) 三成富美江，今岡桂子，木佐俊郎：人工栄養中患者の口腔ケア，呼吸器ケア 2(2)：98, 2004.
2) TNT プロジェクト実行委員会編：TNT プログラムマニュアル
3) 安田 篤, 土師誠二, 安田健司, 野村秀明, 大柳治正：栄養投与経路の違いにおける腸管免疫防御機構に及ぼす影響について bacterial translocation との関連について：静脈経腸栄養 16(4)：83-90, 2001.
4) Kojima C et al.: Jaw Opening and Swallow Triggerring Method for Bilateral-Brain-Damaged-patients: K-point Stimulation, Dysphagia 17：274, 2004.
5) 藤森まり子, 藤島一郎：摂食・嚥下障害リハビリテーション実践マニュアル，栄養摂取方法 経管栄養（経口・経鼻）MEDICAL REHABILITATION 57：141-145, 2005.

2 口腔の汚れと清掃に関する評価

1 スクリーニング（家族や介護職による）

(1) 口臭　1．なし，2．弱い，3．強い
(2) 入れ歯，舌，歯の汚れ
　　　　1．ない，2．あまりない，3．ある

　口腔の汚れの評価は，汚れの状況を大まかに評価するところから始まる（スクリーニング評価）．口臭がそのきっかけになることも多い．歯科の専門職と介護職との間で，評価基準を十分に打ち合わせる必要がある．その場合，口腔の汚れがもたらす悪影響を相互で確認する．

2 口腔内観察による評価（歯科衛生士による）

(1) 食物残渣　1．なし・少量，2．中程度，3．多量
(2) 舌苔　　　1．なし・少量，2．中程度，3．多量
(3) 義歯あるいは歯の汚れ
　　　　1．なし・少量，2．中程度，3．多量

　食物残渣，舌苔，義歯や歯の汚れについて，量と部位を概観する．
　得られた結果は，単に口腔を清潔にすることのみに利用するのでなく，その背景を探ることにより，対象者の生活を改善するために利用されなければならない．
　たとえば，片麻痺がある人では咀嚼が十分行われず，食事自体による自浄作用が十分でないことや，独り暮らしで会話の相手もなく，会話による運動による自浄作用がはたらかないことなど，食物残渣が残っている原因を広い立場で観察し，家族や介護職からも情報収集する．
　加齢とともに，唾液の分泌量は減少する．このことが原因で唾液による自浄作用が発揮されずに，食物残渣が残ることも考えられる．
　後に義歯をはずす習慣がない場合や，何らかの理由で自力で義歯をはずせない場合には，義歯全体に食物残渣が付着していることが多い．

3 口腔衛生行動・生活動作の評価

(1) 声かけの必要性
　　　　1．必要ない，2．必要あり，3．できない
(2) 自立の状態
　　　　1．必要ない，2．一部必要，3．必要あり

　問題視される口腔の汚れが存在する場合，身体構造の障碍や運動機能の低下によるものが原因でなく，むしろ口腔清掃の習慣がなく，本人に問題意識がない場合や意欲が不足する場合には，周囲の声かけが功を奏する可能性がある．
　前述のような関連する原因や背景を把握し，それが身体障碍や運動機能の低下によるものであれば，何らかの介助が必要である．詳細については，後述のBDR指標などにより，支援の内容の事前評価が必要である．

4 最近1カ月の発熱回数

　　　（　　　）回／月
　　※37.8度以上の発熱回数

　誤嚥性肺炎の主な原因は不潔な口腔や嚥下機能低下にあるとの認識に立ち，毎日の体温測定はかかせない．

表2-1　障害老人の日常生活自立度判定基準

生活自立	ランクJ	何らかの傷害等を有するが，日常生活はほぼ自立しており独力で外出する 1. 交通機関等を利用して外出する 2. 隣近所へなら外出する
準寝たきり	ランクA	屋内での生活は概ね自立しているが，介助なしには外出しない 1. 介助により外出し，日中はほとんどベッドから離れて生活する 2. 外出の頻度が少なく，日中も寝たり起きたりの生活をしている
寝たきり	ランクB	屋内での生活は何らかの介助を要し，日中もベッド上での生活が主体であるが座位を保つ 1. 車椅子に移乗し，食事，排泄はベッドから離れて行う 2. 介助により車椅子に移乗する
	ランクC	1日中ベッド上で過ごし，排泄，食事，着替において介助を要する 1. 自力で寝返りをうつ 2. 自力では寝返りもうたない
期　間		ランクA，B，Cに該当するものについては，いつからその状態に至ったか 　　年　　　月頃より（継続期間　年　カ月間）

※判定にあたっては，補装具や自助具等の器具を使用した状態であっても差し支えない

対象者の平熱の把握と発熱の状況を詳細に観察することが望ましいが，評価時点における最近1カ月間の発熱回数（37.8度以上）をもって一応の目安とする．

5　寝たきり度判定・要介護認定

寝たきり度判定は従来から，国による「障害老人の日常生活自立度判定基準」として，表2-1のような基準が示され，市町村における要介護老人の把握のために利用されてきていた（他に，認知症老人の日常生活自立度に関する国の基準もあるが，ここでは省略する）．

その後平成12年に介護保険法が施行されるようになり，要介護認定のための5分野が示され，それに必要な基準時間による要介護度が定められることとなった（表2-2）．

これらはあくまでも国の制度上の判定基準であり，地域や施設によって事業や調査の目的が異なる場合には用いられる判定基準が異なるので，統計資料などで比較するときには注意を要する．

6　ADL，IADL

ADL（Activities of Daily Living）は，日常生活動作と訳され，高齢者の食事・着替・移動・排泄・整容・入浴・起床など日常生活を営むうえでの必要不可欠な行動をさす．それぞれについて自立／一部介助／全介助のいずれかであるか評価することで生活の自立度を表す．

一方IADL（Instrumental Activity of Daily Living）は，手段的日常生活動作とされ，道具や社会の仕組みを利用して行う日常生活上のやや複雑な動作のことを言う．具体的には，家事，買い物や洗濯，電話利用，服薬管理，金銭管理，交通機関利用等をさす．

7　老研式活動能力指標

老研式活動能力指標（TMIG Index of Competence）は，ADLではとらえきれない高次の生活能力を評価するために，東京都老人総合研究所において開発された（表2-3）．この尺度は，「手段的自立」「知的能動性」「社会的役割」の3分野

表2-2 介護保険法の要介護認定における一次判定

直接生活介助	入浴,排せつ,食事等の介護
間接生活介助	洗濯,掃除等の家事援助等
問題行動関連介助	徘徊に対する探索,不潔な行為に対する後始末等
機能訓練関連行為	歩行訓練,日常生活訓練等の機能訓練
医療関連行為	輸液の管理,褥瘡の処置等の診療の補助
要支援1	上記5分野の要介護認定等基準時間が25分以上32分未満またはこれに相当する状態
要支援2 要介護1	上記5分野の要介護認定等基準時間が32分以上50分未満またはこれに相当する状態
要介護2	上記5分野の要介護認定等基準時間が50分以上70分未満またはこれに相当する状態
要介護3	上記5分野の要介護認定等基準時間が70分以上90分未満またはこれに相当する状態
要介護4	上記5分野の要介護認定等基準時間が90分以上110分未満またはこれに相当する状態
要介護5	上記5分野の要介護認定等基準時間が110分以上またはこれに相当する状態

表2-3 老研式活動能力指標（13項目）

a）手段的自立(5項目)
「バスや電車を使って1人で外出できますか」
「日用品の買い物ができますか」
「自分で食事の用意ができますか」
「請求書の支払いができますか」
「銀行預金・郵便貯金の出し入れができますか」

b）知的能動性（4項目）
「年金などの書類が書けますか」
「新聞を読んでいますか」
「本や雑誌を読んでいますか」
「健康についての記事や番組に関心がありますか」

c）社会的役割（4項目）
「友達の家を訪ねることがありますか」
「家族や友達の相談にのることがありますか」
「病人を見舞うことができますか」
「若い人に自分から話しかけることがありますか」

※各項目の「はい」が1点,「いいえ」を0点として生活での自立を評価する

の活動能力を測定するもので,13項目から構成され,項目1〜5が「手段的自立」,項目6〜9が「知的能動性」,項目10〜13が「社会的役割」を評価するとされる.

8 BDR指標

　介護保険法の施行にあわせて,歯科の専門職ばかりでなく他の介護職の人たちにもわかりやすい,介護を必要とする高齢者に対して,口腔清掃の自立度判定基準を策定する必要性から,BDR指標が作成された（表2-4）.

　歯磨き,義歯着脱,うがいの3項目について,自立,一部介助,全介助,介護困難の判定を行えるようにした.とくに歯磨き状況については,巧緻度,自発性,習慣性についてもあわせて評価できるように考えられている.

　ただし,実際の清潔度（必要性）についての評価項目がないので,現状での清潔度については,別の指標を同時に用いて対応する必要がある.

（那須郁夫）

表2-4 口腔清掃の自立度判定基準：BDR指標

項目	自立	一部介助	全介助	介護困難	
B 歯磨き （Brushing）	a ほぼ自分で磨く 　1．移動して実施する 　2．寝床で実施する	b 部分的には自分で磨く （不完全ながら） 　1．座位を保つ 　2．座位は保てない	c 自分で磨かない 　1．座位,半座位をとる 　2．半座位もとれない	有	無
D 義歯着脱 （Denture wearing）	a 自分で着脱する	b 外すか入れるかどちらかはする	c 自分では全く着脱しない	有	無
R うがい （Mouth rinsing）	a ブクブクうがいをする	b 水は口に含む程度はする	c 口に水を含むこともできない	有	無
（付）歯磨き状況　巧緻度	a 指示どおりに歯ブラシが届き自分で磨ける	b 歯ブラシが届かない部分がある,歯ブラシの動きが十分にとれない	c 歯ブラシの動きをとることができない,歯ブラシを口に持っていけない	有	無
（付）歯磨き状況　自発性	a 自分から進んで磨く	b 言われれば自分で磨く	c 自発性はない	有	無
（付）歯磨き状況　習慣性	a 毎日磨く 　1．毎食後 　2．1日1回程度	b ときどき磨く 　1．一週1回以上 　2．一週1回以下	c ほとんど磨いていない	有	無

参考文献

i) 植松　宏,稲葉　繁,渡辺　誠編：高齢者歯科ガイドブック,医歯薬出版,東京,2003.
ii) 新井俊二,小椋秀亮,宝田　博編：はじめて学ぶ歯科口腔介護（第2版）,医歯薬出版,東京,2004.
iii) 北原　稔,茶山裕子,白田チヨ,植田耕一郎,高江洲義矩：実践訪問口腔ケア〈上巻〉わかるからできるまで,クインテッセンス出版,東京,1999.
iv) 北原　稔,白田チヨ,高江洲義矩：実践 訪問口腔ケア〈下巻〉こんなときどうする!?,クインテッセンス出版,東京,2000.
v) 平野浩彦,細野　純編：実践！介護予防 口腔機能向上マニュアル,東京都高齢者研究・福祉振興財団,東京,2006.

3 口腔清掃の基本的な実施手順

1 自立度の把握と問題点の確認

1）身体自立度

口腔清掃行動は，単に清潔を保つのみならず，咀嚼機能確保のための歯の喪失予防や日和見感染予防など，生命維持のためにも本来重要な生活行動である．本人も周囲も日常生活全体の流れの中での位置づけを再確認することが大切である．

まず，本人が自分で洗面整容行動をとることができるかを総合的に把握する．原則的には可能な限り洗面所へ移動して，自分でできる動作範囲を広げる努力が必要である．しかし，本人の自立を促すことを優先してもなお足りない部分がある場合，その点を介助することを基本に自立度を丁寧に確認する．

2）口腔清掃自立度

身体自立度と関連させつつ，BDR指標の項目に従って口腔清掃の自立度を評価する．その際，実際の本人の口腔清潔度がBDR指標の評価に見合った結果になっているのかもあわせて考慮し，問題点の所在を把握し，方針を立てる．

2 実施可能な口腔清掃の方針確認

自立度の評価に基づいて，本人とともに実施可能な口腔清掃の方針を確認し，具体的な方法について詳細に打ち合わせて記録しておく．

3 実施と改善点のフィードバック

最大限の細やかな注意を払って，突発的なできごとに対処しつつ，口腔清掃を実施する．問題点があれば速やかに修正して解決する．

4 結果の吟味と理論化

本人にとってはあくまでも日常生活の一部であるので，継続できているかどうかという側面とともに効果があがっているかについても，常に吟味する必要がある．

また，個々の経験は必ず他の事例への応用につながるので，単発的に経験を記録するだけでなく，いくつかの経験に共通する何らかの原則を見つけ出す心掛けが大切である．その結果は体系化，理論化して，学会報告などしかるべき場面で皆が共有できるようにし，制度全体の改善に生かせるようになれば社会の進歩につながる．

（那須郁夫）

4 口腔清掃法

　一般的な方法として，洗口法（含嗽法），清拭法，洗浄法，歯磨き法がある（表2-5）．口腔清掃法の基本は歯磨き法である．しかし要介護者などに対して口腔清掃を実施することを考えると，全身や口腔の状態に配慮し，これらの口腔清掃法の特徴を知ったうえで，安全かつ安楽で効果的な清掃方法を選択する必要がある（表2-6）．

1 洗口法（含嗽法）

　口腔内に液体を含み，口唇・頬・舌によって液体を口腔内で動かし，吐き出すことによって口腔内の汚れを口腔内から除去する方法である．プラークの除去効果はあまりない．歯ブラシなどの清掃用具で清掃するとプラークなどの汚れが口腔内に浮遊する．この汚れを口腔内から除去するのには有効である．食物残渣の除去にも有効であり，食物残渣がある場合には歯磨き法を行う前に洗口を行う．口腔内が乾燥しているときには，洗口を行うことにより湿潤させることができる．

　洗口法の実施にあたっての注意点として，誤嚥の防止がまず挙げられる．嚥下障害や意識障害のある人は誤嚥の危険がある．条件（表2-7）が整わない場合には，基本的には清拭法の選択が望ましい[1]．

　洗口が行えることは，口腔の健康の維持・増進にとって非常に有利な状態にある．要介護度が重度になると，洗口法の実施が困難になることが多い．

　洗口法では水で行う場合が多いが，薬効などを考えて洗口剤を使用する場合がある．洗口剤は使用目的により選択する．

2 清拭法

　ガーゼ，綿棒，スポンジブラシなどにより，歯や粘膜の付着物を拭き取るようにして口腔内の汚れを除去する方法である．プラーク除去には有効ではない．食物残渣の除去や口腔粘膜の清掃にはある程度の効果がある．

　全身的な衰弱の激しい，主に急性期や終末期の要介護者で，粘膜面の清掃や痰，血液の除去，あるいは歯磨き法の実施が困難な場合に行う[2]．歯磨き法を嫌がる人に対して，歯磨き法の導入として清拭法を実施することがある．

　口腔内が乾燥しているときには，口腔内を湿潤させてから行う．乾燥した付着物は，湿潤させることにより除去が容易になる．ガーゼ，綿棒，スポンジブラシでは常に清潔な面を用いて拭き取りを行う．口腔内で使用する前に清掃用具に吸水させるが，過剰な水分を口腔内に持ち込まないように軽く絞ってから使用する．

　薬効などを期待して，洗口剤をしみこませて使用することもある．

3 洗浄法

　水流や水圧を利用して口腔内を洗浄する方法である．洗浄法の実施には注射筒やウォーターピックなどの口腔洗浄器などが用いられる．重篤な口腔機能障害があり，洗口もできない場合，口腔内の清潔と爽快感の確保のために口腔内を洗浄する[2]．

　誤嚥の危険が高い人に実施されることが多いので，誤嚥防止に対する配慮を忘れてはならない．液体が口腔内後方に貯留することなく，口腔内か

表2-5　口腔清掃法

方法	具体的な方法	実施者	主な対象
洗口法（含嗽法）	液体を口腔内で動かした後、吐き出す	本人	口腔内に浮遊している汚れ
清拭法	歯や粘膜に付着した汚れを清掃用具で拭き取る	介護者	粘膜に付着した汚れ 歯に付着した汚れ （歯磨き法が不可能な場合）
洗浄法	水流を利用して口腔内を洗浄する	介護者	口腔内に浮遊している汚れ
歯磨き法	歯ブラシを使ってプラークや付着物を除去する	本人 介護者	歯に付着した汚れ

表2-6　口腔清掃法の特徴

方法	歯に付着したプラークの除去	食物残渣の除去	誤嚥の危険性
洗口法（含嗽法）	不適	適	高い
清拭法	不適	適	低い
洗浄法	不適	適	高い
歯磨き法	適	不適	低い

プラークの除去法としては歯磨き法が優れ，他の方法は効果が低い．
食物残渣の除去法としては洗口法が優れる．
洗口法と洗浄法は液体の使用量が多いため，清拭法や歯磨き法よりも誤嚥の危険性が高い．
清拭法と歯磨き法においても唾液や清掃用具に付着して持ち込まれた水分を誤嚥する可能性がある．

表2-7　洗口法の実施条件

意識がはっきりしている
唇が閉じられる
頰・舌が動かせる
水を吐き出すことができる

ら口腔外に流れ出るように体位・頭位を決める（図2-3）．吸引器を使用することが望ましい．

4　歯磨き法

　歯ブラシを用い，プラークや歯表面の付着物を機械的操作によって除去する方法である．プラークの除去効果は高い．歯ブラシや清掃補助具の種類は多く，また多様な方法が考案されている．歯間部などの清掃のために，歯間ブラシなどの補助

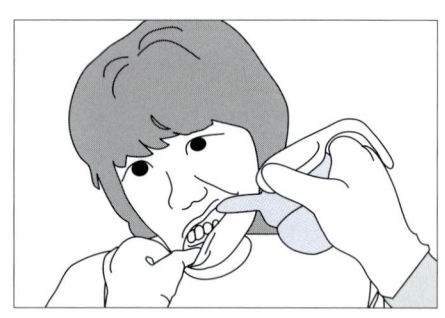

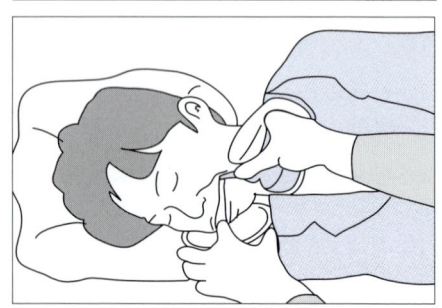

図2-3　洗浄法の実際
左右どちらかの口角から口腔外に水が流れ出るようにする．

具の使用が望ましい．歯は複雑な形態をしているために，歯ブラシのみでの清掃は限界がある．

歯磨き法で歯から除去されたプラークや付着物は，洗口法または洗浄法により口腔外に排除する．

介護者が要介護者に対して実施する場合には，口腔内で使用する前に歯ブラシを水で湿らせてから使用する．過剰な水分を歯ブラシが含まないように，タオルなどで拭くことにより水分量を調整するとよい．歯ブラシについた汚れを除くために，歯ブラシを適宜洗いながら歯磨き法を実施する．

5 口腔清掃法の選択

健康な人が行う口腔清掃は歯磨き法と洗口法の併用である．すなわち，歯ブラシや歯間清掃用具などでプラークを歯から除去し，洗口によってプラークを口腔外に排出する．

要介護状態になると，介護者がセルフケアの不備を補う．また介護者が全面的に口腔清掃を行う必要が生じやすい．要介護状態が重度になると洗口が危険または困難になりやすい．また疾患によっては口腔機能が低下して，洗口法が危険または困難になることがある．この場合は歯磨き法により歯から除去したプラークや食物残渣を口腔外に排出させるために洗浄法を用いる．また給水と吸引の機能を備えたブラシを使うことによって，安全で効率よく清掃を行うことができる．

口腔内外に過敏症状があると，口腔清掃の障害になる．このような場合には，脱感作を目的としてスポンジブラシなどで刺激を与えることがある．このときには口腔内の汚れの除去も同時に行う．すなわち，清拭法を用いることになるが，歯磨き法の実施に向かっての準備段階と考えて実施する．

重度の要介護状態になると，セルフケアが不可能になり，また口腔機能が低下することにより，口腔内が著しく不潔な状態になることがある．このような場合には歯と粘膜を，すなわち口腔全体を清掃する必要が生じる．このときには歯磨き法や清拭法を用いることになる．市販されているブラシには，粘膜および歯の清掃に同時に使用できるものがある．また状態に応じて洗口法と洗浄法を使い分ける必要がある．

口腔清掃は汚れの除去とともにその刺激が機能的ケアにもつながる．とりわけ清拭法は器質的ケアと機能的ケアの両者として用いやすい[3]．

（下山和弘）

文　献

1) 松山洋子：高齢者ケアチームのための口腔ケアプラン，22-24，厚生科学研究所，1997.
2) 日本歯科衛生士会：歯科衛生士が行う要介護者への「専門的口腔ケア」―実践ガイドライン―，16-25，日本歯科衛生士会，1999.
3) 秋本和宏，下山和弘：口腔清拭法，老年歯学 20：75-80，2005.

5 口腔清掃指導の基本

　口腔清掃指導は，口腔清掃行動を引きおこすために術者が対象者に行うものである．誰もが健康になりたい，あるいは健康な状態を維持したいと考えており，口や歯の健康のためには口腔清掃が必要であるということも理解している．平成17年度歯科疾患実態調査によれば，1日に少なくとも1度，多くの者は2度，3度と歯を磨いている（図2-4）．しかしながら歯磨きをしていることと実際に磨けていることが一致しないことは，専門家にはよく知られている事実である．また高血圧症や糖尿病などのような他の疾患と異なり，口腔の疾患は直接生命にかかわるという認識に乏しいため，その保健指導も難しい．正確な知識を伝えることもさることながら，いかに意欲を持って継続していただくようにするかが難しいところである．

　とくに高齢者になると社会とのかかわりが希薄になり，身だしなみや周囲に配慮することがあまり気にならなくなる．また，手や目が不自由になるなど，意欲はあっても行動を十分に実施できないこともある．さらに認知症になると，もともと行っていた歯磨きができなくなったり，清掃していないのにしていると言いはったりする．すなわち，高齢者になると，口腔清掃指導を困難にする理由が一般成人に比較し増加する．

　また通常，保健指導は診療室で行っているが，その場合は医療機関へくるというモチベーションがあるので指導がしやすい．訪問指導の場合は，患者に歯科的な問題があっても，本人も介護者も治療や指導を受ける気持ちのないことも多い．また本人の介護者に対する遠慮や，介護者が気づか

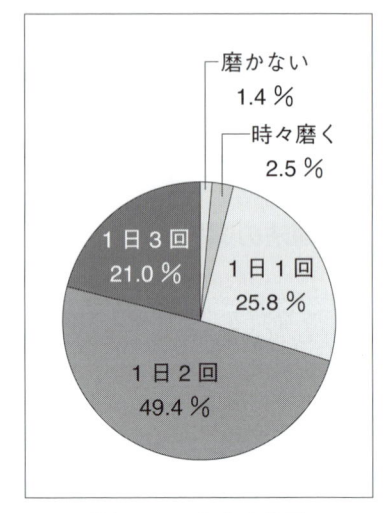

図2-4　歯磨き状況
平成17年度歯科疾患実態調査の概要
（厚生労働省による）[1]

- 磨かない 1.4％
- 時々磨く 2.5％
- 1日3回 21.0％
- 1日1回 25.8％
- 1日2回 49.4％

ないこともある．そのような場合は，術者側の意図がなかなか対象者や家族に伝わらない．

　知識の面でも，口腔の清潔とう蝕や歯周病とのかかわりはある程度理解していても，誤嚥性肺炎や糖尿病その他の疾患とのかかわりは知らない者が多い．また患者の生活は家族や介護者の努力に支えられているのだが，一般には余裕のない状況である．いかに専門的な知識・技術を持っていても，患者や介護者に受け入れてもらえなくては，指導できたことにはならない．患者や家族に大きな労力の追加を要求することなく，今までの方法を少し変更するなど相手にあわせた指導が大切である．

表2-8 個人の口腔清掃にかかわる因子

① 個人やその生活習慣にかかわること
 a. 口腔清掃をする人の情報
  年齢　性別　職業　家庭　教育
  障害や認知の程度
 b. 口腔清掃をする人の性格・信念
  性格　考え方　健康観　病識　関心
 c. 口腔清掃の習慣
  時刻　場所　時間　用具
② 口腔の状態や清掃方法にかかわること
 a. 口腔の状態
  開口度　歯列の状態
  残存歯・欠損歯の有無と位置
  修復の状態・義歯の状態
  歯肉の状態　唾液の性質・分泌量
  プラーク・歯石の付着状態
 b. 清掃用具
  歯ブラシの形態
  歯磨剤　洗口・含嗽剤
  補助用具　粘膜ブラシ・舌ブラシなど
 c. ブラッシング法
  ブラシの動かし方　歯磨きの順序
  歯磨き回数　歯磨き圧

1 口腔清掃にかかわる因子

　口腔清掃を考えるとき，それにかかわる因子はいろいろあるが，大きく分けると①個人やその生活習慣にかかわることと②口腔の状態や清掃方法にかかわることの両方を考えなくてはならない（表2-8）．

　口腔清掃指導をするにあたっては，上記の情報をできるだけ観察・入手し，相手を知ることが指導の基本であり，相手と良いコミュニケーションを取れるかどうかが指導の成否の鍵を握っている．

　口腔内は非常にプライベートな場所で，誰もが他人の手など入れて欲しくないと考えている．とくに高齢者はその思いが強く，一度いやな思いをするとなかなか関係を修復することができない．また高齢者は生活状況，身体状況，口腔状況のバリエーションが大であるから，個々にあわせての指導が一般成人以上に必要である．いつも100％を目指さなくてはならないとは考えず，次善の策でもよしとすることもやむを得ない．

2 口腔清掃の動機づけ

　本人が口腔清掃をしようと決心するには，①自分が口腔疾患に罹患している，もしくは罹患するであろうと思うこと②罹患した場合の自分の生活や健康に及ぼす影響を理解できる③口腔清掃を行えばよくなる，またはわるくならない，という認識があれば，行動に移ることができる．これらのことを納得してもらい，実際に行動し継続できるよう補助，または積極的に指導，または本人に学習してもらわなくてはならない．

　病識に関しては，高齢者は一般成人同様あるいはそれ以上に認識が乏しい．う蝕も歯周病も silent disease であるため，かなり重篤になり咀嚼障害が生じない限り気にしないことが多い．義歯に関しても，その不適合がプラークの増加や，鉤歯等に加重負担をかけるという認識は乏しい．とくに義歯清掃を本人ができなくて，義歯を装着したことのない介護者が行う場合はなおさらである．しかしながら高齢者にとって食べることはいちばんの楽しみである．「○○が食べられるように」あるいは「○○が食べられなくならないように」という具体的な目標は効果的である．

　舌の清掃に関しては，明治以来その習慣が日本になくなってしまったので，新たに習慣化するのは難しいこともある．また無歯顎の者は，もう歯がないからといって義歯の清掃のみを行い，自分の口腔内の清掃をしないこともある．

3 口腔清掃の方法

　プラークの量をう蝕や歯周病が発病しない，あるいは誤嚥性肺炎をおこさない量に保つためには，①機械的に除去する方法②化学的に阻止しようと

する方法③自浄作用を高める方法がある．①はブラッシング，フロッシング，歯間ブラシ等その他の器具によるものである．②は抗菌薬等薬剤を用いて殺菌する，またはデキストラナーゼ等酵素を応用しプラークの形成をおさえようとするものである．③は咀嚼やマッサージにより唾液の分泌をさかんにして洗浄，抗菌作用を期待するものである．①の機械的に除去する方法は最も大きなウェイトを占めているが，高齢者ではなかなか上手に自分でできない場合も多く，必要に応じて②を用いる場合もあり，③の方法も活用することが望ましい．

4　口腔清掃指導の注意点

具体的な口腔清掃指導では，それぞれ清掃により除去できない部位を知り，実際に歯ブラシ等を汚れの部分にあてて清掃を行い，清掃方法を習得し，清掃効果を認識させるのが一般的である．高齢者でも基本的には同じだが，高齢者を指導するにあたっては次の点に注意をしたい．

いろいろな経験をしてきたプライドの高い人々であるから，他の年齢層以上に否定的な指導でなく，ほめることが大切である．

1）口腔清掃をする人

口腔清掃を行うのは本人である．本人ができない場合，できない部分を介助者が行う．簡単にできないとするのではなく，用具や場所の工夫も必要である．また，本人が行っていると言っても，必ずしも十分行われているわけではない．認知症の場合は，行っているとか，ひとりでできると言っても行っていないこともあるので，見まもったり一緒に行うことも考える．

2）口腔清掃をする時刻

食べたら磨く，が原則だが，少なくとも夕食後もしくは就寝前には必ず清掃したい．ただしできないときは無理せず，とくに介護者が行う場合は，できる時間にできる範囲で行うことも考えたい．1回口腔清掃ができなかったから，それでう蝕になったり，歯周病になるわけではない．しかし不顕性誤嚥の積み重ねが原因で誤嚥性肺炎はおこるので，日頃からできるだけプラークの量は少なくしておきたい．

3）口腔清掃をする場所

必ずしも洗面所でなくてもよい．洗面台もつくりによっては車椅子が入らないために，うまくできないこともある．洗面所で立って行うのが大変であれば，手すりをつけたり，食卓で行ってから洗口にのみ洗面台を利用してもよいし，ベースンもしくは代わりとなるもの（ボールや牛乳パック等）でうがいをしてもよい．ベット上で行うのであれば，洗口水の準備も必要である．介護者が行うのであれば必要品については具体的に見せるとわかりやすい．介護者が何人も入れ替わるのであれば，清掃の手順を図示して洗面所等に貼っておくのもよい．

4）一回の口腔清掃にかける時間

健康な人であれば，多少時間がかかっても問題はない．介助が必要な人であれば，お互いの疲労を考えて準備後片付けを含め5分が目安である．毎回5分でなく，1日1回は5分かけて行うでもよい．5分でできる方法，器具を考えればよい（178頁「1．システムとしての口腔ケア」参照）．

5）口腔清掃の姿勢

本人も介助者も最も楽な姿勢，方法で行うのが長続きのコツである．できれば多少でもおこして行い，食後であればそのまま30分はおこしておくと誤嚥性肺炎の予防にもなる．

6）到達点

清掃したら気持ちよくなったことの確認をした

い．できる方には舌で歯を触れてもらい，つるっとしたことを確認してもらうとよい．できなくても「サッパリしましたね」と声をかける．

7）口腔清掃ができない場合の工夫

なぜうまくできないかの反省と，どうすればできるかの工夫は大切である．口腔清掃は継続してできなければ効果がない．多少妥協する点があっても，毎日行うことが重要である．プラークの量が発病する量以下に保てれば構わない．

（山根　瞳）

文　献

1）厚生労働省医政局歯科保健課：平成17年度歯科疾患実態調査の概要について，http://www.mhlw.go.jp/houdou/2006/06/h0602-2.html

参考文献

i）宮武光吉，末高武彦，渡邊達夫，雫石　聰 編：口腔保健学第2版，医歯薬出版，東京，2001.

6 清掃器具

1 歯の清掃用具

　歯の清掃用具は，歯面に付着するプラークなどの付着物を機械的に除去することを目的とした用具で，歯ブラシをその代表とする．通常の歯ブラシだけでは除去できない歯間部や最後臼歯の遠心面などを清掃するために歯間ブラシ，デンタルフロス，ワンタフトブラシ等を歯ブラシにくわえて用いる．従来これらは補助用具と言われていたが，決して補助的に用いるものではなく，これらを用いないとプラークを十分に除去することは難しい．
　本項目では歯磨剤や洗口剤も含め，特殊なものではなく，高齢者に一般的に用いる，また入手しやすいものについて記載した．

1) 手用歯ブラシ

　手用歯ブラシは通常「歯ブラシ」と呼ばれているもので，刷毛部を歯面にあてて，軽い圧力で左右・上下に動かしたり回転させて用いる．プラークの除去や歯肉のマッサージがその目的である．歯ブラシの各部の名称を参考にされたい（**図2-5**）[1]．
　歯ブラシの選択にあたっては，①プラークを除去しやすい，②マッサージ効果がある，③口腔内で操作しやすい，④握りやすい，⑤口腔組織を傷つけない，⑥水切れがよく清潔に保ちやすいなどを考慮する．また，主としてプラーク除去効果を期待するものと歯肉のマッサージを期待するものに分かれるため，何を目的にするかでも選択は異なる．
(1)主としてプラークの除去効果を期待するものは毛束が離れていない多毛束（**図2-6a**）で，毛丈も比較的短く，毛先を用いるブラッシング法に適する．毛先はラウンドまたはテーパードに処理されている（**図2-7**）[1]．硬さについては普通または軟らかめを用いる．とくに密植されているものは歯肉溝の清掃を目的としたバス法に適しており（**図2-6b**），この中には歯周病用として軟毛で毛丈が高く，毛先が極細加工されているものもある（**図2-8**）．密植されているものは水切れが悪く乾燥しにくいので，保管に注意が必要である．
(2)歯肉のマッサージ効果を期待するものは毛束が2～3列で6～27束くらいにできており（**図2-6c**）疎毛束という．比較的硬毛で，毛丈も長めで毛束の脇腹を使うローリング法などに用いる．水切れもよく乾燥しやすいので，保管は容易である．
(3)成人用はヘッドの長さが2.5cm前後で，刷毛面は平坦なものが主だが，最近はヘッドが小さめで，厚さも薄いものが好まれる（**図2-9**）．しかし高齢者にとってこれが使いやすいとは限らない．ヘッドが小さいと細かなところまでブラシが到達しやすい反面，安定してあてることが難しい．
(4)ヘッドと把柄は平行または直線をなすものが基本型である．把柄の太さも持ち心地に関係し，握力がなくなると少し太めのものが持ちやすい．
(5)口腔組織を傷つけないためには，毛の材質，毛先の形態，毛の硬さが関係する．最近は均一なナイロン毛で，毛先はラウンドもしくはテーパードに処理されている．外装に表示されている硬さの表示（**表2-9**）は家庭用品質表示に基づくもので，刷毛の長さを7.0mmに切りそろえて測定したものである．実際の毛の長さは

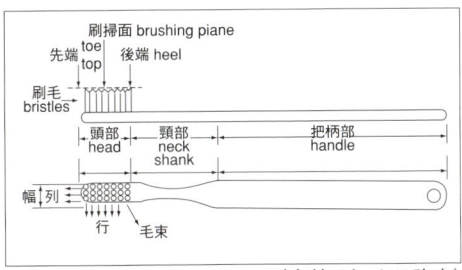

図2-5　歯ブラシ各部の名称（文献1）より改変）

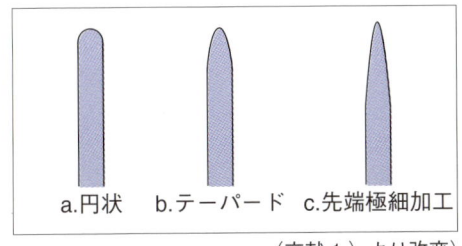

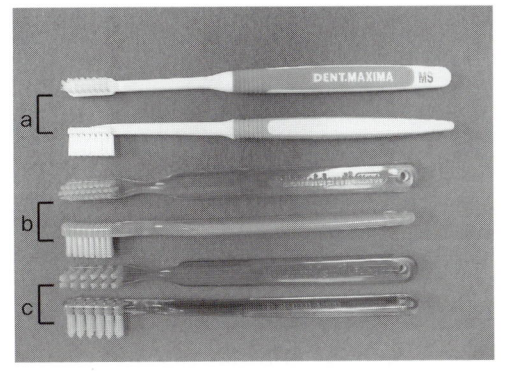

図2-6　a．プラークの除去効果を期待するもの　b．歯肉溝の清掃に用いるもの　c．歯肉のマッサージ効果を期待するもの

図2-7　歯ブラシの毛先の形態（文献1）より改変）

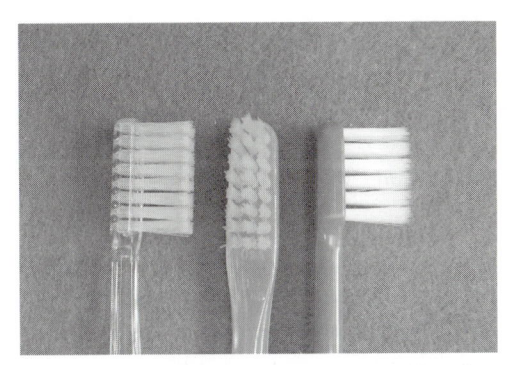

a.円状　b.テーパード　c.先端極細加工

図2-8　多毛束の歯ブラシで右側は歯周病用に先端が極細加工されている

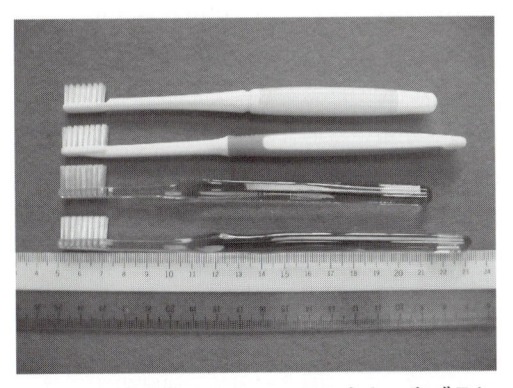

図2-9　最近好まれるヘッドの小さい歯ブラシ

表2-9　歯ブラシの刷毛部の硬さの表示

かたさの表示	測定値
かため	8.0kg/cm以上
ふつう	5.5〜8.0kg/cm未満
やわらかめ	5.5kg/cm未満

これより長いものが多く，使用した際の感触は表示より少し軟らかめになる．本体の表示もしくは歯科医院用の表示（S，M，Hなど）で選択したい．
(6)水切れは植毛状態と毛の材質による．密植されたもの，天然毛は水切れの悪いものもある．密植されたものを用いるときは，2本を交代で使うとよい．
　使用対象者により口腔の大きさや手の大きさが異なるため，小児用，ジュニア用，成人用などがあるが，使用目的からは歯周病用，矯正用などがある．最近は高齢者用として少しヘッドが大きなものも発売されている（図2-10）．これはヘッドが幅広くできているので孤立歯や喪失歯があっても短時間で磨きやすく，また少し太くて丸いハンドルは多少握力が弱くなってもしっかり握ることができる．毛先は歯周ポケッ

6　清掃器具　49

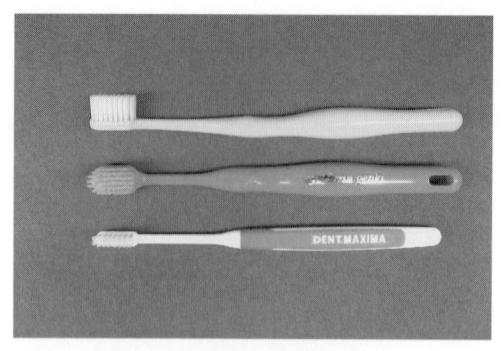

図2-10 老年者用の歯ブラシ
下段の成人用に比較して、ヘッドが大きく、把柄も太い。

トに入りやすいよう極細のテーパードに仕上げられている。

介護用として、刷毛部が多少軟らかいものが販売されているが、どうしてもそれでなくてはできないというものではない。歯肉や歯の状態にもよるが、刷毛部が普通から少し軟らかめで、把柄の長いものが介護用としては使いやすい。いずれにしても、歯科衛生士もしくは歯科医師に相談するとよい。

2）電動歯ブラシ（音波・超音波歯ブラシを含む）

電動歯ブラシ（図2-11）は把柄部にモーターや電池が内蔵され、スイッチ操作により作働するようになっている。歯や歯肉にあてるだけで歯面清掃や歯肉マッサージができるため、効率よく歯磨きを行うことができる。したがって①手の動きの不自由な人、②手用歯ブラシによる清掃が上手にできない人（子どもや高齢者、不器用な人、面倒くさがりやの人を含む）、③矯正装置装着者などには当初から推奨されていたが、最近ではごく一般の方も用いている。また介護者の負担軽減にも役立つと考える。

電動歯ブラシは、スイッチさえ入れれば動いてくれるため、これを用いさえすれば誰でも歯が磨けると考えられがちであるが、適切な位置に保持しなければ、決して磨けることにはならない。現在ではいろいろな機種が販売されているが、ギアモーターでブラシを前後あるいは反復回転運動をする従来の電動歯ブラシ（図2-11b）と、音波・超音波の超高速振動を利用したもの（図2-11a）に大きく分けられる。

ギアモーターによるものは機械的な運動をモーターで行うだけであるが、音波を利用したものは細菌の付着因子である線毛を破壊したり、超音波を利用したものは基質のグルカンまで破壊するという。その分清掃性は高いが、ヘッドが大きく、把柄が太く、重量もある。また音波歯ブラシは振動が持ち手はもちろん頰や口蓋にまで伝わり不愉快なこと、振動刺激により唾液が過剰に分泌されるなど使い勝手の悪い部分もある。高齢者の場合は、継続して使用している場合はよいが、新たに使い始めるのは難しい。また超音波歯ブラシは160万Hzのペースメーカー使用者は使用できないので、ペースメーカーや除細動器使用者は医師に使用中の機器の確認が必要である。

介護者が用いる場合は、重さ、持ち手の太さ、振動、コストを考えて選択する。なお電源は充電式と乾電池によるものがある（表2-10）。

3）歯間ブラシ

歯間部プラークは歯ブラシのみでは半分程度しか除去できない（図2-12）[2]。通常の歯ブラシでは清掃できない歯間部の清掃には歯間ブラシ、デンタルフロス、ワンタフトブラシを用いる。とくに歯間ブラシは歯面や歯根面の陥凹も可能で（図2-13）、乳頭歯肉に退縮のみられる高齢者では有効である。露出した根分岐部やブリッジの基底面にも用いる。しかしデンタルフロスのように接触点部の清掃はできない。ブラシの部分の形態はシリンダー型またはテイパー型が多く（図2-14）、ブラシの大きさや硬さもさまざまである。歯間空隙の大きさにあわせて選択する。また持ち手も小さな把持部から長いホルダーまで、さらにホルダ

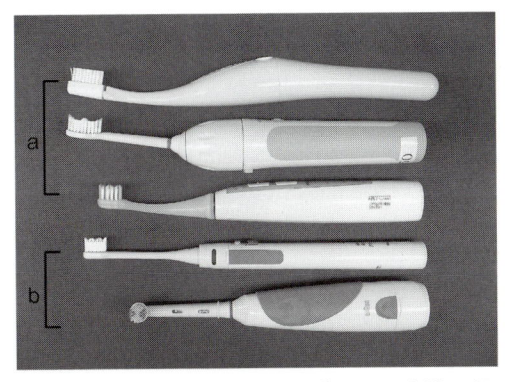

図2-11 いろいろな電動歯ブラシ,音波・超音波歯ブラシ

ーに角度のついたものまで多種にわたる（図2-15）．臼歯部には図2-14右2本，図2-15下段2本のように，角度のついたものが使いやすい．インプラント装着者にはインプラント体が摩耗しないよう，スチール部がプラスチックコーティングされたものもある（図2-16）．なおインプラント体の清掃には歯ブラシもヘッドが小ぶりでやや軟毛のものを用いる．ワンタフトブラシも便利である．

高齢者の場合は，細かなテクニックを必要としないので，歯間ブラシは次に述べるデンタルフロ

表2-10 いろいろな電動・音波・超音波歯ブラシ

商品名	発売／製造元	動力	振動数		ヘッドの動き
システマ超音波歯ブラシ	ライオン歯科材	超音波		1.6MHz	振動
ウルティマ超音波歯ブラシ	東レアイリーブ／朝日医理科	超音波		1.6MHz	振動
ソニッケア エリート	フィリップス	音波		31,000	振動
プリニア スリム	ジーシー	音波		31,000	振動
ドルツ EW-1038	ナショナル	音波		31,000	振動
ドルツ EW-1162,1163	ナショナル	音波	26,000	24,000	振動
デンタプライド	ブラウン オーラルB	電動	40,000	8,800	3D振動 反転
プラックコントロール	ブラウン オーラルB	電動		8,800	反転
ガム 電動歯ブラシ	サンスター	電動		2,500	反転
シュシュマイクロピラート	オムロン	音波		20,000	微振動

(続き)

商品名	寸法（幅×奥行×高さ）	本体の重さ（g）	電源	購入できる場所
システマ超音波歯ブラシ	29×27×244	98	充電式	歯科医院・歯科材料店
ウルティマ超音波歯ブラシ	24×23×223	82	充電式	電気店
ソニッケア エリート	φ35×247	136	充電式	電気店
プリニア スリム	φ25〜29×165	125	充電式	歯科医院・歯科材料店
ドルツ EW-1038	φ24〜29×163	120	充電式	電気店
ドルツ EW-1162,1163	φ17.5×181	45	充電式	電気店
デンタプライド	φ45×203	181	充電式	電気店
プラックコントロール	φ35×209	ブラシ共で 135	電池式	電気店
ガム 電動歯ブラシ	30×31×215	95	電池式	電気店
シュシュマイクロピラート	φ24×224	電池含んで 61	電池式	電気店

6 清掃器具

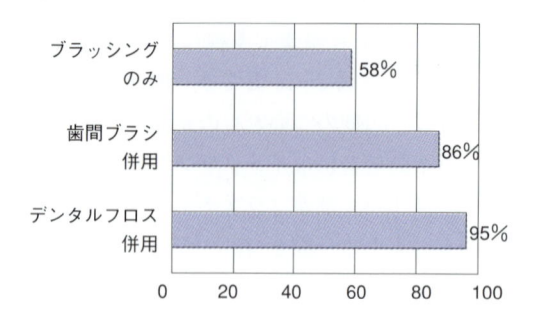

図2-12 歯間清掃用具を用いたときのプラーク除去率[2]

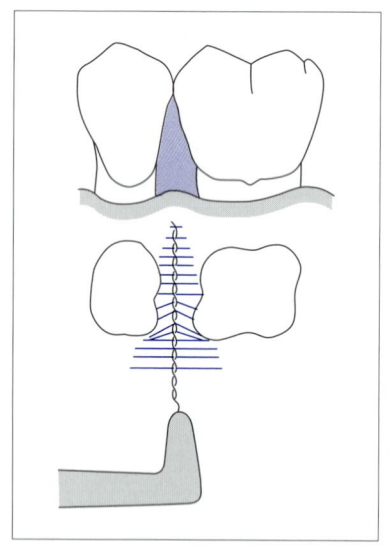

図2-13 歯間ブラシの到達する部位
デンタルフロスと異なり，根面の陥凹部にも到達できる

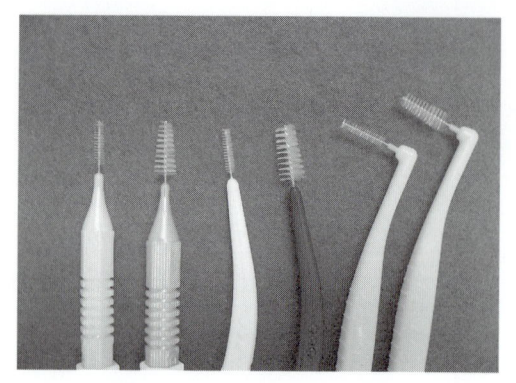

図2-14 歯間ブラシの形態
細いものはシリンダー型，太くなるとテイパー型が多い

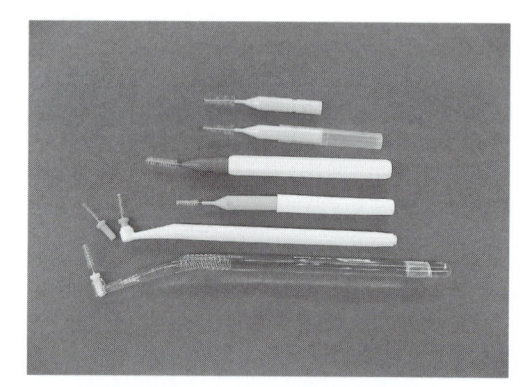

図2-15 ホルダー付きの歯間ブラシ

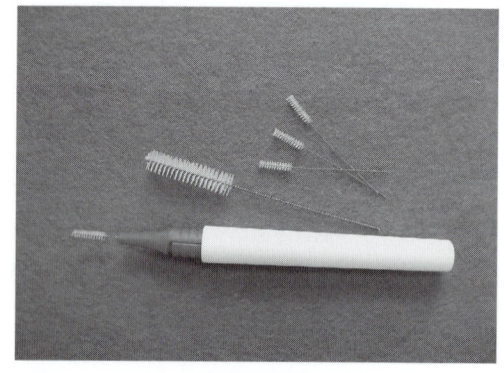

図2-16 スチール部がプラスチックコーティングされた歯間ブラシ

スより親しみやすい．

4）デンタルフロス

緊密なコンタクトを持つ隣接面や歯肉溝内のプラークの除去にデンタルフロスは欠くことができない．

通常フロスは糸巻きに巻かれた状態でパッキングされているが，使いやすいようにホルダーやホルダー付きで使い捨てのもの（糸楊子）もある（図2-17）．高齢者の場合は手先の巧緻性が衰えていることも多いので，初めて使うのであれば，ホルダー付きのものを勧める．また糸自体が太くて軟らかいものや幅の広いテープ状のもの（図2-18）は，ブリッジのポンティックの下面や，歯

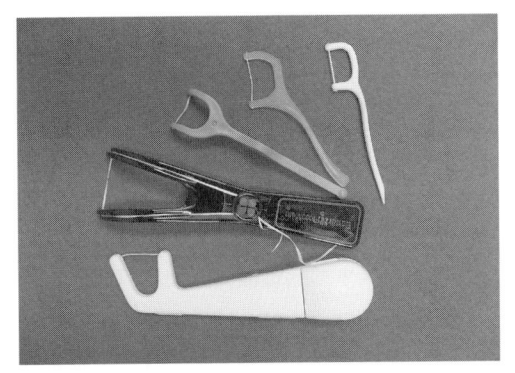

図2-17　フロスホルダーとホルダー付きフロス

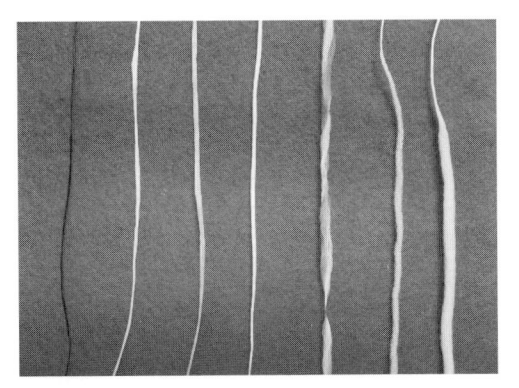

図2-18　いろいろな太さのデンタルフロス
　　　　右の2本は両端が細く硬くなっている（上部に見える）糸通しつきのものである

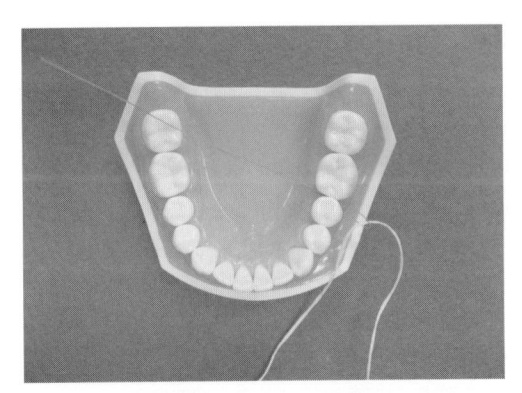

図2-19　フロススレッダーは歯間部に糸通しのように挿入できる

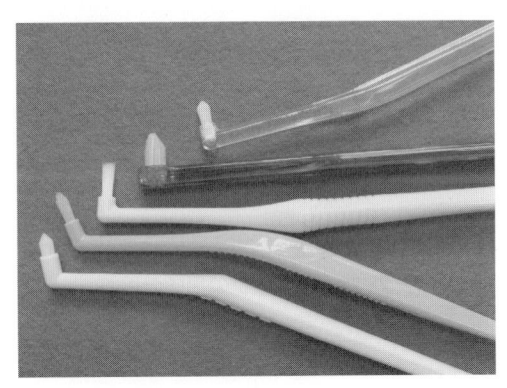

図2-20　いろいろなワンタフトブラシ

根の露出の著しい場合には，効率よく清掃できる．ポンティックの下面の清掃には，細く硬い通し糸のついた極太のブラシ様フロス（スーパーフロス®など）やフロススレッダー（糸通し）があると便利である（図2-19）．

5）ワンタフトブラシ

歯ブラシの毛束が小さく，1束あるいは数束でできている（図2-20）．ふつうの歯ブラシの毛先が届きにくい歯頸部や歯列不正の部分，最後臼歯の遠心面，ブリッジのポンティック，歯間空隙が広い部分に適応する．とくにブラシの先端がコーン状のものは，歯間部の清掃に適している．毛束の硬さもいろいろ発売されている．

6）歯ブラシの把柄の調整法

グリップエクスパンダー®など（図2-21）は，脳血管障害等で手に麻痺のある方や手や指の機能が衰えて歯ブラシをしっかり把持できない方に用いると便利である．太くソフトな把柄で，これに歯ブラシをさして用いる．特に市販されているものでなくても，ある程度太く軽いものであれば何でもよい．スポンジやタオルを巻いたものでも構わない．腕のあがらない方に対しては太さだけでなく長さを伸ばして用いる．

7）歯磨剤

歯磨剤は歯ブラシの清掃補助剤としての機能が基本であるが，近年口腔疾患の予防や保健にかか

わる製剤としての働きも重視されるようになった．歯磨剤はいくつかの法律で規制されているが，薬事法からは，歯みがき類（化粧品の歯磨剤）と薬用歯みがき類（医薬部外品の歯磨剤）に分けられている（**表2-11**）．前者は基本成分（研磨剤，湿潤剤，発泡剤，粘結剤，香味剤，着色剤，保存料）のみで形成されるもので，「プラークを除去する」「歯を白くする」などの効能を広告することができる．後者は「歯周炎の予防」，「むし歯の発生および進行の予防」など抗炎症剤やフッ化物などを配合し，その薬効成分による効果を広告することができる（**表2-12**）．日本の薬事法に適合しないと歯みがき類（化粧品）の表示になる．剤型からはペースト，粘性液体，液体，潤性粉体，粉体があり，歯ブラシにつけて用いるが，現在はチューブ入りのペースト状もしくはジェル状（液状，粘性液体）が多い．

歯磨きは毎日行うものであり，歯磨剤も毎日使う方が多い．歯磨剤だけが原因ではないが，誤った磨き方や，強すぎる歯磨き圧がくわわると，障害のでることもある．すなわち，歯の摩耗，歯肉の退縮や擦過傷，などである．高齢者は歯根が露出していたり，楔状欠損があることが多いが，そのような場合は歯磨剤を用いないか，用いるなら研磨剤が入っていないか低研磨性のものを用いたい（**表2-13**）．モータードライブ式の電動歯ブラシ

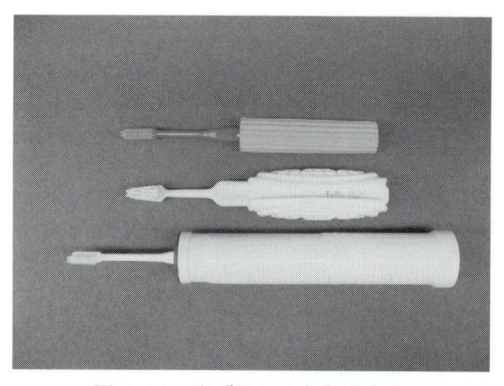

図2-21 歯ブラシの把柄の調整

表2-11 化粧品の歯磨剤と医薬部外品の歯磨剤

歯みがき（化粧品*の歯磨剤）の表示	薬用歯みがき（医薬部外品**の歯磨剤）の表示
プラークを除去する	プラークの沈着の予防および除去
歯石の沈着を防ぐ	歯石の沈着を防ぐ
むし歯を防ぐ	むし歯を防ぐ，またはむし歯の発生・進行の予防
口臭を防ぐ	口臭の防止
歯のヤニをとる	タバコのヤニの除去
歯を白くする	
口中を浄化する	
	歯肉炎の予防
	歯周炎の予防
	出血を防ぐ
	歯がしみるのを防ぐ

* 人体を清潔にし，美化し，皮膚・毛髪などを健やかに保つことを目的としたもので効能・効果は表現できない．原料の種類・規格・配合量などの審査・許可が必要
** 日本の薬事法で医薬品と化粧品の中間に位置するもので，穏やかな薬理作用が認められる成分が配合されており，有効成分や効果を表示できる．上記事項の他，効能効果，用法，用量，規格および試験法の承認が必要

表2-12 歯磨剤の薬効成分とその作用

薬理作用	薬効成分
歯質の強化 　耐酸性の向上・再石灰化・ 　細菌の代謝阻害	フッ化ナトリウム（NaF） モノフルオロリン酸ナトリウム（MFP） フッ化第一スズ（SnF$_2$）
プラーク分解・形成抑制	デキストラナーゼ
殺菌作用	塩化セチルピリジニウム（CPC） 塩化ベンゼトニウム（BTC） グルコン酸クロルヘキシジン（CHX） トリクロサン（TC） イソプロピルメチルフェノール（IPMP） ラウリルサルコシン酸（Na（LSS））
歯周病の予防 　抗炎症・止血・抗プラスミン作用 　抗炎症・止血・抗プラスミン作用 　抗炎症・抗アレルギー作用 　抗炎症・抗アレルギー作用 　収斂・浮腫抑制 　収斂・浮腫抑制 　末梢血液循環促進	トラネキサム酸 ε-アミノカプロン酸（ε-ACA） グリチルリチン酸 アラントイン 塩化ナトリウム ヒノキチオール トコフェロール
知覚過敏の緩和 　象牙細管の開口部の閉鎖する 　刺激の伝導を防ぐ	乳酸アルミニウム 硝酸カリウム

を用いるときも同様である．電動歯ブラシ用の歯磨剤も発売されている．どうしてもステイン（着色）が気になる場合は歯科医院で定期的に除去してもらうのが一番だが，できなければ週に1度くらいステイン除去作用のある歯磨剤（ブリリアント：ライオン歯科材，コンクールジェル：ウェルテックなど）を手用歯ブラシで用いてもよい．ただし歯根の露出している高齢者では，摩耗するので毎回用いないように注意を怠ってはいけない．

他に象牙質知覚過敏症に対応したものもある（表2-14）．

8）デンタルリンス・液体歯みがき

適量を口に含みブラッシングをする，または適量を口に含みはき出した後にブラッシングをする液体を液体歯みがき（表2-15）という．ペースト状の歯磨剤と異なり研磨剤を含まず，発砲剤も入っていないか少量である．過度に発泡しないの

表2-13 研磨剤無配合・低研磨性の歯磨剤

	商品名	発売元	薬効成分	その他
研磨剤無配合	チェックアップ ジェル	ライオン歯科材	NaF	
	チェックアップ フォーム	ライオン歯科材	NaF	泡状
	コンクール ジェルコートF	ウェルテック	NaF CHX β-グリチルリチン酸	
	スタンガード	白水貿易	SnF₂	発泡剤無配合
	P・クリーン クリスタルジェル オレンジ	モリタ	MFP CHX IPMP	
	メルサージュ クリアジェル	松風	NaF CPC IPMP β-グリチルリチン酸	発泡剤無配合
	オラリンス	昭和薬品化工	NaF CPC IPMP グリチルリチン酸ジカリウム	泡状
低研磨性	プロスペック歯磨きペースト	ジーシー	NaF グリチルリチン酸ジカリウム	低発泡性 低香味
	システマ ペースト	ライオン歯科材	NaF IPMP TC ε-ACA	低発泡性
	チェックアップ スタンダード	ライオン歯科材	NaF	低発泡性
	ジェルティン	白水貿易	SnF₂	発泡剤無配合
	P・クリーン クリスタルジェル スペアミント	モリタ	MFP CHX IPMP	
	音波＆電動歯ブラシ用歯磨きペースト	ジーシー	NaF グリチルリチン酸ジカリウム CHX	低発泡性 低香味
	ルシェロ ペースト	ジーシー	NaF グリチルリチン酸ジカリウム CHX	低発泡性

（薬効成分の略号については表2-12を参照）
※SnF₂は0.4％で用いるが，初期う蝕や脱灰があると着色することがあり，また浸透性が高いので歯髄刺激のおそれがある
※知覚過敏のある者は多少浸透が悪くてもNaFを添加したものを用いるか，知覚過敏用の液体歯みがきなどを用いるとよい

で，吸引もしやすく介護者が行う場合は使いやすい．歯ブラシや電動歯ブラシ，歯間ブラシを使うときに用いてもよい．液体歯みがきは歯磨剤の一種であり，後に述べる洗口剤との違いはそれをつけて歯を磨くのを目的とするか，口に含んですすぐかの違いである．

2 粘膜の清掃用具

1）スポンジブラシ

トゥースエッテ®，ペプコ・デンタスワブ®など口腔粘膜清掃のための使い捨てのスポンジブラシは，無歯顎者または介助が必要で歯ブラシの使えない方に便利である．指サックのようにして用い

表 2-14　知覚過敏用歯磨剤

商品名	発売元	薬効成分	その他の薬効成分，他
薬用コートアセス	佐藤製薬	硝酸カリウム	MFP　アルジオキサ
シュミテクト　プロエナメル	アース製薬	硝酸カリウム	NaF
シュミテクト　トータルケア	アース製薬	硝酸カリウム	NaF　グリチルリチン酸モノアンモニウム
薬用シュミテクト	アース製薬	硝酸カリウム	NaF
システマ　センシティブ	ライオン歯科材	硝酸カリウム 乳酸アルミニウム	低研磨性・低発泡性
ガム　デンタルペースト　センシティブ	サンスター	硝酸カリウム	CHX　NaF
ガム　デンタルジェル　センシティブ	サンスター	硝酸カリウム	CHX　NaF　研磨剤無配合

※硝酸カリウム…刺激の伝導を防ぐ
　乳酸アルミニウム…象牙細管の開口部を閉鎖する

るものもある（図2-22）．

2）粘膜ブラシ

柄の全周に軟毛が植毛されているくるリーナブラシ®は口腔前庭の粘膜歯肉移行部，口蓋，舌の清掃に用いやすい．口呼吸や経鼻経管栄養で口腔乾燥のある場合はブラシの形をフィットする形に変形させると，咽頭部や口蓋，舌の清掃がしやすい．舌，口蓋，顎堤，頬粘膜の清掃に歯ブラシ型のものもあり，軟毛でヘッドが幅広くできている（図2-23）．

3）舌ブラシ

舌表面に付着した舌苔は口臭や誤嚥性肺炎の原因になるため，除去することが求められる．舌の清掃は日本でも明治時代までは行われていたが，その後一般の習慣からはなくなった．しかし看護の世界ではずっと行われており，前述の理由でまたさかんになってきた．舌ブラシには，ブラッシングを主体とするもの（図2-24）とスクレーピングを主体とするもの（図2-25）がある．いずれも舌を少し湿らせて，奥から舌尖へ向かって行う．舌清掃用のジェルも市販されているが，何もつけないか，洗口剤を用いた後清掃するのでもよい．

4）含嗽・洗口剤

含嗽剤は消毒・消炎・収斂・止血などの目的で，うがいをして口腔や咽頭をすすぐ外用薬であり，洗口剤は粘液を溶解したり口臭を除去するなど口腔を清潔にし清涼感を持たせるために用いる外用薬である．これらはその使用目的が似ていることから，最近では両者をあわせて含嗽・洗口剤とすることもある．多くは抗炎症薬や殺菌消毒薬を含み（表2-16），散剤を希釈したり，液状のものを希釈したり，そのままで用いるが，散剤より液状のものが用いやすい．粘膜に適用するものであるため，毒性が低く刺激性の少ないものが用いられるが，誤嚥の危険もあるため，注意して用いたい．

表2-15 デンタルリンス（液体・液状歯みがき）

商品名	発売元	薬効成分
クリニカ　デンタルリンス 長時間ピュアコート	ライオン歯科材	CPC，Na（LSS）
サムフレンド　薬用デンタルリンス	サンデンタル	アズレンスルホン酸Na
薬用デントヘルス　リキッドケア	ライオン歯科材	IPMP，Na（LSS），ε-ACA
クリニカ　デンタルリンスクイックケア	ライオン歯科材	CPC，デキストラナーゼ
デンターシステマ　デンタルリンス （ノンアルコールも有）	ライオン歯科材	IPMP
薬用GUM　デンタルリンス （ノンアルコールも有）	サンスター	酢酸トコフェロール，CPC，TC
クリアクリーンデンタルリンス	花王	BTC
サンスター　Do薬用仕上げリンス ノンアルコール	サンスター	BTC
バトラー　デンタルリキッドジェル	バトラー	CPC，NaF
薬用ハピカ	森下仁丹	TC

※デンタルリンス（液体・液状歯みがき）はそれをつけて歯を磨くものである。
（薬効成分の略号については表2-12を参照）

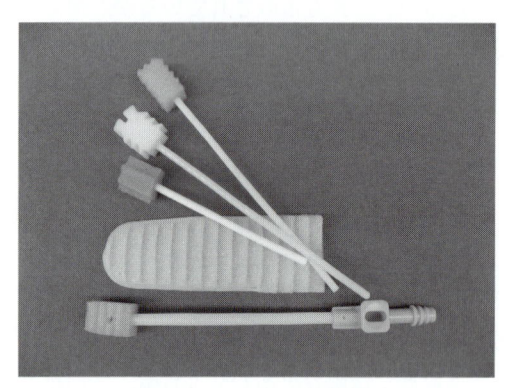

図2-22　スポンジブラシ

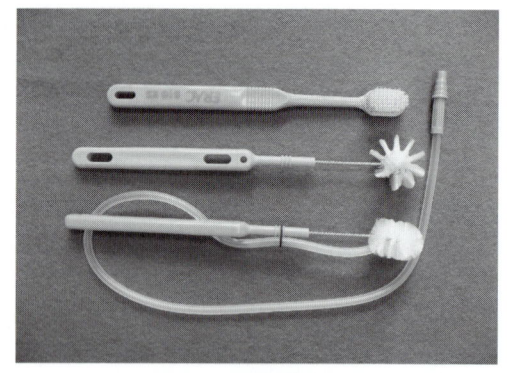

図2-23　粘膜ブラシ

機械的清掃の補助にはなるが，成分として含まれる塩化セチルピリジウム（CPC）などの殺菌消毒剤は配合濃度が低いので，効果を過信してはいけない．エタノールの含まれるものは，刺激が強すぎるので高齢者には向かないし，使いすぎると薬効がないだけでなく，口腔が乾燥し，かえって口臭の原因になることもある．

（山根　瞳）

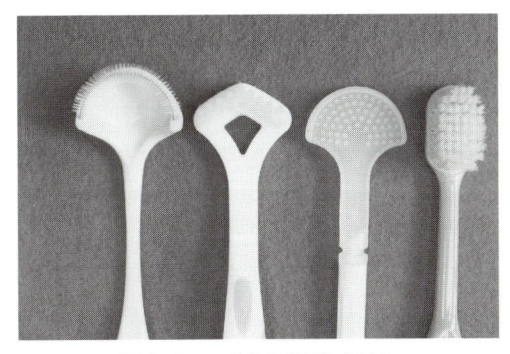

図2-24　ブラシ型舌ブラシ

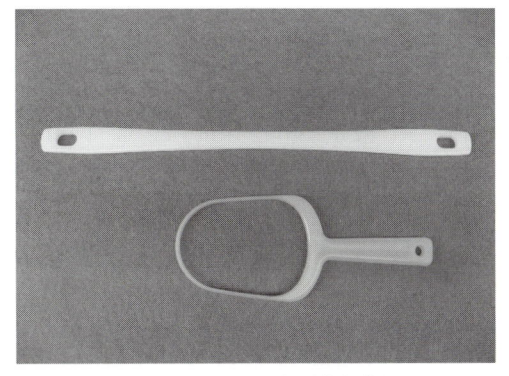

図2-25　スクレパー型舌ブラシ

表2-16　含嗽・洗口剤とその薬効成分

	商品名	製造/発売	薬効成分
含嗽剤（ガーグル）	ネオステリングリーン	日本歯科薬品	塩化ベンゼトニウム
	イソジンガーグル	明治製薬	ポビドンヨード　70mg／1ml
	カズミランG錠	辰巳	アズレンスルホン酸ナトリウム　2mg／錠
	アズノールうがい液4%	日本新薬	アズレンスルホン酸ナトリウム 40mg／1ml
	アズノールガーグル	日本新薬	アズレンスルホン酸ナトリウム 2mg／1包
含嗽・洗口剤	ガム　メディカルガーグル（口と喉）	サンスター	CPC・グリチルリチン酸ジカリウム・l-メントール・チョウジ油
医薬部外品の洗口剤（マウスウォッシュ）	コンクールF　薬用マウスウォッシュ	ウェルテック	CHX・グリチルリチン酸モノアンモニウム
	ガム　CHX洗口液	サンスター	CHX
	薬用モンダミンデンタルマニキュア	アース製薬	CPC
	トゥースプロウォッシュ	ビーム	グリチルリチン酸ジカリウム
	リステリン	ファイザー	シネオール・チモール・サリチル酸メチル・l-メントール
	ピュオーラ	花王	BTC
	薬用リーチ　洗口液	ジョンソン＆ジョンソン	CPC　CHX（ノンアルコールもあり）

※含嗽剤は医薬品，洗口剤は医薬部外品または化粧品に分類される．
　（薬効成分の略号については表2-12参照）

6　清掃器具

文　献

1) 大谷広明 監修：新歯ブラシ事典 第2版, 34, 学建書院, 2001.
2) 山本　昇, 長谷川紘司, 末田　武 他, Interdental Brush と Dental floss の清掃効果について, 日歯周誌 17：258-264, 1975.

参考文献

i) 宮武光吉, 末高武彦, 渡邊達夫, 雫石　聰 編：口腔保健学　第2版, 医歯薬出版, 東京, 2001.
ii) 松田裕子, 近藤いさを, 波多江道子 編：歯ブラシ事典―使い方から介護用品までなんでもわかる―, 学建書院, 東京, 2007.
iii) 日本歯磨工業会 編：歯磨剤の科学　第4版, 日本歯磨工業会, 東京, 2003.
iv) 山根　瞳：電動歯ブラシとその使い方, 老年歯学 17：184-189, 2002.
v) 山根　瞳：歯間部清掃の目的とその方法, 老年歯学 16：271-276, 2001.
vi) 下山和弘, 秋本和弘：舌清掃の目的とその方法, 老年歯学 15：305-308.

3　義歯の清掃用具

義歯の清掃法には、義歯用ブラシや超音波洗浄器による機械的清掃法と義歯洗浄剤による化学的清掃法がある。ここでは義歯用ブラシと義歯洗浄剤について紹介する。

1) 義歯用ブラシ

義歯用ブラシは、義歯の機械的清掃に用いるために開発されたブラシである。

義歯用ブラシは複雑な形態を持つ義歯の清掃が適切に行えるように、刷毛部の形状や硬さに工夫が施されている。刷毛部は一般には軟毛と硬毛を組み合わせたもの（図2-26）が多く、軟毛はその形状から広い面（研磨面）の清掃に適し、硬毛はその形状から複雑な形態を有する部位（凹面となっている粘膜面など）の清掃に適する。また義歯のクラスプ、アタッチメントなどの複雑な形態をした部位の清掃に適したブラシが市販されている（図2-27）。

また、手指の運動障害を有する人のために吸盤を有するブラシ（図2-28）や把持部の形状に改良をくわえたブラシ（図2-29）がある。

義歯の清掃は歯ブラシでも可能であるが、刷毛部が義歯用になっていないために、義歯のすべての部位を適切に清掃するのは困難である。ブラシの耐久性と清潔さの観点から義歯を磨くブラシと口腔内に用いるブラシとは別に、専用のものを用意すべきである。

2) 義歯洗浄剤

義歯洗浄剤は、義歯の汚れやデンチャープラークを化学的に清掃する化学製剤である。機械的清掃による除去が困難な義歯に付着した色素や微生物を除去する。

義歯洗浄剤はその有効成分により過酸化物系、次亜塩素酸系＝アルカリ系、酸系、消毒薬系、酵素系、生薬系、光触媒系に分類することができる。有効成分により義歯の汚れを除去する効果に相違がある（表2-17）[1]。酵素系では、食物残渣除去のためにプロテアーゼ、アミラーゼ、リパーゼなどが、デンチャープラーク除去のためにデキストラナーゼ、ムタナーゼなどが、デンチャープラーク中の真菌除去のためにプロテアーゼ、グルカナーゼなどが配合されているものが多い。生薬系ではプロポリスやフラボノイドが配合されている。光触媒系では二酸化チタン光触媒により義歯を清掃する。

義歯に用いられる材質としては、アクリリックレジンと金属が従来よく使用されてきたが、シリコーン系材料やポリアミドなどを用いることもある。義歯洗浄剤はそれぞれ長所、短所があり、義歯の材質に適した選択がなされるべきである（表2-18）[1]。

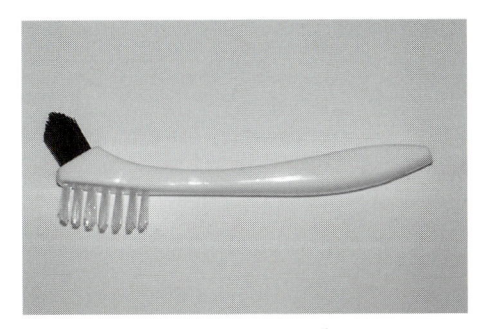

図 2-26　一般的な義歯用ブラシの一例
大きく軟らかい毛束は人工歯や義歯床の比較的平らな面を，小さく硬い毛束はクラスプや義歯の内面などを清掃するのに用いる

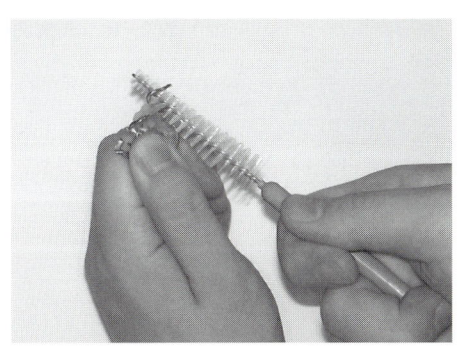

図 2-27　クラスプ用ブラシ
クラスプなどは小さく複雑な形態のために清掃が困難となりやすい．クラスプの内面は特に清掃が困難な部位である．クラスプなどは専用のブラシを用いるとよい

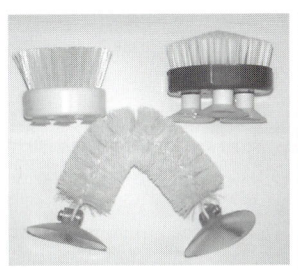

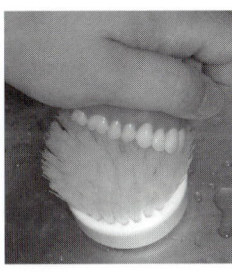

図 2-28　各種の自助（吸盤付き）ブラシ
吸盤を洗面台などに吸着させ義歯や食器などの清掃に用いる

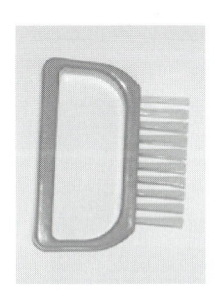

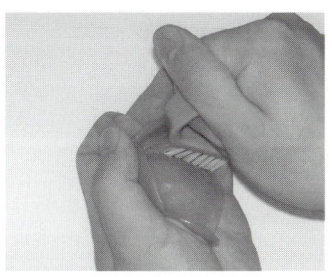

図 2-29　持ちやすい把持部となっている義歯用ブラシ
麻痺がある場合にも持ちやすいように把持部の形態に工夫がなされている

表 2-17　義歯洗浄剤のタイプ別洗浄効果[1]

	殺菌作用	バイオフィルム除去能	除石作用	消臭作用
次亜鉛素酸	◎	△	—	—
過酸化物	○	○	—	◎*
過酸化物＋酵素	○	○	—	◎*
酵素	△	×	—	△
銀系無機抗菌剤	◎	◎	—	—
酸	○	◎	◎	×
生薬	×	×	—	○*

◎ 非常に強い　○ 強い　△ 普通　× 弱い　— データなし
*フラボノイドを添加した商品で期待できる

表2-18 義歯洗浄剤の床用材料に及ぼす影響[1]

	軟質義歯材料			金属	レジン
	シリコーン系	アクリル系	ティッシュコンディショナー		
次亜塩素酸	△	△	×	△	△
過酸化物	○	△	×	○	◎
過酸化物＋酵素	○	△	△	○	◎
酵素	△	○	△	◎	◎
銀系無機抗菌剤	◎	◎	○	△	◎
酸	◎	◎	△	×	◎
生薬	◎	◎	◎	◎	◎

◎ 適している　○ 使用可　△ 使用できない製品もある　× 使用できない製品が多い

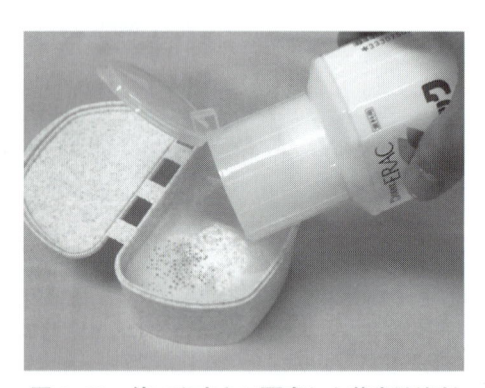

図2-30 使いやすさに配慮した義歯洗浄剤

高齢者に義歯洗浄剤を推奨するときには，使用の容易さにも配慮が必要である．義歯洗浄剤の形状には錠剤，顆粒状，液状がある．義歯洗浄剤の包装も1回分ずつ包装されたもの，ワンタッチで使用できるものなどがある．上肢や指先が不自由な場合では，包装から錠剤を出すことが困難な場合があるので，ワンタッチで使用できるもの（DENT. ERAC 義歯洗浄剤）などを利用するとよい（図2-30）．

（下山和弘，秋本和宏）

文　献
1）浜田泰三，二川浩樹，夕田貞行：義歯の洗浄―デンチャープラーク・フリーの最前線，105，デンタルダイヤモンド，東京，2002.

4 給水機能や吸引機能を持ったブラシ（図2-31〜35）

口腔ケアは，対象者の持つ複雑な条件を加味しながら「安全」で「確実」なケアを提供しなければならない．そのために各種の口腔ケア用品の開発が行われている．とくに全介助による口腔ケアには専用の器具は必要で，そのために開発されたのが給水機能や吸引機能を付加した器具である．

1）定義

給水機能や吸引機能を持つブラシ（以下，給水吸引ブラシ）を以下のように定義する．

「介助による口腔ケアに用いる口腔清掃・口腔ケア用具．3大機能として①給水機能，②吸引機能，③ブラシ機能を有する．」

上記3機能のうち②③は必須，①は場合によっては省略されている製品もある．

2）対象者

給水吸引ブラシは口腔ケアに介助が必要なものすべてに応用が可能である．特に洗面所への移動が困難な要介護者や入院患者，含嗽が困難等の重度の摂食嚥下機能障害を有する患者や意識障害の状態にある対象者に有効である．また，無歯顎であっても，機能的口腔ケアの一環として使用することが可能である．誤嚥性肺炎予防の面からも要支援・要介護者すべてを対象とすると考えることもできる．

3）機能

道具の面からみると，歯ブラシを代表とするこれまでの口腔清掃用具はセルフケア用具であり，自らが自力で使用するものであった．しかし，介助によるケアが必要な対象者のニーズが増加するにつれ，道具の面からも新しい考えが必要となってきた．介助者が使用する要介護者への口腔ケアの「道具」に対するニーズである．

介助を必要とする者に対する口腔ケアは，セルフケア用具（従来の歯ブラシ等）をそのまま応用して口腔清掃が行われることが多い．しかし，介

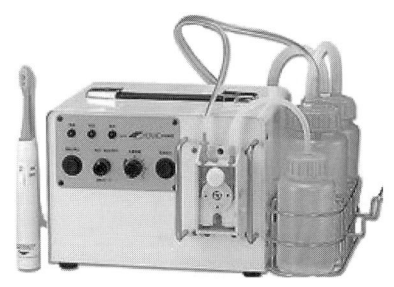

図2-31 デントエラック（ライオン）

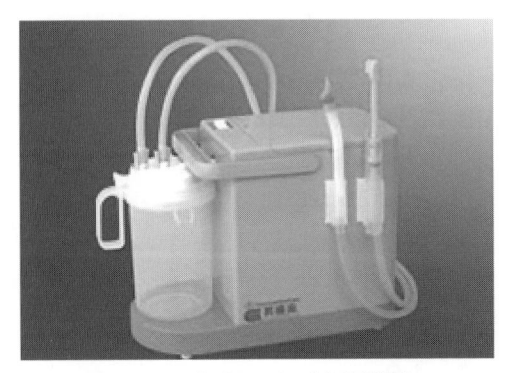

図2-32 ビバラック（東京技研）

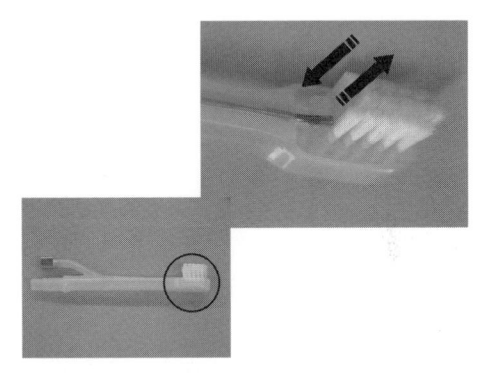

図2-33 ブラシヘッドの拡大（ビバラック）

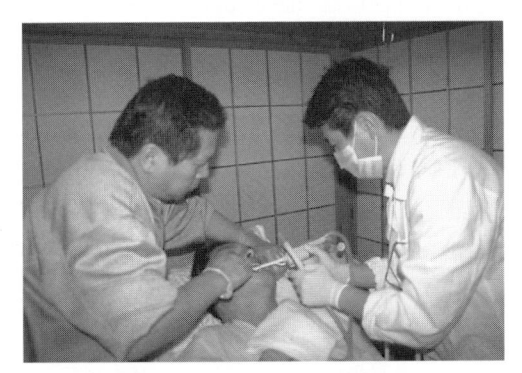

図2-34 家族への実演指導
初回はもちろん，継続的な指導が効果的である

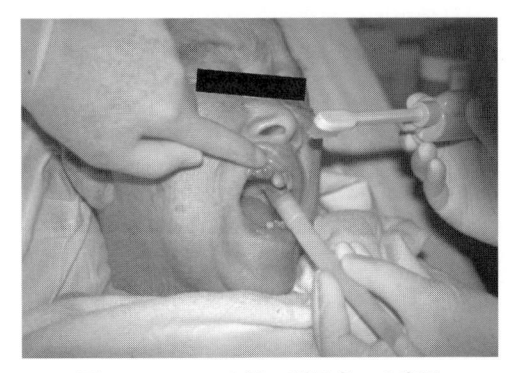

図2-35 ムセの強い利用者への応用

6 清掃器具 63

助によるケアはセルフケアとは状況が異なり，従来の道具では不十分なので安全で確実にケアできる道具の開発が必要となった．

　介護の現場で必要とされる口腔ケアは，プラークコントロールだけではなく，食物残渣や剝離上皮の除去，そして口腔機能が低下した口腔機能の賦活（リハビリテーション）などを目的としている．また対象者の条件としての口呼吸や口腔乾燥，誤嚥などを考慮しつつケアするという条件がくわわるが，介助用口腔ケア用具はその条件を加味していなければならない．給水吸引ブラシは，以上のような条件を考慮して開発されたケア用具としての介助用ブラシである．

4）給水吸引ブラシの具備すべき機能
(1)給水機能

　ブラシヘッド部に給水口を持ち，給水機能を持つことで刷掃効果を補助する．給水量は可及的に少量でよい．給水はいわばプラークに対する刷掃・吸引機能の補助的役割を担う．

　給水機構は，まず給水タンクの位置により分類される．ブラシ本体（ハンドル部分）内にタンクが内臓されているものと，外部から供給するものである．前者は構造的にシンプルで使用後の清掃と乾燥が容易であるが，ハンドル部が太く重くなってしまう欠点がある．後者は給水機能が安定しており，水量の調整が確実である．欠点は構造的に複雑になってしまうことで，給水と吸引の2本のチューブが必要になることも特徴である．給水にポンプ機能が必要であるので装置として大きく複雑になることも欠点である．

(2)吸引機能

　最も重要な機能である．吸引口はブラシヘッド部にある．刷掃および給水によって口腔内に遊離したプラーク，残渣等を吸引して咽頭部へ流さないように吸引する．吸引力は比較的強いほうが安全に使用できる．吸引口は可及的径を大きくして吸引効果を高める．吸引力の強弱が可変のものがある．

(3)ブラシ機能

　刷掃機能を担当する．ヘッド部には給水吸引ブラシの機能が集中するが，ヘッド部はコンパクトなほうがよい．したがって，植毛部は可能な限り小さくする．ブラシの尖端が歯面，粘膜へ直接接触してプラークや食物残渣を物理的に刷掃できることが重要になる．

以上を給水吸引ブラシの3大機能と考える．

5　開口器、口腔湿潤剤

1）開口器

開口器は障害児者に対して歯科治療および口腔ケアを行う際の器具として開発され，一般に普及したものである．介助による口腔ケアに用いる場合は，意識障害を伴う場合や食いしばりの反射のあるもの，口腔ケアに拒否のある場合に用いられる．

(1)種類（図2-36）

　開口器には歯車機能があり強制開口可能なもの，らせん状構造を利用したもの，バイトブロックと呼ばれる開口状態を保持するもの，舌圧子を応用した変法などがある．対象者の全身状態や残存歯の有無と状態，そして使用頻度により選択する．

(2)使用法

　①歯車式開口器（図2-37）

　　上下の残存歯間に挿入し，レバーを回転させることで歯車で（自動車の）ジャッキのように開口させる．残存歯に当たる部分はラバーで保護されているか，もしくはガーゼを巻き留めて歯の破折を防ぐ．残存歯の動揺がある場合や，欠損部位には使用しにくいのが欠点である．

　②らせん構造を有する開口器（図2-38）

　　上下残存歯間に2つ折りガーゼを挿入し，その間に開口器の先端を挿入して回転させて

開口させる．咬合している残存歯があること，同部の歯質が強固であること，歯周疾患を有しないことなど条件が厳しいのであまり用いられなくなった．

③バイトブロック（図2-39,40）

プラスチック製が一般的であるが，硬質のウレタンやスポンジ状のものも市販されている．開口が一時的に可能であれば開口位置を保持するために上下残存歯の咬合面に楔（くさび）のように咬ませる．歯車式開口器で開口させてからバイトブロックを咬ませることもある．小児や障害者治療用の小型のものから，介助による硬質スポンジ製のものまで数種類市販させている．

④舌圧子の応用（図2-41）

痙攣発作時や緊急時の強制開口に用いることがある方法である．吐瀉物による窒息や咽頭浮腫による呼吸困難時など，開口器を準備する余裕のない場合にも用いる．方法は2枚の舌圧子を強制的に残存歯間に入れ，その舌圧子の間に数枚の舌圧子を一枚ずつ圧入してゆく．楔（くさび）を徐々に広げてゆく使い

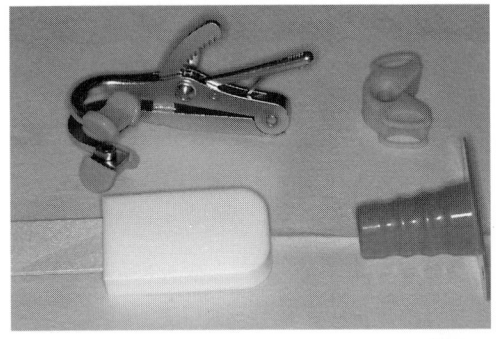

図2-36 各種開口器・バイトブロックの例

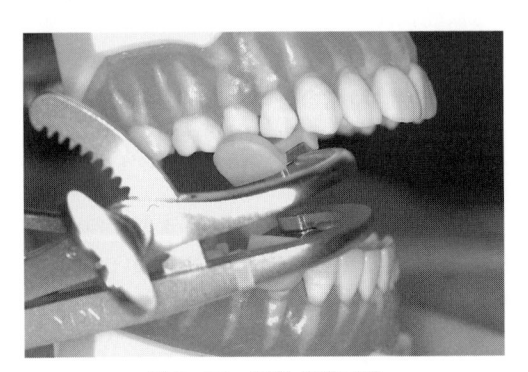

図2-37 歯車式開口器
強制的に歯車で開口させる構造

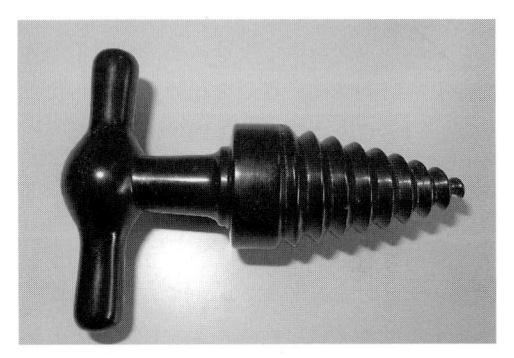

図2-38 らせん構造の開口器
今ではあまり用いられなくなった

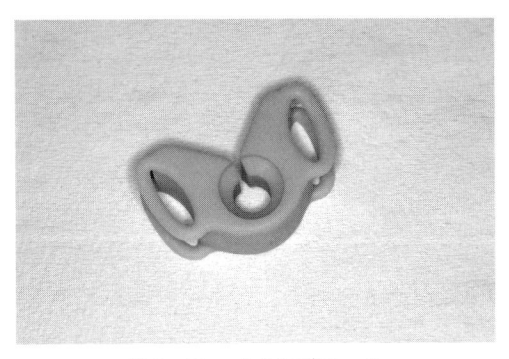

図2-39 バイトブロック
上下歯間に挿入して開口を保持する

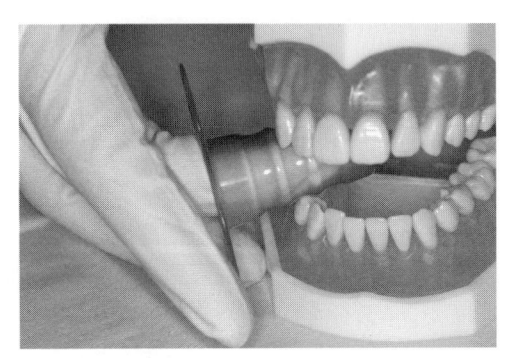

図2-40 バイトブロック
指に装着して開口状態を保持する設計

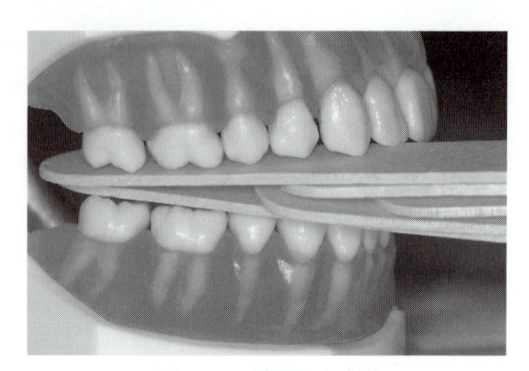

図2-41 舌圧子の応用
必要な開口量が得られる枚数まで挿入する

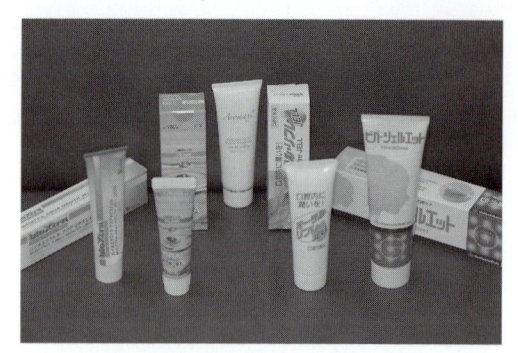

図2-42 いろいろな口腔湿潤剤

方である．

2）口腔湿潤剤

　口腔内は唾液により湿潤された状態が正常であり，何らかの原因で唾液の流出が減少したり，蒸発が促進されると乾燥状態になる．粘膜は乾燥に弱く，自浄作用が低下したり易感染状態になるだけでなく，口腔内違和感や味覚障害，さらには疼痛の原因にもなりうる．そこで対症療法として人工的に唾液を補う方法が考え出され，人工唾液として多くの製品が市販され利用されている．

　人工唾液は唾液を模した成分のものが多く，蒸留水にナトリウムや香料，抗菌成分をくわえた液状の物質である．使用形態はスプレー式のものが多く，手軽で携帯性にも優れている．短所としては湿潤効果時間が比較的短いため，頻繁に噴霧しないと効果が持続しないという特徴がある．そこで，ここ数年の間に人工唾液を一歩進めた製品が出てくるようになった．人工唾液の粘性を高め，湿潤効果時間を延長させる目的で口腔湿潤剤（ジェル）が用いられることが多くなってきたのである（図2-42）．ジェル型の口腔湿潤剤は口腔内に保持される時間が長いために粘膜の保護効果が高く，また含有成分を長時間作用させられる利点がある．また，抗菌剤や香料などをまったく含有させない製品も発売されるようになって選択肢が広がっている．

　口腔ケアは口腔衛生だけでなく，口腔機能へのアプローチも含む考え方が出てきている．とくに要支援・要介護高齢者に対して介助による口腔ケアを行う場合に口腔乾燥状態はケアの妨げになることが多く，口腔環境を改善できなければ口腔衛生も口腔機能へのアプローチも困難である場合が多い．口腔ケアの前提条件としての保湿を確保することが口腔環境の改善と維持の必須条件であり，それなしには口腔衛生と口腔機能の向上を提供することは難しい．

　口腔環境を改善させるために重要なのが口腔乾燥状態への対応であり，口腔湿潤剤はこのような場合に有用である．

（菅　武雄）

参考文献

ⅰ）Yoneyama t, Yoshida M, Matsui T and Sasaki H：Oral care and pneumonia, Lancet 354：515,1999.

ⅱ）米山武義，吉田光由，佐々木秀忠，橋本賢二，三宅洋一郎，向井美惠，渡辺　誠，赤川安正：要介護高齢者に対する口腔衛生の誤嚥性肺炎予防効果に関する研究，歯医学誌 20：58-68，2001．

ⅲ）日本歯科医師会：在宅歯科保健医療ガイドライン，2001．

ⅳ）藤島一郎：嚥下障害とリハビリテーション，東京都歯科医師会雑誌 48(6)：381-390，2000．

第3章 歯の清掃方法

1 歯の基礎知識

1 歯と歯周組織

1）歯および歯周組織についての一般的知識

歯および歯周組織の構造と永久歯の名称を図3-1[1]に示した．歯は正常な状態では，口の中に露出している歯冠と口の組織の中に埋まっている歯根からなっている．歯の構造は，中心部に歯髄という血管と神経を含む結合組織を主体とする軟組織があり，その外側を象牙質という硬組織が取り囲み，さらにその外側に歯冠部を取り囲むようにエナメル質という硬組織がある．エナメル質は象牙質よりも硬く，人間の硬組織の中で最も硬い．硬組織の主成分はハイドロキシアパタイト $Ca_{10}(PO_4)_6・(OH)_2$ という結晶構造よりなっているが，その他の微量元素や有機質も含まれている．

歯周組織は，歯肉，歯根膜，セメント質，歯槽骨の4つの組織よりなる．歯肉は歯頸部を取り巻き，エナメル質とセメント質との境で歯に付着し，歯と歯肉の間にわずかな溝ができる．これを歯肉溝といい，正常な場合は1～2mmである．歯肉は口腔粘膜に所属し，重層扁平上皮よりなる上皮層と粘膜固有層からなっている．歯は歯槽骨の中に植立しているが，直接くっついているわけではなく，歯根膜によってセメント質と歯槽骨が連結されている．歯根膜は血管や神経を含んだコラーゲン繊維でできており，咬むときのショックをやわらげたり，触覚や痛覚などの感覚受容器の働きをする重要な組織である．セメント質は歯根部の象牙質を取り巻く硬組織であり，歯頸部では薄く，根尖部では厚く，20～150μm程度である．歯槽骨は緻密骨と海綿骨から構成されており，厚さは部位により異なる．

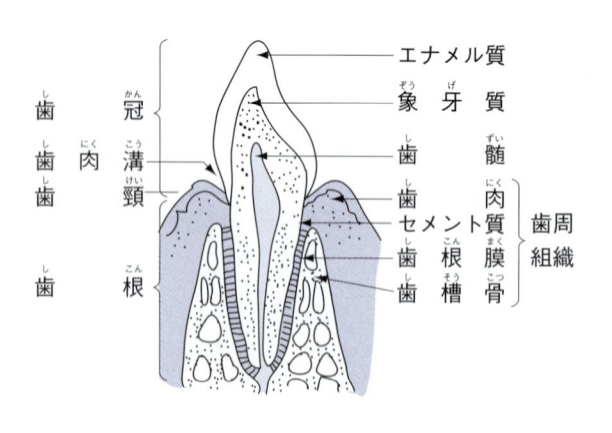

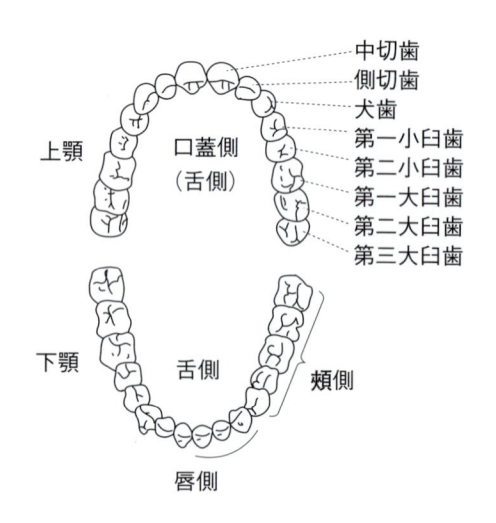

図3-1　歯および歯周組織の構造と永久歯の名称　　　（文献1）より改変）

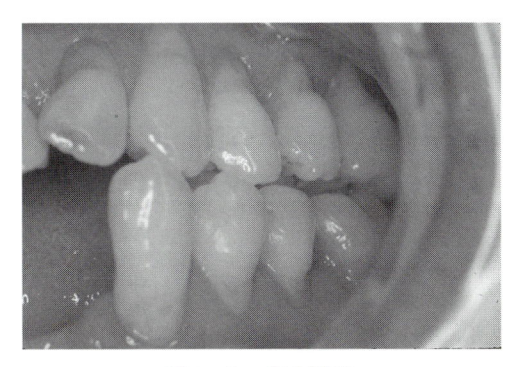

図3-2　歯肉退縮

2）高齢者の歯および歯周組織の特徴

歯冠（エナメル質）の色調は白色に近いが，加齢と共に透明感が消失し黄褐色に変化する．また咬合時に上下の歯が接触することにより，とくに切端部や咬合面のエナメル質は徐々に磨耗する．これを咬耗と呼ぶ．これ以外の器械的なものを磨耗と呼ぶ．さらにう蝕が原因ではない，楔状（皿状や椀状を呈したものもある）にできたエナメル質の欠損を楔状欠損（くさび状欠損）と呼び，犬歯や第一小臼歯の頬側歯頸部に好発する．原因としては不適正なブラッシング，過重な歯磨き圧など挙げることが多いが，個人によってもその形成過程は異なりまだ明確ではない．楔状欠損が多発したり，深くなったりすると知覚過敏症（歯がしみること）が生じることがある．その他，象牙質は加齢とともに徐々に厚くなり，歯髄の細胞成分は加齢とともに減少し，歯髄腔は狭窄してくる．セメント質は最表層が加齢とともに外側に添加され，緩やかに厚みを増す．

歯肉の上皮は加齢により菲薄化し，角化傾向が減弱し，上皮下の組織の弾性は低下する傾向がある．また加齢による退行性変化や不適正なブラッシングにより歯肉の後退（歯肉退縮）がおこり歯根面が露出する（図3-2）．とくに40歳以上で歯肉退縮の発現は高くなり，好発部位は上顎犬歯，小臼歯群，第一大臼歯，下顎の小臼歯群の順に高い[2]．さらに歯根膜は加齢により狭窄し，歯槽骨では骨の減少が生じる．とくに，歯の喪失や歯周病により歯槽骨は顕著に減少する．

2　う蝕（う蝕予防）

う蝕は口腔内のミュータンスレンサ球菌（mutans streptococci）を主体とする酸産生菌によりエナメル質が脱灰したものを言う．その発症する部位によって歯冠部う蝕と根面う蝕の大きく2つに分けられる．高齢者ではとくに根面う蝕が問題となる．

1）歯冠部う蝕

比較的健常な高齢者についての調査[3]では，すべての残存歯の中で未処置歯（処置していないう蝕）が14％，処置歯（う蝕を治療した歯）が47％，健全歯が40％であった．さらに未処置歯の中の残根歯（歯冠部が崩壊し歯根しか残っていない歯）の割合は72％と未処置歯の大部分を占めていた．また一人平均未処置歯数をみると80歳以上で急激にう蝕が増加していることが示されている．これは男女別にみても同じ傾向である．

このように高齢者における歯冠部のう蝕の特徴として，高年齢，とくに80歳以上で未処置歯が急増すること，さらにう蝕の中で残根歯の占める割合が非常に高いことが挙げられる．これは，高齢者での歯科受診行動の低下や全身疾患を考慮して，歯科的処置が手遅れになっている現状が反映されていることが考えられる．

う蝕のリスクファクターとしては，う蝕病原微生物，歯質の耐酸性，唾液の分泌速度，食事と食品，口腔保健行動，義歯の装着などが挙げられるが，う蝕予防のためには，それぞれの個人がそれらの危険要因の中でどの要因のリスクが高いか，またその要因を制御するためにはどういった行動あるいは処置が選択されるべきかを科学的に行う必要がある．高齢者における歯冠部う蝕予防の一

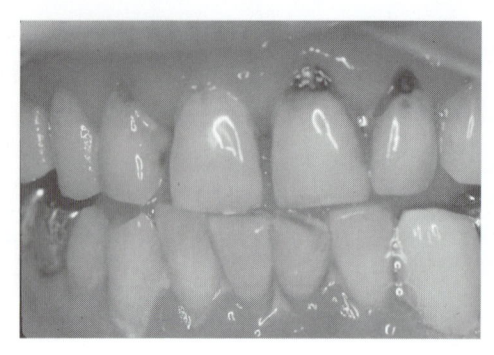

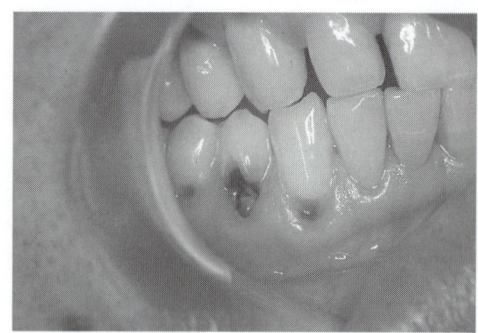

図3-3　根面う蝕

一般的な方法では，フッ化物応用（フッ化物洗口，フッ化物歯面塗布，フッ化物配合歯磨剤の使用）が最も効果的であり，定期的な歯科受診，プラークコントロールを主体とした口腔保健行動の確立や唾液分泌の改善，食事指導などが挙げられる．

2）根面う蝕

根面う蝕は歯肉退縮により露出した歯根面にう蝕が発症したものである（図3-3）．男性では30歳代，女性では40歳代より顕著に根面う蝕の有病率は増加する．高齢者（60歳以上）では歯の喪失が加速するため，増加傾向は示さないが，歯を残存している者で未処置および処置した根面う蝕が約20％の者に認められる[4]．また部位別では上顎前歯部，下顎大臼歯部，小臼歯部に好発する．

根面う蝕の予防を考える場合，「歯肉退縮の予防」と「露出した歯根面の予防」の大きく2つに分けて考えることが必要である．「歯肉退縮の予防」では歯肉退縮の最大のリスクファクターである歯周疾患の予防（後述）とその他の先述した歯肉退縮の原因の除去（ブラッシング指導など）を実施することが必要である．また近年歯周外科治療（根面被覆術）により臨床的に処置することも可能である．

「露出した歯根面の予防」は基本的には歯冠部う蝕の予防法と同様に，フッ化物応用が最も効果的であり，定期的な歯科受診，口腔保健行動の確立や唾液分泌の改善，食事指導などが挙げられる[5〜7]．

3　歯周病（歯周病の予防）

歯周病原菌による歯周組織の炎症性疾患を歯周病（歯周疾患）と呼ぶ．専門的には特殊な病態のものも含めて多数の型に分類されるが，ここでは高齢者に一般的な慢性歯周炎について解説する．

歯周病は歯肉炎と歯周炎に大別される．歯肉炎は歯肉に限局する炎症であり，適正なブラッシングにより消退することが可能である．また歯周炎は歯肉を含むその他の歯周組織に炎症が拡大したものであり，ブラッシングのみで改善することは困難である．症状としては，進行により歯肉の発赤・腫脹，歯肉退縮，歯周ポケットの形成（炎症により歯肉の付着部が後退し，歯肉溝が深くなったもの），歯槽骨の吸収，歯の動揺，歯肉からの排膿などが発現する．成人期より有病者は急増し高齢者になると歯周病により歯を喪失する割合が高くなる（図3-4）．

発症にかかわる最大の病原要因はプラークであり，プラーク1g（湿重量）中には約$1.0〜2.5 \times 10^{11}$個の細菌が含まれている．その中でもとくに歯肉縁下（歯周ポケットの中）のプラークに含まれる*Porphyromonas gingivalis*などの偏性嫌気

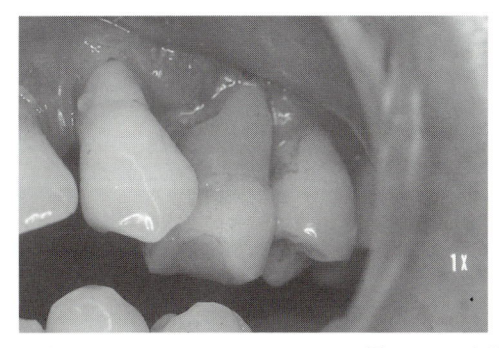

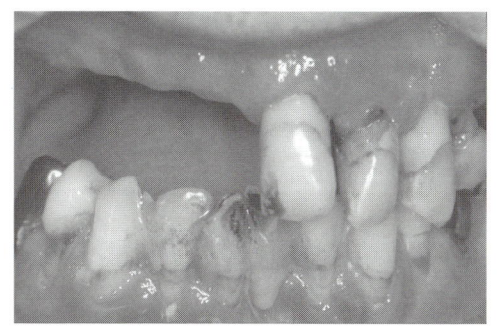

図3-4　高齢者の歯周病

表3-1　プラークコントロールの方法

セルフケア （個人あるいは家庭で行うケア）	プロフェッショナルケア （歯科診療室で行うケア）
ブラッシング：手用，電動，音波歯ブラシ 補助用具　　：歯間ブラシ，デンタルフロス 歯磨剤　　　：歯周病の薬効成分の入ったもの 洗口剤　　　：クロルヘキシジン 　　　　　　　トリクロサン	健康教育，保健指導 スケーリング（歯石除去） ルートプレーニング PTC（専門家による歯面清掃） PMTC（専門家による機械的歯面清掃）

性菌が原因菌だと考えられている．またプラークが石灰化してできた歯石（とくに縁下歯石）も歯周病の発症や進行に深くかかわっている．

歯周病の予防の基本は病原要因であるプラークをコントロール（プラークコントロール）することである．**表3-1**に歯周病予防のためのプラークコントロールの方法を挙げた．

さらに近年の研究から，歯周病が高齢者の誤嚥性肺炎，糖尿病，細菌性心内膜炎，脳血管疾患などの全身疾患と関連があることが示唆されている．歯周病を予防することは，単に歯の喪失を防ぐだけでなく，全身の健康状態を維持増進するためにも重要である[8]．　　　　　　　　　（杉原直樹）

文　献

1) 全国歯科衛生士教育協議会 編：新歯科衛生士教本　口腔衛生学・歯科衛生統計，5-6，医歯薬出版，東京，1992．
2) 杉原直樹，眞木吉信，柴田　力，松久保隆，黒川亜紀子：成人集団における歯種別歯肉退縮発現状況，口腔衛生会誌 53：501，2003．
3) 杉原直樹：施設居住および在宅健常者の歯科保健に関する要因解析，歯科学報 92：231-250，1992．
4) 大川由一，杉原直樹，眞木吉信，石原博人，高江洲義矩：老年者における根面齲蝕の有病状況，口腔衛生会誌 44：2-8，1994．
5) 杉原直樹：根面う蝕の病態と処理・予防，デンタルダイヤモンド 28(6)：148-154，2003．
6) 杉原直樹，眞木吉信：根面齲蝕への対応——一次予防と二次予防について——，老年歯学 18：44-47，2003．
7) 杉原直樹：根面齲蝕の予防的アプローチ，歯界展望 109：864-872，2007．
8) 財団法人 ライオン歯科衛生研究所編：歯周病と全身の健康を考える，医歯薬出版，東京，2004．

2 歯の清掃

1 清掃の対象（ターゲット）

　歯の清掃はプラークを除去することにある．プラークは細菌とその産生する細菌間の基質からなり，乳白色で少し厚みがある．プラークの湿重量の70%は細菌で1 mgに10^8個以上が棲息し，数としては身体中最も多い糞便中に匹敵する．また，棲息の仕方からはバイオフィルム（固相表面に付着した細菌や細菌の産生物からなる複合体）と考えられ，これが存在する限り薬剤は浸透しない．つまり洗口剤もフッ化物もプラークがある限り効果が期待できない．プラークは放置すると付着後数時間で石灰化を開始し，歯石となる．歯石は歯面に強固に沈着し，歯ブラシ等で除去することができない．したがって歯石にならないうちに除去しなくてはならないため，毎日のケアが必要となる．カレーや飲料等に含まれる色素がプラークを染めた場合は，プラークごとブラッシングで除去できるが，お茶やたばこなどによる色素沈着（ステイン）はなかなか落としにくい．できれば，歯科衛生士によるプロフェッショナルケアで，日頃から色素沈着をおこしにくい平滑な歯面を作っておくことが望ましい．

　そこで清掃の対象となるプラークの存在を確認しなくてはいけないが，歯と同じような色をしているためわかりにくい．探針で歯面を擦過すれば，白いプラークは付着してくるが，歯垢染色剤（染出し剤）を用いるとわかりやすくなる（図3-5）．

　歯垢染色剤の色素は，現在はフロキシン（赤色104号）を用いたものがほとんどで，錠剤，液状，ジェル状，歯磨剤に混入したものなどがある（図3-6）．錠剤は自分で咬んで口腔内に行きわたらせなくてはならないので，高齢者の場合は液状のものを術者が小綿球や綿棒を用いて塗布する方が使いやすい．

2 手用歯ブラシによるブラッシング方法

　現在一般に行われているブラッシング法は十数種類あるが，その効果から大きく2種類に分けることができる．①主として歯ブラシの毛先を使う方法と，②毛束の脇腹を使う方法である．①の毛先を使う方法は歯面の清掃効果すなわちプラークの除去効果が高く，②の毛束の脇腹を使う方法は歯肉のマッサージを効果が高い．また①はブラッシング圧が高くなりやすいために一般に執筆状，②は歯肉を圧迫するために力をくわえやすい掌握状で指導することが多く，歯面に対する為害性も少ない．いずれの方法をとるにしても，高齢者は年齢や薬剤の影響で，口腔が乾燥している者も多い．歯ブラシはいったん湿らせてから，清掃を開始したい．

　ブラッシング法も時代とともに変化してきた．現在の高齢者は子供の頃はローリング法，成年期

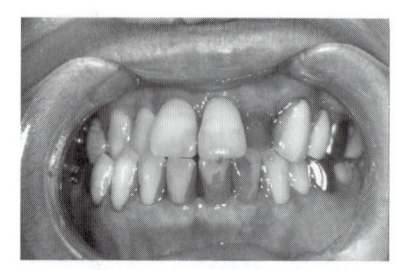

図3-5　プラークを染色した口腔内
歯頸部，隣接面，歯列不正のある部分はプラークが沈着しやすく赤く染色されている

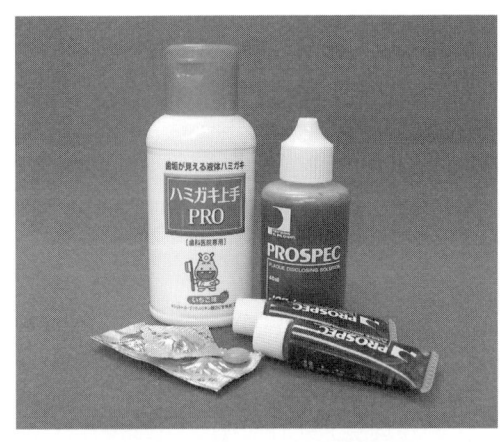

図3-6　いろいろな歯垢染出剤

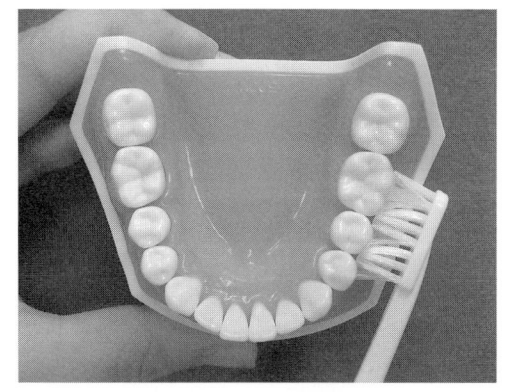

図3-7　スクラッビング法
毛先を歯面に直角にあて，近遠心方向に小さな往復運動を行う

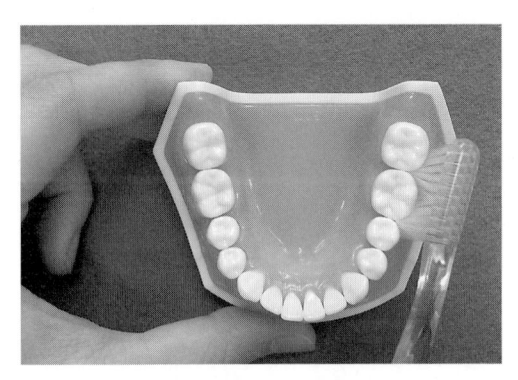

図3-8　バス法
歯ブラシの毛先を歯周ポケット内に静かに挿入し，近遠心方向に微振動を数秒間与える

にはバス法，そして老年期にさしかかる頃はスクラッビング法で指導を受けていることが多い．したがってその3法と1歯ずつの縦磨き法を確認してみる．

1）主として歯ブラシの毛先を用いる方法

(1)スクラッビング法（図3-7）

　現在最も多く指導されている方法で，中等度の硬さの歯ブラシを執筆状に持って行う．歯ブラシの先を歯面に唇頬側では垂直に，舌口蓋側では45度にあてる．このとき遊離歯肉にも少しかかるようにして，近遠心方向に小さな往復運動を行う．咬合面では垂直にあて同様に往復運動を行う．前歯部は歯ブラシを歯軸方向に入れて，1歯ずつかかとまたはつま先で歯軸方向に，最後臼歯遠心は斜めから入れて小さく往復運動を行う．

　操作が容易で，歯頸部や歯間部の清掃効果も高い．しかし動きが大きくなると横磨きになり，歯間部の清掃効果が低下したり，歯肉を損傷する．

(2)バス法・バス改良法（図3-8）

　密植された軟毛歯ブラシを執筆状に持って行う．毛先を根尖方向に向けて，歯軸に対し45度の角度で歯周ポケット内にそっと挿入し，数秒間微振動を与える．前歯部の舌口蓋側は歯ブラシを縦に挿入する．改良法は微振動の後歯ブラシを歯冠側へ回転する．歯頸部や浅い歯周ポケットの清掃を目的とする方法で，それらの部の清掃には適するため，歯周疾患の治療や予防に用いる．しかし軟毛のため歯面の清掃が十分にできず，また微振動が大きな動きになりやすい．

(3)1歯ずつの縦磨き法（図3-9）

　中等度の硬さの歯ブラシを執筆状に持ち，1

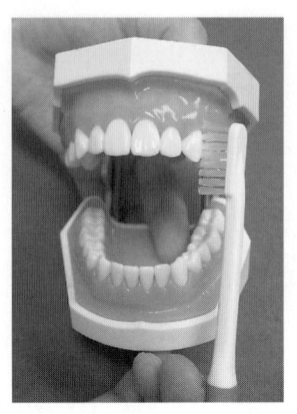

図3-9 1歯ずつの縦磨き法
歯ブラシの把柄を歯軸と平行にあて，上下に歯面に沿って小さく往復運動を行う

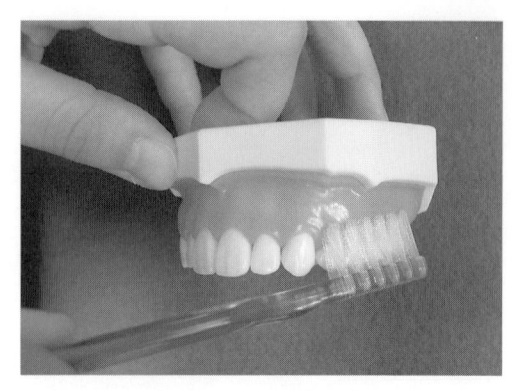

図3-10 ローリング法
歯ブラシの毛先2～3mmの脇腹で歯肉を圧迫し，その後歯冠方向に回転させる

歯ずつ歯軸の方向にあてて，歯軸の方向に細かく動かす．歯間部や歯列不正のある部分の清掃に効果がある．1歯ずつなので時間がかかり，また前歯部しか応用できない．他の方法ではうまく磨けない部分に適応するとよい．

2）主として歯ブラシの毛束の脇腹を用いる方法

(1)ローリング法（図3-10）
　中等度から硬毛の歯ブラシを掌握状に持って行う．歯ブラシの毛先を根尖方向へ向けて脇腹を歯面にあてる．このとき毛先は2～3mm程度付着歯肉にあたるようにする．歯肉が白くなるくらい圧迫し，その後歯冠方向にブラシを回転させる．歯肉のマッサージも目的であるから，すぐにくるんくるんと回転させてはいけない．前歯部の舌・口蓋側では歯ブラシは縦に用いる．歯肉のマッサージと歯面の清掃が同時にできるが，技術的にはやや難しい．正常な歯列で歯肉の症状のない者に適応する．歯頸部のプラークは除去しづらく，歯肉を傷つけることもある．60～70歳代は子供の頃ローリング法の指導を受けた者が多いが，圧迫を考えずにくるんくるんと清掃していることが多い．

　難しい方法は省略したが，現在の高齢者が指導を受けたと思われる方法を略記した．現実的には歯ブラシを掌握状に持って歯面に垂直にあて，上下に動かす縦磨きや，水平に動かす横磨きをしている者も多い．しかもブラッシング圧が高かったり，動作が大きく摩耗や歯肉の損傷をおこしていることもしばしばである（図3-11）．高齢者はなかなか新しいことに取り組むのは難しい．理想的な方法を指導するよりも，今まで習慣としてきた方法を多少改良してよくなることを目指した方が現実的である．すなわち横磨きであれば，軽く細かくしてスクラッビング法に近づけたり，磨き残しの部分に1歯ずつの縦磨きを追加するなどである．

3）歯ブラシの保管方法，交換時期

　歯ブラシは十分水洗し乾燥した状態で保管する．そのためには，ヘッドを下にしてぶら下げたりネックの部分で掛けるのではなく，コップや歯ブラシ立てに立てて保管する．最近は個人用の紫外線による殺菌箱も販売されている（図3-12）が，水分を拭き取ってから入れなければ，乾燥はしない．

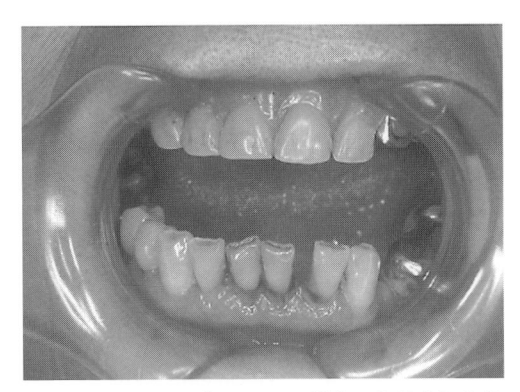

図3-11 誤ったブラッシング法により生じた歯と歯肉の損傷

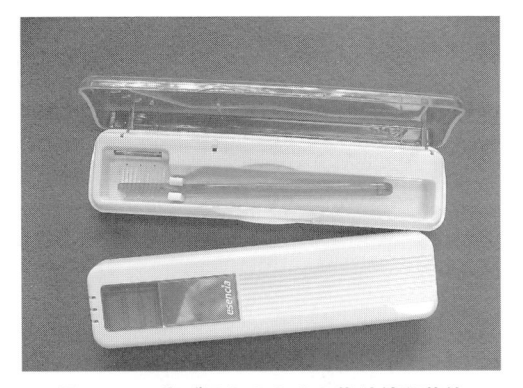

図3-12 歯ブラシのための紫外線殺菌箱

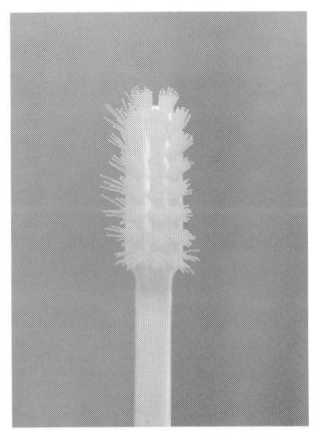

図3-13 歯ブラシの交換時期
1カ月ほど用いると毛束がぼさぼさになる

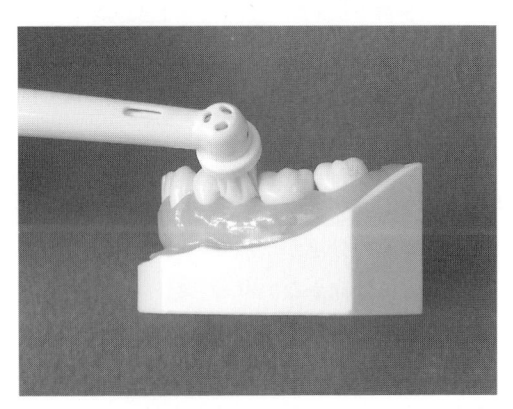

図3-14 反復回転する電動歯ブラシのヘッドは，歯頸部にフィットさせて1歯ずつ磨く

また歯ブラシは消耗品である．普通のブラッシング圧で用いれば，1カ月くらいで少しぼさぼさしてくる（図3-13）．背面から毛がはみ出してみえるようになったら替え時と考えたい．

3 電動歯ブラシ（音波・超音波ブラシを含む）による清掃

基本的には手の動きを機械がしてくれると考えればよいが，効率よくプラークを除去してくれるということは，やり過ぎにもなりやすい．また歯面に正しくあてなければ磨けないというのも手用と同じである．電動歯ブラシの植毛部は，やや軟らかめにできているものが多いが，とくに高齢者は歯根の露出している者が多いので，あて方だけでなく，刷毛部の硬さ，歯磨き圧，使用時間，歯磨剤にも注意が必要である．

歯ブラシのあて方は基本的には手用と同じであるが，ヘッドの丸い反復回転する機種は歯頸部にフィットさせて1歯ずつ行うのが原則である（図3-14）．このとき歯肉を過度に圧迫してはいけない．一カ所あたり6～7秒が原則である．

音波歯ブラシは歯面に毛先が触れる程度でよいが，湿っていないと音波の効果が出ない．したがって湿らせてから用いるが，口腔内に入れてからスイッチをオンにしないと水が飛び散る．また振

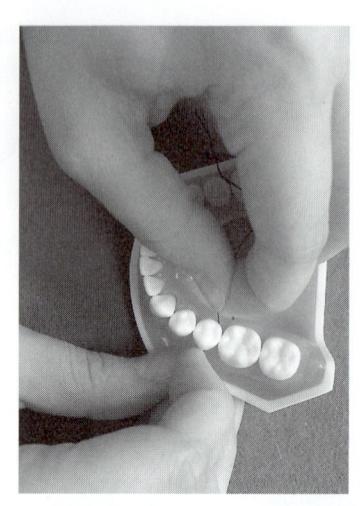

図3-15 デンタルフロスは1～2cmの幅に持ち，歯頸部より歯冠側へと近心面・遠心面に沿わせて用いる

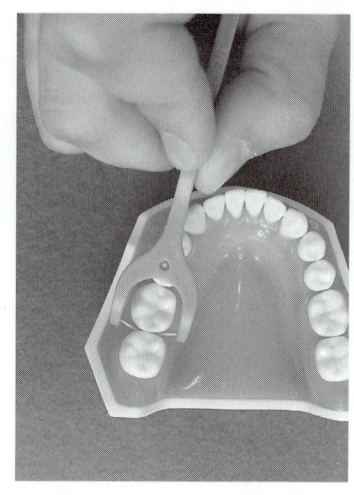

図3-16 ホルダーつきデンタルフロスが挿入しにくいときは，鋸をひくように頬舌的に動かすとよい

動により唾液の分泌が増加するので，誤嚥のおそれのある方には向かない．

　超音波歯ブラシは，自分の手で動かす運動に歯ブラシから発生する超音波がくわわってプラークを除去するもので，振動は感じない．そのかわり歯ブラシがしっかり歯面にあたらないと清掃効果がないので，操作は難しい．

　歯磨剤は用いないか，用いるのであれば電動歯ブラシ専用のものか，研磨剤の入っていないデンタルリンスまたはジェル状のものがよい．保管や交換時期など管理法は手用と同じであるが，電動歯ブラシは小さくても電気器具である．水のかかるところに放置してはいけない．機種により細かな使用法は異なるので，歯科医師・歯科衛生士の指導を受けるか，使用法を確認してから使用してほしい．

4　歯間部の清掃

1）デンタルフロス

　一般的にはデンタルフロスを約30～40cmの長さに切ってサークル状にして用いるか，中指に巻きつけて用いる．左右の拇指もしくは示指の指先，もしくは示指と拇指の指先でコントロールして，しっかり張った状態で歯間部に挿入する．操作する指の間は1～2cmとする．頬舌的に歯面に沿って動かし，接触点を通過させる．その際，歯軸と45度の角度でノコギリをひくようにすると入りやすい．歯肉溝の中までそっと入れ，短いストローク（約5mm）で頬舌的に動かしながら，歯冠側へ引き上げる．遠心・近心の両隣接面を別々に隅角部まで行う（図3-15）．一箇所の清掃が終わるごとにフロスをずらし，常に清潔な部分を使用する．指先の細かなコントロールを必要とするので，使用法を誤ると歯肉に傷をつけてしまうため，高齢者自身が初めて使う場合は，ホルダーつきのものがよい（図3-16）．介助者が行う場合も，ホルダー付きのものが使用しやすい．

2）歯間ブラシなど

　歯間空隙にブラシを挿入し，往復運動を数回繰り返す．この際，歯間空隙の形態を考えてブラシを選択するとともに，挿入方向も考えなくてはな

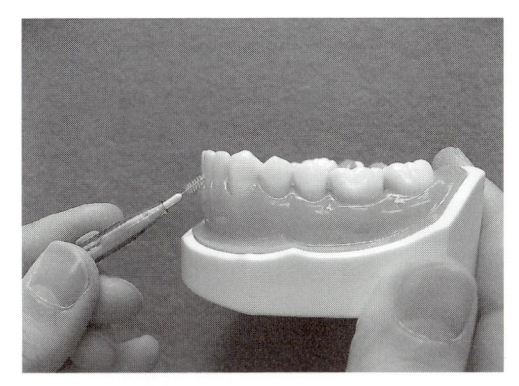

図3-17 歯間ブラシは根尖方向から斜めに挿入する

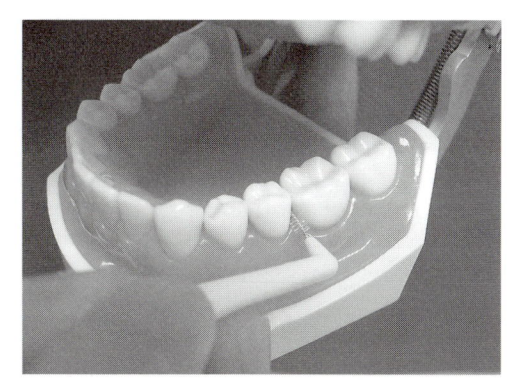

図3-18 臼歯部には屈曲した臼歯部用の歯間ブラシを用いるか，頸部を少し曲げて用いる

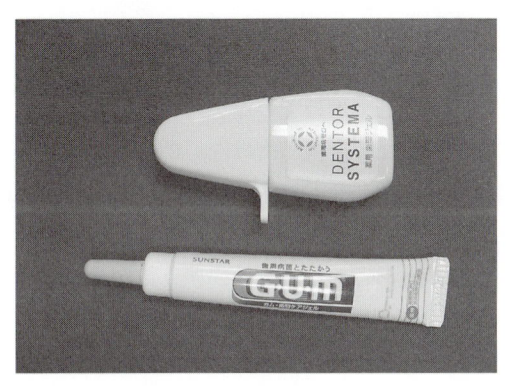

図3-19 歯間ブラシ用歯磨剤も発売されている

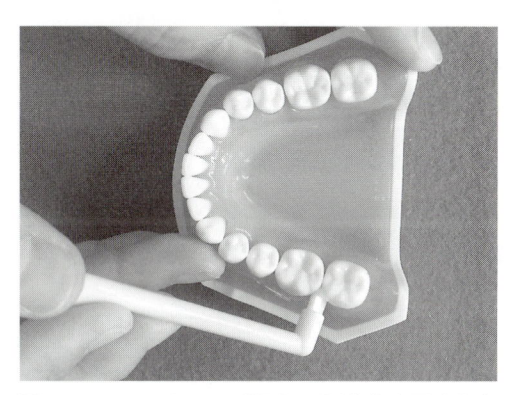

図3-20 ワンタフトブラシは固定点を置くと安定する

らない．高齢者の場合は空隙が大きいので，歯列に垂直に入れれば間にあうことが多いが，隣接面の方向，乳頭歯肉のかたちを考え，通常は根尖方向から斜めに挿入する（図3-17）．また頰（唇）舌両方向から挿入するのが原則である．臼歯部の場合は，臼歯部用を用いるかブラシの部分を少し曲げて使うと使いやすい（図3-18）．炎症があると出血するが，続けて用いることにより乳頭歯肉のマッサージ効果もあるので，出血しなくなる．しかし往復運動時に必要以上に圧をくわえたり，空隙の大きさに比して大きなブラシや，針金部分の太すぎるものを用いると歯根部を摩耗させてしまうことがある．挿入時に少しきついと思ったら，ワンサイズ小さなものにする．なお，通常歯磨剤は用いないが，最近は歯間ブラシ専用の研磨剤の入っていないものも発売されている（図3-19）．ふつうの歯磨剤でも研磨剤が入っていなければ使用可であるし，デンタルリンスや含嗽剤を用いてもよい．

5 歯ブラシの届きにくい部位の清掃

ふつうの歯ブラシでは届かないところの清掃には，歯ブラシの毛束が小さいワンタフトブラシを用いる．歯頸部や歯列不正の部分，最後臼歯の後方，ブリッジのポンティック，歯間空隙が広い部分に適応する．とくにブラシの先端がコーン状のものは，歯間部の清掃に適している（図3-20）．インプラント装着部には少し軟らかめのものを選

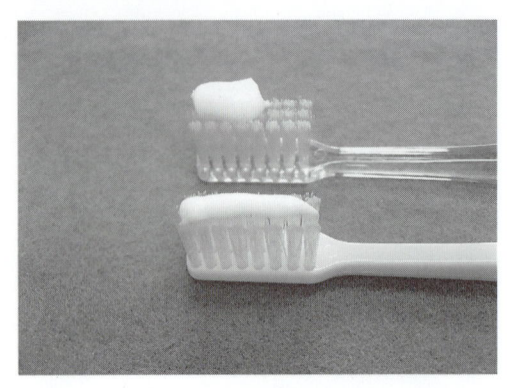

図3-21 チューブの口径が太い場合は歯ブラシヘッドの1/2の長さ，細い場合は全長出して用いる

択する．フリーハンドではなく，薬指などで固定をとった方が操作しやすい．

6 歯磨剤

現在歯磨剤はいろいろな種類が販売されている．目的やそれぞれの人にあわせて用いれば効果的である．用いるのであれば，医薬部外品と表示のあるものを使いたい．高齢者の場合は根面う蝕や歯周病が問題となるので，う蝕予防や歯周病に対する効果のあるものがよい．しかし適応や誤った使用法を長期間継続すると，歯や歯肉に為害作用を及ぼす．たとえば，粒子の粗い歯磨剤を用いて強くごしごしと横磨きをすれば当然摩耗するが，さほど力を入れなくても，歯根部は歯冠部に比べセメント質のために摩耗しやすい．高齢者は多少とも歯周疾患があるので，セメント質は露出していると考えて使用したい．

薬用歯みがき（医薬部外品）は薬用成分が含まれているが，指示通りの量を指示通りの回数用いなければ，効果は期待できない．一日2回以上，チューブのものであれば，口径が太いものではヘッドの長さの1/2，細いものでは全長用いるのが標準である（図3-21）．

泡立ちのよい歯磨剤は毛先がどこにあたっているか確認できないし，長時間磨くこともできない．強い香料の入っているものは，刺激で唾液が多く分泌されたり，ひりひりして十分に磨けない．またさっぱりして磨けていないのに磨けたような気になってしまう．長く磨けないのであれば，無理に歯磨剤を使わなくてもよいし，最初に使ってはき出してから続きを磨く，または最後に用いるという方法もある．高齢者は根面う蝕が発生しやすいので，磨き終わった後にワンタフトブラシで歯頸部にフッ化物のジェルを用い，軽く洗口して終了すれば効果的である．

最近の歯磨剤は低研磨性，または研磨剤の入っていないものが多い．泡立ちが気になるようであれば，発泡剤を含まないデンタルリンス（液体歯みがき）を用いるのもよい．誤嚥の危険のある場合は，無理に歯磨剤を用いなくても構わない．

（山根　瞳）

第4章 粘膜の清掃方法

1 粘膜の基礎知識

1 粘膜

　口腔粘膜は食物の摂取・咀嚼・嚥下など多くの役割を担う口腔の内面を覆い，これを保護している．そのため，口腔粘膜は種々の機械的刺激にさらされる．この口腔粘膜は口腔の機能に応じた構造を呈し，部位により構造上の違いがあり，これらはその主な機能に従って咀嚼粘膜，被覆粘膜，特殊粘膜の3タイプに分類することができる．本項では粘膜の性状を理解するために，形態的観点ならびに臨床的重要性から口腔粘膜の構造と機能について解説する．

　口腔粘膜は重層扁平上皮からなる粘膜上皮，緻密結合組織からなる粘膜固有層から構成される．粘膜固有層の下層には血管，神経線維束，脂肪組織，腺組織などを伴う疎な結合組織があり，骨ないし筋と結合する．

　咀嚼粘膜：咀嚼に伴う機械的刺激を強く受ける領域に存在する粘膜で，歯肉と硬口蓋の粘膜がこれに属する．同部の表層の細胞は核や細胞小器官が乏しく，硬タンパク質を蓄えた角化層を形成する．また，上皮と結合組織間の結合が強く，粘膜下組織は乏しくすぐに骨膜を介して骨と結合している．このため，可動性がほとんどなく，被圧変位が少ない．

　被覆粘膜：咀嚼時にあまり圧力を受けない部位で，口唇，頬，軟口蓋，歯槽粘膜，舌下面，口腔底部の広い範囲の粘膜がこれに属する．粘膜上皮は非角化で厚みがあり，粘膜下組織があるため，可動性があり，被圧変位量が大きい．

　特殊粘膜：舌背には粘膜上皮と粘膜固有層からなる舌乳頭があり，粘膜固有層の下部には粘膜下組織はなく，細胞の少ない密性結合組織があり，舌筋線維がここに付着する．舌背粘膜は味蕾を有するため特殊粘膜に分類される．

　口腔粘膜の構造と性状はいつも一定ではなく，口腔内環境や加齢により変化する．とくに歯の喪失や唾液の減少，経口摂取の有無により大きく変化する．口腔粘膜の菲薄化は張度と弾性の減少を，唾液の分泌低下による口腔乾燥は，粘膜の萎縮を招き，粘膜下の神経に力がくわわりやすく，また粘膜自体も脆弱となるため，口腔ケア時に配慮が必要となる．

2 粘膜疾患　炎症や腫瘍

　口腔ケアは全身状態の維持（保健）と疾患の予防に位置づけられ，歯周病や誤嚥性肺炎などの感染性疾患のリスクの低下と，QOLの維持，改善につながる．しかし，目の前にある口腔疾患を見過ごしたまま口腔清掃を行っても，咀嚼・嚥下・言語などの基本的な口腔機能を維持させ，歯性病巣感染を防止してQOLを高めることはできない．治療が必要なう蝕や歯周病のチェックは当然のことであるが，それ以外のチェック項目として多くの口腔粘膜疾患があることを忘れてはいけない．口腔粘膜疾患には口腔に限局している原発性の疾患だけでなく，皮膚科疾患の部分症状や内科的疾患と密接に関連した症候性の病変など多くの種類がある[1,2]．本項では，それぞれの口腔粘膜疾患の特徴を挙げ，疼痛を伴うことにより口腔ケア実施時に障害となる病変，見逃すと生命を直接脅かすことになる前癌病変や悪性病変，皮膚科的または内科的疾患と合併して見られる難治性口腔粘膜

病変について述べる．

1）口腔粘膜疾患の特徴

口腔粘膜疾患のほとんどは炎症性疾患で，紅斑，びらん，潰瘍，白斑，萎縮などの視診型で分類される．しかし時間の経過や歯，補綴物，食物などの刺激，そして口腔内の細菌叢の影響で修飾されるため，同一疾患でも多彩な病態を示すことが多い[3]．また原因のはっきりしないものが多く，一時点の状態だけで診断することは困難な場合が多い．以下に代表的な疾患を説明する．

(1)小潰瘍（孤立性アフタ，再発性アフタ，咬傷）

アフタは発生頻度が高い疾患である．歯の鋭縁や補綴物の刺激，咬傷などから生じる小潰瘍との区別は困難である．小さなアフタでも強い焼けるような痛みがあり，歯ブラシや薬液の刺激により強い痛みを生じるため，口腔ケアが困難になる場合が多い．口腔内をよく観察し，病変部を確認してこれを刺激しないようケアを行う必要がある．アフタの発生にはホルモンのバランスや栄養不良が影響することが多い（図4-1）．

(2)褥瘡性潰瘍

疼痛がある潰瘍のほとんどは前述のアフタ（小潰瘍）か褥瘡性潰瘍と言えるが，口腔癌や良性腫瘍の表面に形成された褥瘡性潰瘍もあるので慎重な経過観察が必要となる．口腔内が汚れていると病変部がはっきりせず，原因を特定できない場合がある．原因を除去し，約1週間経過しても潰瘍に変化がなく（潰瘍の縮小ないし上皮化など），疼痛が消失しなければ癌性潰瘍や後述するいろいろな難治性潰瘍を考慮する．糖尿病やステロイド，免疫抑制薬などを使用している患者や低栄養患者では治癒が遅延するため，癌性潰瘍などと鑑別が困難になることも多い．また糖尿病では抹消神経が障害されるため口腔粘膜の感覚も鈍くなり，潰瘍部の疼痛が少ない．そのため自覚症状が乏しく，深く大きな褥瘡性潰瘍を形成し，原因を除去しても潰瘍の治癒は遅延する（図4-2）．

(3)口腔カンジダ症

舌，頰，口底，口蓋，咽頭に好発する．清掃状態のわるい義歯床下粘膜には食物残渣のように点在してみられることもある．とくに寝たきり者や要介護高齢者の口腔に多発する．AIDSや化学療法後の免疫不全，長期間の抗菌剤投与による菌交代症などでも発症するので，原因を究明するためには問診が重要となる．原疾患の治療に並行して，口腔ケアと抗真菌剤の投与が有効である．肥厚性カンジダ症は難治性の場合が多く，またその形態から口腔癌との鑑別が必要になることも多い（詳細は158頁「14　カンジダ症の患者に対する口腔ケア」参照）（図4-3）．

(4)黒毛舌

高齢者に多い．舌背の糸状乳頭が伸長して黒色または黒褐色を呈する．原因は明確でない．抗菌剤やステロイドの長期投与，口腔衛生状態の不良などが原因とされている．長く伸びた糸状乳頭間でカンジダ菌などの感染による粘膜炎をおこし疼痛が発現することがある．疼痛や炎症がある場合は口腔衛生状態を改善するとともに舌背を舌ブラシなどで機械的に清掃し，可能であれば長く伸びた糸状乳頭を鋏などで切除する（図4-4）．

(5)平滑舌（舌乳頭萎縮）

萎縮性舌炎とも言われ舌背の糸状乳頭が消失して滑沢になる状態を言う．悪性貧血（Hunter舌炎）や鉄欠乏性貧血（Plummer-Vinson症候群）の口腔症状であり，貧血の臨床診断に有効である．平滑になった舌背は緩衝部分が消失するため刺激が直接粘膜上に伝わり，炎症をおこしやすい．舌に歯や食物が接触した時，また会話時にはピリピリした疼痛が続く．刺激の

1　粘膜の基礎知識　**81**

ある歯磨剤や歯ブラシによる疼痛も口腔ケア時には問題となる．乾燥した口腔粘膜は何かが接触しただけで強い疼痛が出るため，粘膜を十分湿潤させながら口腔ケアを行わねばならない．

2）前癌病変と悪性病変

(1) 白板症（白斑症）と紅板症（紅斑症）

　口腔粘膜の前癌病変には白板症と紅板症がある．白板症の白斑は薄い被膜様のものから顆粒状または板状に盛り上がっているものまで多彩で，境界は比較的明瞭である．これらは擦過しても除去することはできない．鑑別疾患としては前述のカンジダ症があるが，これは擦過すると菌塊は除かれる．粘膜の炎症がひどい場合は剝離して出血することがある．また同じ白色病変である扁平苔癬も形態が一定でなく，多くは線状または網目模様を呈する．白板症は病変部の急速な拡大や，びらんを伴う場合は悪性の可能性があるためすぐに専門施設への紹介が必要となる（図4-5）．

　紅板症は肉眼的にはびらん状を呈するため，口内炎との鑑別が必要な場合もある．痛みがないため病変部を強くブラッシングしてしまうことがあり，変化を早めてしまう．紅板症の癌化率は高く，1週間程度観察を行っても変化がないか，拡大傾向等を呈する場合は早急に専門医への受診が必要である（図4-6）．

(2) 口腔癌（原発性癌と転移性癌）

①視診で判別できる口腔癌（表4-1）

　口腔に原発する癌のほとんどは扁平上皮癌である．口腔癌の視診型は白斑型，びらん型，潰瘍型，乳頭型，肉芽型，膨隆型に分けられる．これら視診型を知ることは病変を早期に発見するために重要である[4]．それぞれの型が混在する場合も多く注意が必要である．表4-1にそれぞれの視診型と鑑別を要する疾患を挙げる．病変が小さくても，白斑と紅斑が混在する場合は強く悪性を考えなければいけない．口腔癌の初期は疼痛や腫脹などの症状が乏しい場合が多く，高齢患者の多くは自らの口腔内を十分に観察することも少ないため，口腔ケア時や検診時，歯科診療時に担当者が精査し発見できないと進展癌になる可能性がある（図4-7）．

　また，口腔には扁平上皮癌以外に，唾液腺腫瘍が見られる．良性の唾液腺腫瘍である多形性腺腫は口蓋に好発し，ゆっくり増大するため自覚されにくく，発見が遅れることが多い．義歯の不適合や痛みを訴える場合は，同じ部位の左右を比較し，大きさ，形，色調，触診に違いがないか十分診査する必要がある．唾液腺腫瘍の多くは良性であるが，組織の一部に悪性変化が見られたり，経過中に急に増大する場合がある．また粘表皮癌や腺様嚢胞癌のように最初から悪性腫瘍でありながら，表面は健常口腔粘膜で被覆されている場合が多いので，口腔ケア時にも見落とされやすい．

　口腔粘膜の黒色変化も慎重に取り扱わなけ

表4-1　口腔癌の臨床視診型と鑑別疾患

臨床視診型（口腔癌）	鑑別疾患
白斑型	白板症、肥厚性カンジダ症
びらん型	紅板症、扁平苔癬、ヘルペス、多型滲出性紅斑、剝離性歯肉炎、天疱瘡・類天疱瘡
潰瘍型	褥瘡性潰瘍、壊死性潰瘍性口内炎
乳頭型	乳頭腫、乳頭腫症
肉芽型	炎症性肉芽、エプーリス、肉腫
膨隆型	深部の良性腫瘍、唾液腺腫瘍（良性・悪性）、肉腫

ればならない．口腔粘膜はメラニン色素が少なく皮膚のように色素沈着はほとんど発現しない．しかし，歯肉や口蓋に黒色の変化が発現することがあり，歯科補綴物の金属やタバコなどによる外来性の色素沈着であれば問題ないが，口腔にも悪性黒色腫は発現し，診断を誤って処置を行うと病変部の拡大や転移をきたすことがある（図4-8）．

②歯の鋭縁や不適合義歯と口腔癌

　歯の鋭縁や義歯による褥瘡性潰瘍と癌性潰瘍は区別がつきにくい．増殖した腫瘍は狭い口腔内で歯や義歯に接触して傷ができる．また，癌性潰瘍は食事や会話時に歯や義歯に接触して急速に拡大したり変化したりする．さらに口腔清掃状態の不良は潰瘍の変化を隠すため，発見が遅れ，鑑別はより困難になる場合が多い．

(3) 転移性癌

　胃癌，肺癌，大腸癌などからの口腔への転移がまれに見られる．癌の既往を有している患者の口腔ケアでは，急に腫脹した部位はないか，潰瘍は形成されていないかなどについて十分に気をつけなければいけない．転移性癌の場合は粘膜表面の潰瘍形成というよりも深部から増殖する形態が多い．粘膜の形状が変化して義歯が不適になったり，腫瘍表面に外傷性潰瘍を生じることで発見されることが多い．

3) 口腔の出血と全身疾患

(1) 歯肉からの出血，粘膜下の出血

　歯頸部歯肉の出血をすべて歯周病と診断してはいけない．白血病の口腔症状として比較的早期から歯肉出血の頻度は高い．粘膜下出血は紫斑としてみられ，血小板減少症では点状の紫斑が義歯床下粘膜のように咬合力がくわわる部位に好発する．

4) 皮膚科疾患，内科疾患等に伴う難治性口腔粘膜病変

(1) 多型滲出性紅斑

　薬剤のアレルギーで生じる．症状は重篤で口唇をはじめ口腔粘膜全体にびらんと痂皮を形成し，疼痛が強い．食事も不可能になり，栄養管理も必要となる（図4-9）．

(2) 剥離性歯肉炎，天疱瘡，類天疱瘡

　剥離性歯肉炎は歯周病関連の疾患としてみられているが，疾患に対する考え方もさまざまで大きな問題を抱えている．最近では，剥離性歯肉炎といわれている病変は，病理組織学的には扁平苔癬および粘膜の類天疱瘡と同じであることが示されている．類天疱瘡は比較的まれな疾患なので，剥離性歯肉炎のほとんどは扁平苔癬である可能性が高いとも言われている[5]．つまり剥離性歯肉炎や扁平苔癬は発生頻度は少ないものの類天疱瘡の可能性も考慮すべきである．とくに経過が長く，難治性である場合は専門施設へ依頼して検査を行う必要がある．類天疱瘡が剥離性歯肉炎をおこす経過は，上皮基底部に自己抗体を形成し，上皮の接着が脆弱になり口腔粘膜に水疱が形成される．その水疱は歯科用のエアーをかけたり，ピンセットで軽く接触するだけで水疱が破れ，内容液が溢出して表層は剥離する（図4-10）．水疱は多発するので口腔内の広範な部位に粘膜の剥離とびらんが認められることになる．疼痛が激しく摂食不可能となり，口腔清掃もできず非常に不潔になる．その結果二次感染もおこし重症化する．

　天疱瘡の初発症状の60%以上は口腔症状であり，粘膜の剥離，水疱形成，びらんなどが見られる．高齢者でも天疱瘡は発現し，義歯床下粘膜に生じたびらんのため疼痛があり，義歯の調整を繰り返しても症状は消失しない．粘膜上皮が剥離し，出血しやすいびらんが長期間続く場合は，義歯の調整と安静だけでは治癒せず検

査での確定診断が必要である．類天疱瘡・天疱瘡の診断は血液検査と病理組織検査で確定される．

これらの疾患では，粘膜は軽度の刺激で剝離し，出血と疼痛が著明なため口腔ケアは困難となる．しかし，二次感染によりさらに重症化するため，口腔ケアの実施は必須となる．

(3)ヘルペス（単純ヘルペス，帯状疱疹）

数個から数十個の小水疱が形成され，水疱は破れてびらんとなり激痛を伴う．先に述べた類天疱瘡・天疱瘡との鑑別が必要である．発症原因はウイルス感染であるため，抗ウイルス薬の投与など的確な治療で治癒する．問題点は，口腔内は激しい疼痛があり，広範囲に及ぶびらん形成のため二次感染と経口摂取困難による低栄養と脱水である．また背景に全身状態悪化や免疫低下を推測しなければならない．口腔ケア時には術者への感染予防にも配慮を要する（図4-11）．

(4)掌蹠膿疱症

掌や足の裏に非感染性の膿疱が多数できる皮膚科疾患である．原因として口腔領域では歯性病巣感染，歯科金属アレルギーなどがあり，歯科と密接な関係が指摘されている．口腔ケア対象者の時に掌や足の裏にこれらの病変が認められる場合は，歯性病巣感染の原因となる歯科疾患と歯科金属アレルギーを考慮する必要がある（図4-12）．

5）まとめ

(1)口腔粘膜疾患はそのほとんどが視認できるため，口腔ケア時に慎重な診査を行えば早期に発見し，治療を行うことができる．歯や粘膜の汚れだけに気をとられ，これらの疾患を見逃した場合，口腔ケア時に痛みを与えるだけでなく，その疾患の進行を助長することにもなるため，初診時の十分な全身および口腔内診査が必要である．また，診査を行い異常がなければ，そのこと適時記録しておけば，もし口腔疾患が発現した場合でも，発現の時期をある程度予測することができ，その疾患の早期診断と治療に役立てることができる．

(2)最初は単純な症状を示す口腔粘膜疾患であっても，時間の経過とともに自然治癒が期待できるものだけでなく，放置すればどんどん病変が拡大し，重大な結果を招く症例があることを念頭に対処しなければならない．

(3)口腔ケアでは，口腔内のみでなく顎顔面部をはじめ全身の観察が必要である．すぐに口腔清掃にするのでなく，食事や会話などに不自由がないか，内科や皮膚科疾患に伴う口腔症状が見られないかなど全身と口腔相互に関連した疾患がないかをいつも念頭に入れてケアを行うべきである．

3 過敏症状

口腔粘膜の感覚は三叉神経が支配している．前述のように口腔粘膜は粘膜上皮，緻密結合組織からなる粘膜固有層から構成され，その下層に神経線維束が通る疎な結合組織があり，骨ないし筋と結合する．つまり口腔粘膜の感覚は薄い上皮と骨ないし筋との間の疎な結合組織中の三叉神経によって受容される．一方体幹皮膚の感覚は厚い皮膚や脂肪層を通して，厚い筋肉の緩衝の上に受容される．つまり口腔粘膜と体幹皮膚に同じ力がくわわったとしても，口腔粘膜中の神経線維束の受ける力は体幹皮膚よりも強いということになる．とくに咀嚼粘膜は粘膜下組織が乏しく，すぐに骨膜を介して骨と結合しているため，粘膜下に分布する神経線維束は強い力を受けやすく，感覚は鋭敏となる．

さらに口腔内には以下の神経開口部があり，同部位には太い神経線維束が走行しているため，同部の直接的な刺激は健常者でも痛みと感じる場合

が多い.しかし,口腔内感覚の維持,改善という観点から考えると,これら神経開口部を中心に刺激を行うことで効率よくケアを行うことが可能と考える.

1）口腔の感覚に関係するもの（図4-13）

オトガイ神経（孔），切歯神経（管），大小口蓋神経（孔），眼窩下神経（孔）

病的な過敏症状の原因として,脳性麻痺などによる中枢神経系の未成熟や,脳卒中や頭部外傷により三叉神経支配領域に障害を受けた場合などの原始的触覚の発現があるといわれている.このような場合,外界の触覚刺激に対して触覚防衛的な行動を生じる.このようなときに口腔ケア時の不用意な操作によって口腔粘膜や顔面皮膚に力をくわえることには注意が必要である.

口腔内感覚の過敏症状への対処方法としては脱感作療法が取られる.脱感作の目的としては中枢神経系の成熟を促し原始的触覚の発現を抑制すること,根気強く触覚刺激や触体験を繰り返し与えることによって,異常な感覚を修正することである.

（渡邊　裕）

文　献

1）西山茂夫：口腔粘膜疾患アトラス,文光堂,東京,1982.
2）石川悟朗：口腔病理カラーアトラス,医歯薬出版,東京,2001.
3）菊谷　武：基礎から学ぶ口腔ケア,学習研究社,東京,2007.
4）山根源之：口腔ケアに必要な口腔粘膜疾患の基礎知識　老年歯学　18：222-226,2003.
5）FA Carranza Jr.:グリックマン臨床歯周病学,第6版,原　耕二他訳,西村書店,新潟,1993.

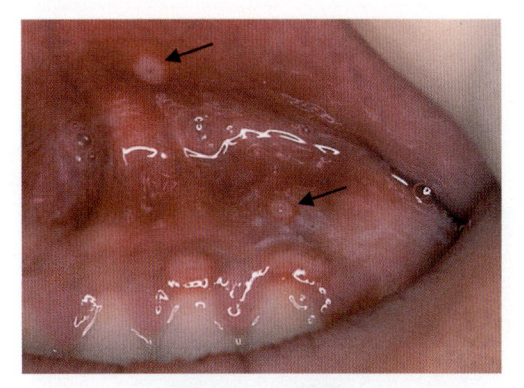

図4-1　小潰瘍

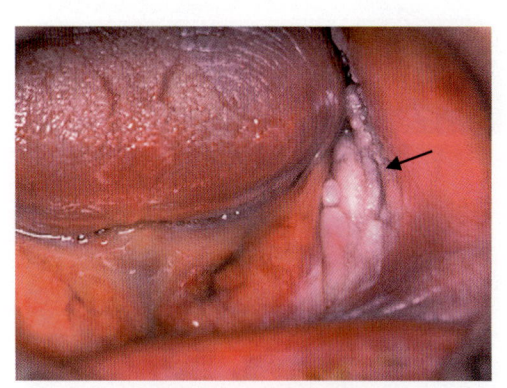

図4-2　褥瘡性潰瘍

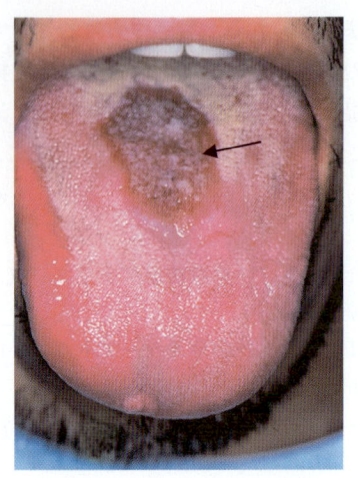

図4-3 口腔カンジダ症

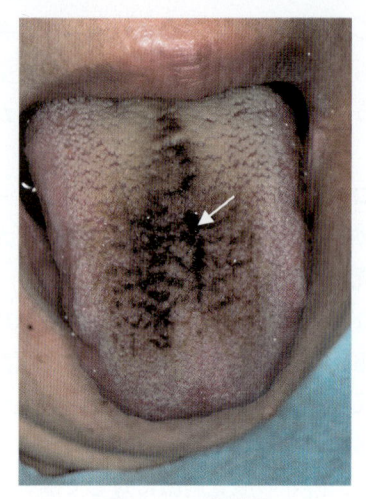

図4-4 黒毛舌

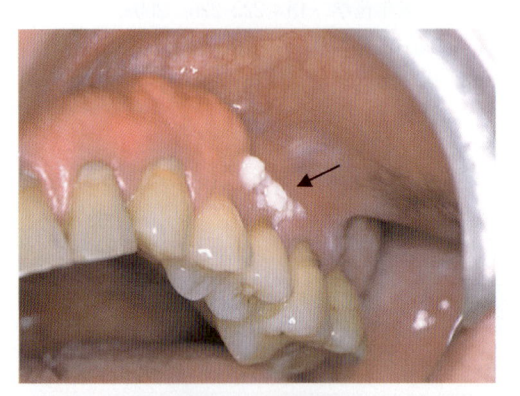

図4-5 白板症

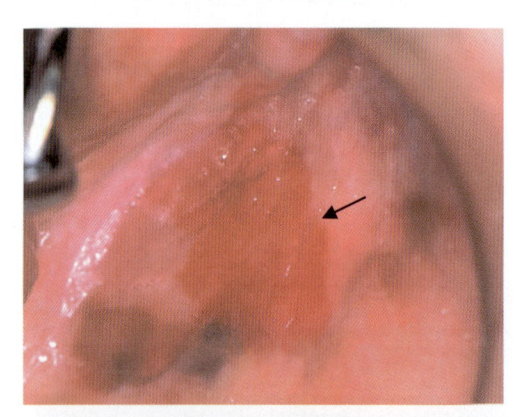

図4-6 紅板症

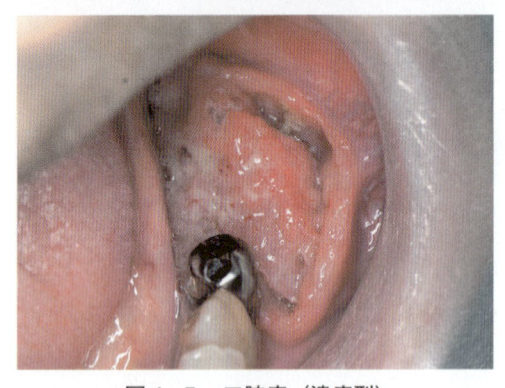

図4-7 口腔癌（潰瘍型）

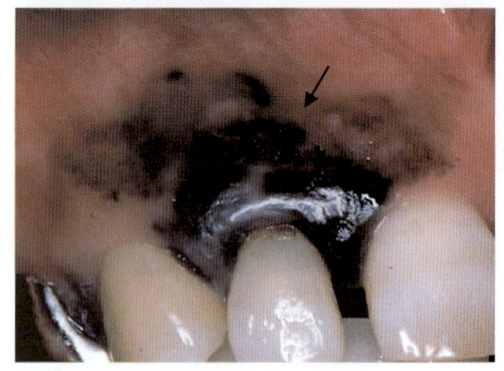

図4-8 悪性黒色腫

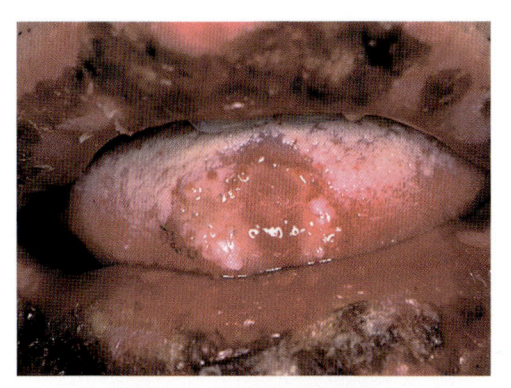

図4-9　多型滲出性紅斑

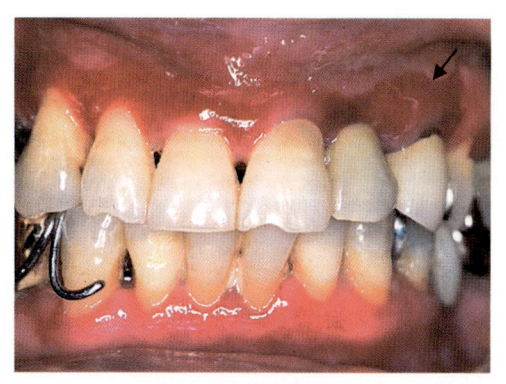

図4-10　類天疱瘡

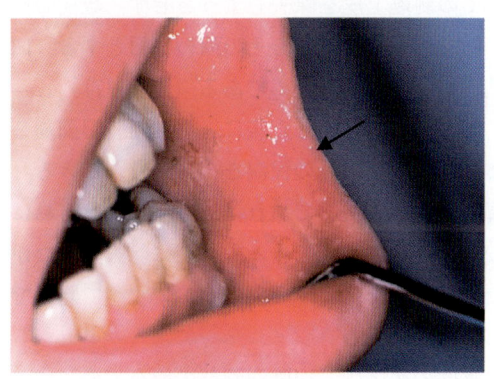

図4-11　ヘルペス

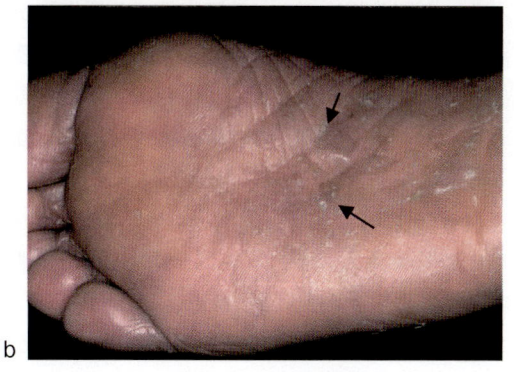

図4-12　掌蹠膿疱症

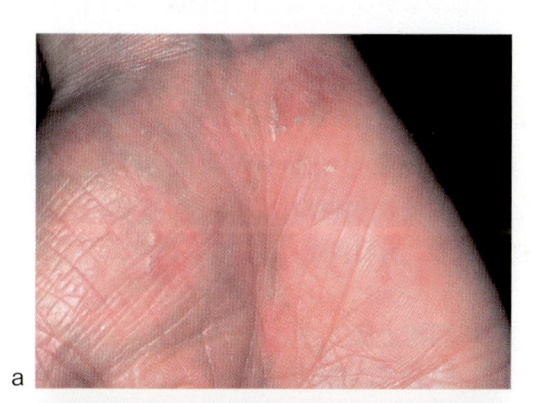

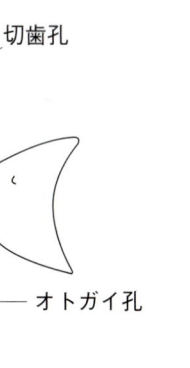

図4-13　口腔ケアに必要な解剖（口腔の感覚に関係するもの）

切歯孔
大小口蓋孔
オトガイ孔

1　粘膜の基礎知識　87

2 粘膜の清掃

　意識障害や麻痺などの結果，口腔機能が低下すると口腔粘膜の自浄性が低下する．とくに唾液が減少することが要因となるが，意識障害や嚥下障害などから経口摂取されなくなることも自浄性の低下につながっている．口腔機能の低下による口腔乾燥も自浄性の低下を招く．口腔粘膜は乾燥し，汚れやすい状態になる．経鼻経管栄養，胃瘻，静脈栄養など，経口摂取していなくても口腔粘膜の清掃は必須であり，口腔ケア介入は必ず必要になる．
　とくに粘膜の清掃の対象として重要なのは3点，剥離上皮，食物残渣，舌苔である．

1 剥離上皮

　剥離上皮は口腔粘膜の表面に発生する老廃物である．新陳代謝によって粘膜表面の角質細胞が剥がれることにより作られる．通常は飲食や口腔ケアにより除去されるために，口腔内に堆積することはないが，意識障害など口腔機能が極端に低下した場合には舌や口蓋に堆積することがある（図4-14, 15）．乾燥すると痂皮状を呈することから，痂皮や乾燥痰と誤認されることがあるが，病理組織学的に剥離上皮と確定している（図4-16）．ただし，剥離上皮のうえに痰が厚く付着している例もある．いずれも口腔ケアにより清掃が必要な対象である．
　剥離上皮の清掃方法は，まず湿潤させることである．乾燥状態の剥離上皮は除去が難しく，一部生体に付着しているために無理に除去しようとすると疼痛を与え，出血させることになる．剥離上皮の堆積を認めたら，まず口腔湿潤剤を塗布し，剥離上皮を湿潤軟化させる．口腔湿潤剤の塗布および剥離上皮の除去にはスポンジブラシが適する．
　湿潤軟化させた剥離上皮はスポンジブラシやガーゼ等で容易に清拭することができる．一度にすべての剥離上皮を除去しようとせず，数回の擦過で除去できた分だけをその回の清掃とする．口腔粘膜の障害を防ぐためである（図4-17）．
　剥離上皮を除去した後に，再度口腔湿潤剤を塗布することで常時の保湿を得ることができる．保湿されている状態であれば，剥離上皮は容易に除去清掃することができる．一度に除去できなかった剥離上皮も，2〜3回のケアですべて除去できる．
　毎回のケアは，口腔湿潤剤の塗布で終了する．次回のケアまでの間，粘膜を湿潤環境に保ち，常時の保湿を確保する．回数，方法など口腔ケア導入時のプランニングが大切である．
　乾燥状態で剥離上皮のケアを行おうとすると，1回のケアに20分も必要になる場合があるが，常時の保湿が確保され，剥離上皮の堆積がおさえられた状態を維持できれば，毎回のケアは数分もかからないようになる．

2 食物残渣

　口腔乾燥をはじめとする口腔機能が低下している状態で経口摂取を行うと，口腔内に食物が停滞し残留することが多い．とくに食塊形成能の低いきざみ食や，送り込みが難しいペースト食やミキサー食の場合には残渣として大量に残留することがある．食品の付着能の調整（もしくは選択）に注意する．食物残渣のケアに関しては，食事の前

後のケアがセットで提供されなければ効果があがらない.

食事前のケアは食事のための環境づくりが目的である.食事前に口腔乾燥がある場合には,保湿ケアを行い,口腔機能の向上を行ってから食事介助するとよい.口腔乾燥状態は口腔機能の低下そのものを示唆するので,口腔乾燥状態を改善することは摂食・嚥下リハビリテーションの条件でもあると考えられるようになってきた.ここでも口腔湿潤剤が必須である.

摂食機能にあった食事形態を選択することの必要性と,介助方法の検討が第一であるが,いずれにせよ食後に除去することが必要である.ここでもスポンジブラシは有用である.

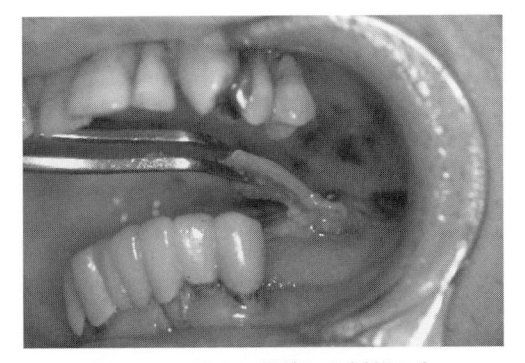

図4-14 舌上に堆積した剝離上皮

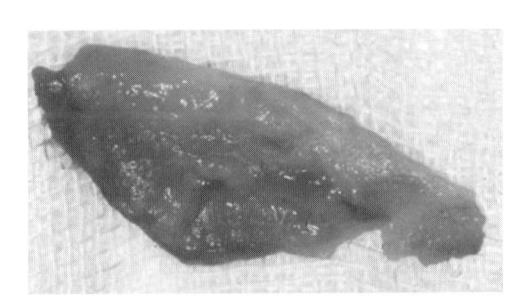

図4-15 除去した剝離上皮塊

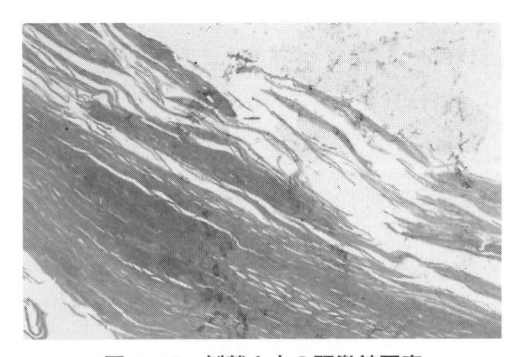

図4-16 剝離上皮の顕微鏡写真

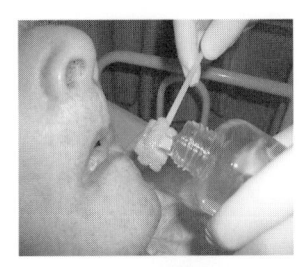

a. スポンジブラシに湿潤剤を取り出す
b. 口唇全体に塗布する 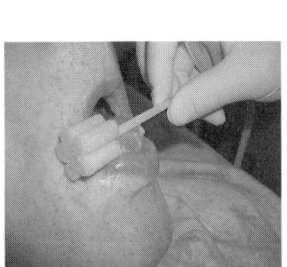
c. 舌剝離上皮を軟化させる 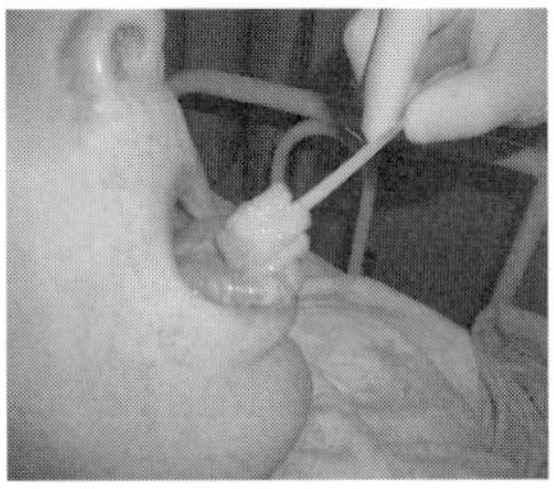
d. スポンジブラシは回転させて使用する 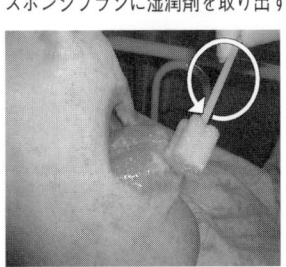
e. 除去した剝離上皮(矢印) 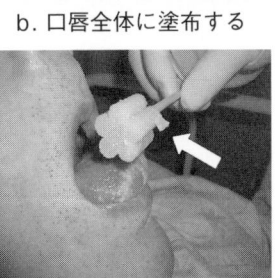

図4-17 舌の剝離上皮の除去

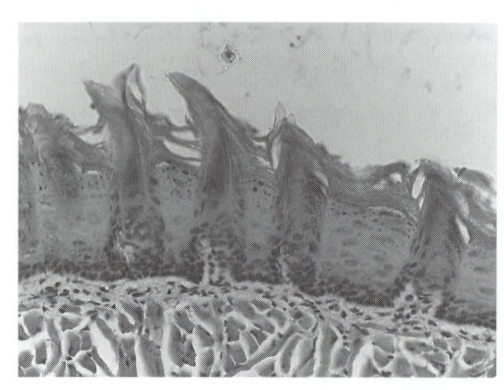

図4-18 老化促進マウス（Klotho）に認められた糸状乳頭

食後のケアは口腔内に残った食物残渣を除去することが目的で，細菌の繁殖の機会を減らすためにも，食後の誤嚥を防止するためにも重要である．

3 舌苔

舌苔は舌上の糸状乳頭の延長がその主体であり（図4-18），その周囲に残留した食塊や細菌繁殖が口腔内の汚染や口臭の原因の1つとされている．舌苔は口腔機能，特に舌の機能が低下している場合に多く堆積する．すなわち，舌苔は運動や食塊により磨耗することで舌表面の性状が保たれているのである．舌苔の付着は，舌機能の低下を示唆するものであり，口腔機能の向上プログラムの必要性が高い対象者であると言える．

舌苔は無理に除去する必要はないが，細菌繁殖の場となり口腔内の汚染の原因が疑われる場合には，物理的に除去することもある．舌苔の除去は湿潤下が大原則で，まず口腔湿潤剤などで保湿した後に舌ブラシや通常の歯ブラシで擦過除去する．除去は有郭乳頭より前方部分を後方から舌尖方向に向かって前方方向に除去するようにする．

使用器具として舌ブラシが各種市販されているが，ヘラ状のものとブラシ状の2種類ある．ヘラ状の舌ブラシは舌への刺激が強いので，舌表面が十分に湿潤されていることを確認した後，一度に除去しようとせず，弱く何回かこするようにして除去する．舌表面が赤変したり出血するのは擦過が強すぎるのでヘラ状でないものに替えるとよい．

ブラシ状の舌ブラシは毛先が長いものと短いものがあるが，舌苔付着量が少ない場合や舌の乾燥がある場合には，長めのものを選択する．短めのものは刺激がより強い．

（菅　武雄）

3 保湿

　粘膜は正常な状態では常に唾液により湿潤している．しかし，なんらかの原因，たとえばシェーグレン症候群や服用薬物の副作用，ストレス，唾液導管の障害などにより唾液量が減少して湿潤状態が保てなくなる場合がある．また，意識障害により開口状態が続くことや気管切開，人工呼吸器装着による呼吸管理によっても口腔内は二次的に乾燥状態になる．

　口腔粘膜の湿潤は口腔機能とも密接に関係しており，唾液減少により口腔機能が低下する場合がある．乾燥による可動域の制限や疼痛，感覚異常などが原因である．そして，口腔機能の低下により，さらに唾液量が減少する場合があり，これを一種の悪循環と考えることができる．とくに急性期の患者もしくは重度の要介護者の場合には，この悪循環の連鎖のままに放置しないことが粘膜の保湿に関して重要である．

　機能的な悪循環は，その連鎖の鎖の1つを改善することで止めることができる．口腔機能低下と口腔乾燥の悪循環を止める手段の一つが「保湿」という方法である．

　保湿は口腔ケアの基本の1つである．口腔衛生も口腔機能の向上も保湿されていない状態では維持改善は困難である．保湿された口腔内を維持することで口腔環境を改善し，口腔衛生と口腔機能へのアプローチが可能になるのである．すなわち，口腔環境の改善なしに口腔ケアは達成できないと言うことができる．

1 保湿と口腔衛生

　乾燥状態の口腔内は微生物が増殖しやすい環境と言える．自浄性が低下することと唾液の抗菌作用が低下するためである．とくに舌上の真菌（多くは *Candida albicans*）は乾燥状態の粘膜に増殖しやすく，重篤な感染症を発症することがある．感染症として発症した場合には抗真菌薬を使用することになるが，単に菌数が増加しているだけの状態に対して日常的なケアに抗真菌薬を使用することは耐性菌の問題，菌交代現象の問題から考えても問題がある．口腔常在菌の消毒や滅菌を指向するケアは危険が大きいと考えられるからである．このような場合に，保湿による口腔環境の改善を行うことで口腔内の *Candida albicans* の菌数（測定は主にコロニー数のカウントで行われるので，正確には CFU：colony forming unit）を減少させることができる．

2 保湿と口腔機能

　乾燥状態にある口腔は機能が低下する．粘膜は乾燥により可動性に制限を受ける．また乾燥した粘膜は外部からの刺激が減少していることで閾値が低下して過敏状態になり，小さな刺激にも強く反応する場合がある．このような状態を「口腔過敏」とよぶことがある．過敏な状態の粘膜は，小さな刺激も疼痛として感じるため，歯ブラシやマッサージにも強く痛みを感じることになる．このような状態を介護・看護への抵抗と判断されている例も多く経験する．他の部位への刺激では通常の反応であるのに，口腔領域だけに強く反応する場合にはこの過敏状態であることを考慮するとよい．観察のポイントは舌や口蓋，口唇が乾燥していないかどうか，である（図4-19）．

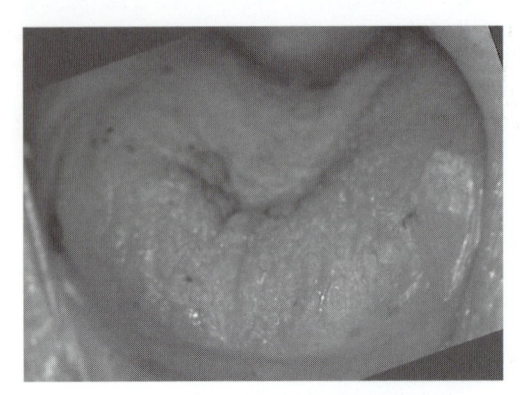

図4-19　乾燥状態の要介護高齢者の舌

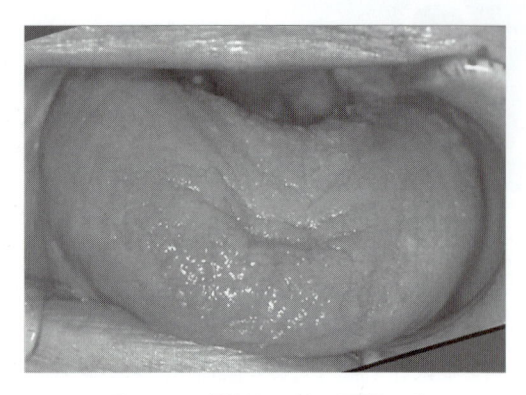

図4-20　保湿ケア後1週間の舌

保湿が達成されると，粘膜の性状が回復し，感覚も正常になってゆく．このような状態から行うリハビリテーション（刺激やマッサージ）は効果が高い（図4-20）．

3　保湿方法

乾燥状態がアセスメントされた場合には，ケアのプランに「保湿」の項目を追加する．保湿には口腔湿潤剤が有効であり，とくにジェルタイプの口腔湿潤剤は長時間の保湿に適している．ジェルはスポンジブラシやガーゼにより粘膜に塗布するが，そのときに薄く均一に伸ばすのがよい．

ジェルの主成分は水なので，水分の蒸発により体積が減少する．したがって，ジェルタイプの口腔湿潤剤は塗布すればよいのではなく，定期的に除去と再塗布のサイクルを繰り返すプランニングが重要である．ケアの間隔が長くなる場合，たとえばマンパワーの問題から1日に2回程度しかケアできない場合にはジェルの乾燥による被膜形成に注意しなければならない．このような場合には添加物の少ない，被膜形成の少ない製品を選ぶとよい．ケアの間隔が短い場合（ICUでは2時間ごとの頻回のケアを実施している病院もある）はドライマウス患者用のセルフケア用のジェルを流用する場合もある．

4　まとめ

以上のように，保湿により口腔乾燥状態と口腔機能低下の悪循環の連鎖を断ち切り，口腔機能の向上から唾液量の増加につなげ，いわば負のフィードバックを正のフィードバックに反転させることが可能になる．

（菅　武雄）

第5章 義歯の清掃方法

1 義歯の基礎知識

1 義歯とは

1）義歯の種類と構成要素

義歯とは，歯やその周囲組織の喪失によって生じた形態的・機能的な障害の回復を目的として製作される装置（補綴装置・補綴物）である．取りはずしのできない固定性の義歯と取りはずしのできる可撤性の義歯に分類される．

一般に義歯とは可撤性の義歯，すなわち全部床義歯（総義歯）と部分床義歯（局部床義歯）のことをさす．

全部床義歯とは，すべての歯が失われた顎（無歯顎）に装着する義歯（図5-1）であり，人工歯と義歯床からなる．

部分床義歯とは，部分的に歯が失われた顎に装着する義歯（図5-2）であり，歯列内の部分的な歯の喪失とそれに伴う歯周組織と歯槽突起の欠損の補綴を目的とする．人工歯，義歯床，支台装置（維持装置），連結装置からなる．支台装置とは補綴装置を支台歯に連結するための装置であり，補綴装置が維持・支持・把持される．支台装置にはクラスプ（鉤），アタッチメント，テレスコープクラウンなどがある．クラスプを用いた義歯が一般的である．

また，顎義歯は腫瘍，外傷，炎症，先天奇形などによる顎骨，または口腔軟組織の欠損に適用される義歯である．顎骨表面あるいはその内部に設置された人工的構造物（インプラント）から支持・把持・維持力を得る義歯をインプラント義歯と言う．

2）義歯を快適に使用するために

義歯装着者に求められるのは，義歯および歯の清掃を適切に行うことである．義歯および歯の清掃が適切に行われないと，歯，とくに支台歯の喪失，口内炎，口臭などを生じやすい．また誤嚥性肺炎の防止のためにも口腔清掃は重要である．

歯科医師によるチェックを定期的に受けることも大切である．歯の喪失した顎堤部の骨吸収，人工歯の咬耗は避けられない．これらによって義歯の不適合が生じる．定期的にチェックを受けることにより，義歯の不適合や清掃不良，う蝕や歯周病など種々の問題に対して早期の発見・対応が可能となる．

快適な口腔の維持には歯科医師，歯科衛生士による専門的な支援が望まれる．

2 着脱方法

口腔を清潔に保つためには，歯・粘膜と義歯の適切な清掃が必要である．

義歯を装着したままブラッシングを行うと，義歯と接している歯や粘膜，義歯そのものの清掃を十分に行うことができない．したがって，義歯をはずして歯の清掃を行うとともに，義歯を手に保持して義歯のあらゆる面の清掃を行うのが基本となっている．

介護が必要な状態になると，セルフケアが困難になりやすい．このような場合には，口腔を清潔に保つために介護者が義歯の着脱および清掃を行う必要がでてくる．介護者にとって，他人の義歯の着脱を初めて行うことは難しいものである．このような状態になる前に，介護者が口腔の清掃に

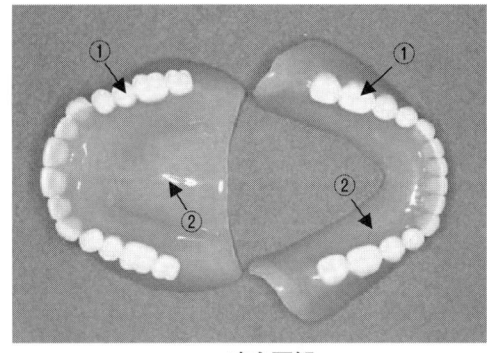

a 咬合面観　　　　　　　　　　b 粘膜面観

図 5-1　全部床義歯（上下顎）
①人工歯，②義歯床

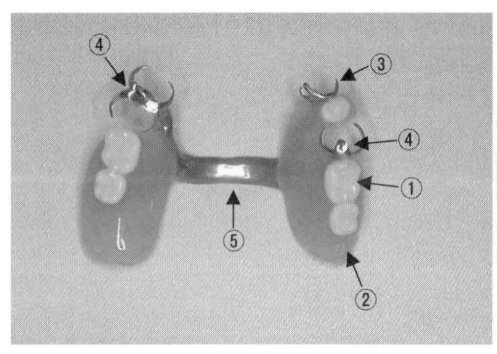

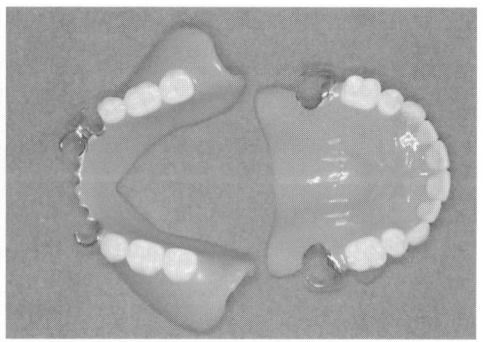

図 5-2　部分床義歯
① 人工歯　② 義歯床　③ クラスプ　④ レスト　⑤ 連結装置（バー）

かかわりをもっていると，要介護者に対する口腔清掃に困惑せずにすむことになる．

口腔清掃の自立度判定基準（BDR 指標）は歯磨き（B），義歯着脱（D），うがい（R）からなる．義歯着脱（D）は，自立（自分で着脱を行う），一部介助（はずすか入れるかのどちらかは行う），全介助（自分では全く着脱しない）に分類されている．口腔清掃の自立には義歯の着脱が重要であることが理解できよう．

1）着脱の要点

適切な義歯の着脱のための基本を**表 5-1**に，義歯着脱の際の注意点を**表 5-2**に示す．口唇・頰の緊張は，義歯の着脱を困難にするので，力を入れずに軽く開口してもらうとよい．このようにすると，指で口唇・頰を十分に排除することができる．本章では口角を押し広げるという表現をする場合，指を臼歯部まで入れ，口唇・頰を排除することを意味する．

義歯の着脱を家族やホームヘルパーが行うのは難しいものである．不適切な方法で行うと要介護者に痛みや不快感を与えることになり，要介護者が義歯の着脱や口腔清掃を嫌がる，さらには義歯の破損や粘膜の損傷を招くことになる．

2）全部床義歯の着脱方法

上顎の全部床義歯は，親指と人差し指で義歯の前歯部を持ち，義歯の後縁を上顎の粘膜から離すようにするとはずしやすい（**図 5-3**）[1,2]．義歯が顎堤からはずれたならば，そのまま義歯を口腔

1　義歯の基礎知識　**95**

表5-1 適切な義歯の着脱のための基本

・要介護者、介護者ともに安楽な状態を維持する
・要介護者の頭部を安定させる
・要介護者の口腔内がよく見えるような位置に介護者は位置する
・要介護者を緊張させない
・大きく開口させない
・口腔内での義歯の適切な位置を確認しておく
・義歯の着脱方向を確認しておく
・口腔内をよく観察し歯や粘膜の状態を把握する

表5-2 義歯着脱の際の注意点

・痛みや不快感を与えない
・義歯、とりわけクラスプを変形・破損させない
・口腔粘膜に損傷を与えない
・歯に過度の力を与えない
・小さな義歯を口腔内に落下させて誤嚥、誤飲させない
・装着時には義歯を咬み込んで装着させない

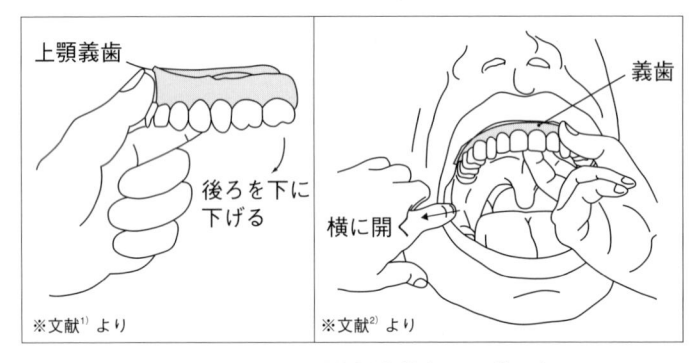

図5-3 上顎全部床義歯のはずし方

外に出す．上顎の義歯を下方に向かってまっすぐにはずそうとしてもはずれにくい．

　上顎の全部床義歯の装着の際には，指で口角を押し広げ，片側の後縁部分から義歯を回転させながら口腔内に入れていく（図5-4）．義歯が口腔内に入ったら，中切歯の正中を顔の正中にあわせ，所定の位置に向かって顎堤にあうように，ゆっくりと力をくわえていく．所定の位置まで指でしっかり圧接する．

　下顎の全部床義歯は親指と人差し指で義歯の前歯部を持ち，舌を後方に位置させるようにして，上方に持ち上げる．義歯を顎堤からはずしたら，そのまま義歯を口腔外に出す．

　下顎の全部床義歯の装着の際には，指で口角を押し広げ，片側の後縁部分から義歯を回転させな

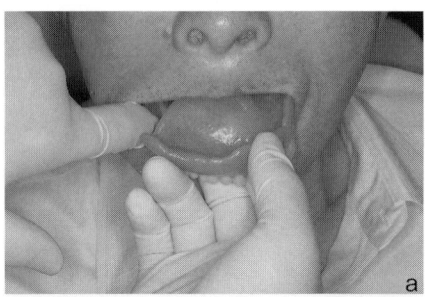

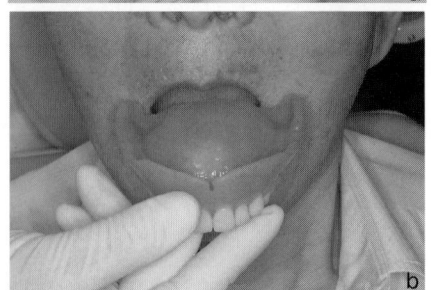

図5-4 上顎全部床義歯の装着方法
a．片側の後縁より口腔内に挿入し，回転させながら対側の後縁を口腔内に挿入する
b．全部床義歯の後縁を同時に挿入するのは難しい

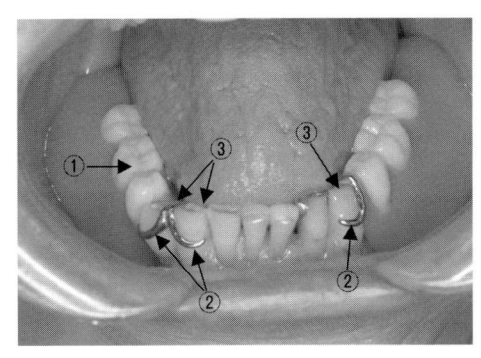

図5-5 クラスプと支台歯の位置関係
着脱に際しては，欠損部と①人工歯，②クラスプと③支台歯の位置関係を確認しておく

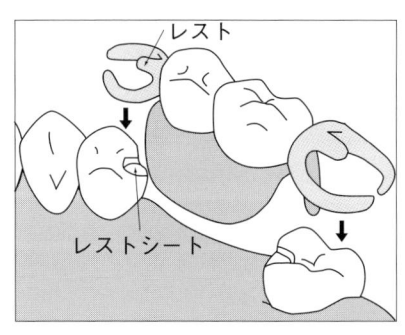

図5-6 小さな部分床義歯の装着方法

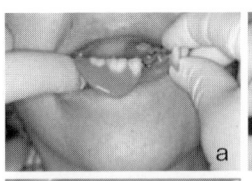

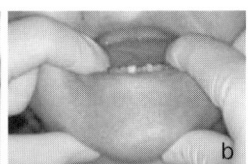

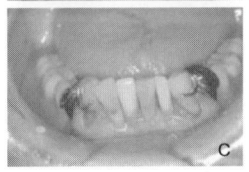

図5-7 部分床義歯の装着方法
a．大きな部分床義歯では，全部床義歯と同様に回転させながら挿入する．人工歯を欠損部にあわせ，クラスプと支台歯の位置関係をあわせてから歯列への挿入を開始する
b．適切な位置まで指で押して挿入する
c．適切な位置であることを確認する

がら口腔内に入れて行く．義歯が口腔内に入ったら，中切歯の正中を顔の正中にあわせ，所定の位置に向かって顎堤にあうように，ゆっくりと力をくわえて行く．所定の位置まで指でしっかり圧接する．

3）部分床義歯の着脱方法

着脱を行う際は，歯と人工歯，クラスプなどの支台装置などとの位置関係を確認する（図5-5）．部分床義歯は着脱可能な方向が決まっているので，無理に力をくわえても着脱方向が異なるとはずれないばかりか，クラスプの変形や疼痛を生じることになる．

また，部分床義歯の場合は，義歯床縁やクラスプに指を掛け，着脱可能な方向に力をくわえてはずす．クラスプに力をくわえるときに変形させてしまうことがあるため，着脱方向や指を掛ける位置を，歯科医師や歯科衛生士から指導を受ける必要がある．取りはずしを容易にするために，義歯床に小さな突起や窪みを付与することがある．

部分床義歯には小さいもの（1歯欠損）から全部床義歯とほぼ同じ大きさのもの（1歯残存）まである．小さい義歯の装着の際には，指で口角を押し広げ，口腔内を観察しながら装着部位に義歯を持って行く．次いで，装着方向に向かって指で加圧し，所定の位置まで圧接する（図5-6）．

全部床義歯とほぼ同じ大きさを持つ義歯は，全部床義歯の装着の際と同様に，片側の後縁部分から義歯を回転させながら，口腔内に入れて行く（図5-7）．義歯を口腔内に入れたら，欠損部と人工歯，歯とクラスプなどの支台装置との位置関係が適切になるようにしてから，装着方向に向かって指で加圧し，所定の位置まで圧接する．

部分床義歯を装着したら軽く咬んでもらい，適切な位置に挿入されたことを確認する．なお，歯や粘膜の損傷や義歯の変形，破損を防ぐために，義歯を咬み込んで装着してはならない．

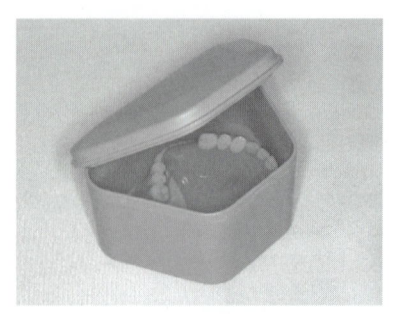

図5-8　義歯の保管容器の一例
専用の容器を用いて義歯を水中に保管する

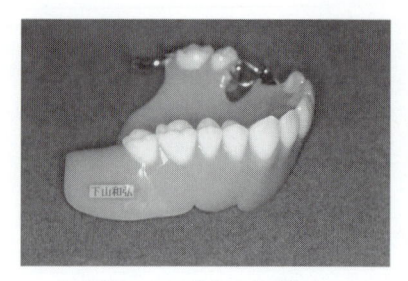

図5-9　義歯の名前入れ

3　義歯保管法

義歯清掃時や就寝時には，義歯の清潔の維持，義歯の変形・破損の防止，紛失の防止などのために義歯を口腔外で保管する．

蓋つきの専用の保管容器を用意する（図5-8）．容器には水を入れ，義歯を水中で保管する．清潔の保持のために，義歯の清掃のみならず容器の清掃も行う．

ティッシュペーパーに包んでおくことは義歯の紛失や変形につながるので，決して行ってはならない．日常使用するコップなどに義歯洗浄剤とともに義歯を入れておくと，認知症患者が誤飲することがあるので避ける．

施設では，個人の名前が付いた専用容器を用意し，義歯には名前を入れておくと，義歯の紛失を防止できる．

4　夜間装着

原則として，夜間就寝時には義歯を取りはずし，口腔内を休ませる．義歯をはずす理由としては，粘膜や歯を安静状態にする，う蝕や歯周病のリスクを低下させる，誤嚥を防止するなどが挙げられている．義歯をはずすことが口腔清掃を行うきっかけにもなる．義歯を長時間装着すると義歯や口腔内は汚れるため，義歯性口内炎，口臭，顎堤の吸収，残存歯のう蝕や歯周組織の炎症など種々の問題を生じやすい．

夜間就寝時に義歯を装着することが必要な場合もある．就寝時に歯ぎしりなどのブラキシズムがある場合，すれ違い咬合のために対顎の顎堤に咬傷が生じる場合，義歯装着により顎関節を安定させる必要がある場合，義歯装着により現在歯の移動を防止する必要がある場合など，歯，顎堤，顎関節などの保護のために装着する場合である．

夜間の装着に際しては，義歯をはずして粘膜や歯を安静にする時間を確保すること，就寝前には義歯と口腔内を清掃することを忘れてはならない．また夜間の装着の可否を歯科医師に判断してもらい，適切な指導を受ける必要がある．

5　義歯の名前入れ

所有者氏名や個人識別記号などの情報を義歯に付与する方法は，デンチャーマーキングあるいは義歯刻印法などといわれている（図5-9）．集団生活を行う施設では，施設利用者同士あるいは施設職員による義歯の取り違えや義歯のおき忘れによる紛失防止を目的として行われる．また，震災などの大規模災害時の身元確認のためにも義歯への名前入れは推奨されている．

義歯の名前入れの方法は，名前を記入した識別片を義歯床内部に埋め込む方法など，種々の方法が考案されている．名前入れを行いたいときには歯科医師に相談する．

現在，各地の歯科技工士会のボランティア活動

の一環として老人福祉施設等で義歯への名前入れが行われているが，製造者責任を問う法律（PL法）との兼ね合いもあることから，義歯の新規製作時に義歯への名前入れを行うことが望ましい．

6 義歯安定剤

　義歯安定剤は，維持・安定が不良な義歯の改善を目的として，患者自身が義歯床と顎堤の間に介在させて使用する材料である．本来，義歯の維持・安定の不良な場合は歯科医師により適切な治療を受けるべきである．

1）義歯安定剤の種類

　義歯安定剤は成分や性状により大きく2種類に分けることができる．すなわち，粘着作用により義歯の維持・安定を向上させる義歯粘着剤と，床下の隙間を埋めて密着することにより義歯の維持・安定を向上させることを期待するホームリライナーである（表5-3）．

　義歯粘着剤は，粘膜への粘着性に優れた吸水性ポリマーやカラヤガム，アラビアゴムなどの高粘着性物質を主成分としている．製品の性状によりさらに粉末タイプ，クリームタイプ，シートタイプ（シールタイプ）に分けることができる．

　ホームリライナーはクッションタイプの製品であり，酢酸ビニル樹脂と溶剤であるエタノールを主成分としている．

2）義歯安定剤の問題点

　義歯安定剤の使用時の問題点として，顎堤の吸収や口内炎などの感染症が挙げられている（表5-4）．

3）歯科医師の管理下での使用

　日本補綴歯科学会は，一定の条件下であれば義歯安定剤の使用を容認できるとの見解を示している．すなわち義歯粘着剤に関しては歯科医師の管理下で実施されるべきであり，義歯の新規製作を前提とした義歯の修理時（粘膜調整，床裏装，改床など）に短期間の使用に限るとするものである．また日本補綴歯科学会の見解では，ホームリライナーは流動性が低く，厚みが不均一になりやすいため，為害作用が大きく推奨できないとしている．義歯安定剤の使用の禁忌を表5-5に示す．

4）義歯安定剤の使用上の注意

　義歯安定剤の使用方法については，商品の特性を理解し，商品添付の説明書に従って行うべきである．また，歯科医師による管理下での使用が重要である．

　義歯安定剤はその材質上，微生物の温床になりやすい．また乾燥や長時間の使用により剝がれにくくなるものがある．硬くなった義歯安定剤は粘膜に傷害を与えかねない．義歯安定剤の使用がやむを得ない場合は，口腔内環境への悪影響を防止するために，適切な使用方法の遵守と清掃が必須である．

（下山和弘，秋本和宏）

文　献

1）横井基夫，神谷博昭，岡部光邦，鶴見邦夫，霜鳥　進：義歯の入れ方，取り外し方のコツを教えてください，河合　幹，亀山洋一郎，山中克己，鈴木幹三，夏目長門編，口腔ケアのABC，73，医歯薬出版，東京，1999

2）柿木保明：口腔ケアの基本的な流れ，鈴木俊夫，迫田綾子編，JJNスペシャル No.73 これからの口腔ケア，81，東京，医学書院，2003．

参考文献

i）古屋良一，會田雅啓，嶋倉道郎，田中伐平，森　隆司，田中久敏：義歯安定剤（材）に関する現状分析と見解，補綴誌44：565-569，2000．

ii）下山和弘，秋本和宏：義歯清掃の基本―義歯用ブラシ，義歯用歯磨き剤―，老年歯学　16：374-378，2002．

iii）下山和弘，秋本和宏：義歯清掃の基本―義歯洗

表5-3 義歯安定剤

タイプ		商品名	販売元
義歯粘着剤	粉末タイプ	ポリグリップ® パウダー無添加	アース製薬
		新ファストン	ライオン
		ザンフトン	昭和薬品化工
	クリームタイプ	コレクト® クリームⅡ	塩野義製薬
		ライオデント® クリーム	ライオン
		新ポリグリップS	アース製薬
		新ポリグリップ無添加	アース製薬
	シートタイプ	タッチコレクト® Ⅱ	塩野義製薬
		総入れ歯安定剤シーボンド® 上顎用	エーザイ
		総入れ歯安定剤シーボンド® 下顎用	エーザイ
ホームリライナー	クッションタイプ	クッションコレクト®	塩野義製薬
		コレクト® ソフトA	塩野義製薬
		新ライオデント®	ライオン
		新ライオデント® ピンク	ライオン
		タフグリップ® 透明ライナー	小林製薬
		タフグリップ® 肌色	小林製薬
		やわらかタフグリップ®	小林製薬
		ポリデント入れ歯安定剤	アース製薬

表5-4 不適切な義歯安定剤使用による問題点

1. 口腔内が不潔になる
2. 顎堤に対する義歯の位置が不適切になる
3. そのため,咬合高径や咬頭嵌合位が不適正になる.咬頭干渉を生じさせる
4. 義歯安定剤を介しての粘膜面への適合が不均一になる
5. そのため,顎堤吸収を促進させる

表5-5 義歯安定剤の使用の禁忌

1. 材料にアレルギーがある場合
2. 義歯床が著しく不適合な義歯や床縁の位置などが不良な義歯
3. 咬合関係に問題がある義歯
4. 義歯安定剤を適切に使用できない場合

浄剤―,老年歯学 16：261-264,2001.
ⅳ）下山和弘,髙野紗恵子：義歯安定剤の使用法とその問題点,老年歯学 17：68-71,2002.
ⅴ）下山和弘,林田亜美子：デンチャーマーキングの必要性,老年歯学 17：72-73,2002.
ⅵ）下山和弘,髙野紗恵子：義歯の基礎知識―着脱方法―,老年歯学 17：179-183,2002.

7 義歯装着によって生じる問題

患者の全身的な状態によっては,義歯装着が口腔機能を阻害する場合があるために義歯装着を見あわせる場合がある.ここでは急性期と慢性期にわけて義歯の装着によって生じる問題を考える.

1）急性期

患者の意識レベルおよび覚醒状態によっては義歯を扱えない状態もあるので,義歯の装着時期は患者の状態にあわせて検討しなければならない.意識障害を伴うような場合や,気管挿管が必要な状態であれば,救命救急の場では義歯はすぐにはずすことになる.摂食・嚥下リハビリテーション

を行う場合にも，急性期には嚥下機能を優先するために義歯をはずした状態から開始する場合がある．

義歯装着の判断は，患者自身が食物（食事）を認知できるかどうかが第一条件である．先行期障害のある場合には義歯を装着してしまうと，異物感から食事に集中することができない場合がある．ただし，習慣的に義歯を装着しており，義歯の装着が肉体的精神的に負担になっていないと判断される場合には，義歯を装着させる利点は多い．

次に体位の問題がある．急性期には仰臥位で全身管理されている場合が多く，義歯が機能しづらい場合がある．全身状態が改善してヘッドアップ可能な状態で，義歯装着，経口摂取訓練に進むことが望ましい．

義歯非装着期間が長くなると，口腔周囲筋の萎縮や口腔粘膜の脆弱化により義歯の装着が困難になる場合があるので，義歯の装着開始はできるだけ早い方が望ましい．

退院時に義歯の調整が間に合わない状態で在宅移行する場合もあるが，その場合は担当の介護支援専門員に摂食状況を知らせ，歯科訪問診療の手配を依頼することが望ましい．また，訪問を担当する内科医および訪問看護師とも連携をとる．

2）慢性期

義歯の使用に関しても慢性期には臥床してからのケアとリハビリテーションの影響が強く現れる．義歯をはずしたままで長期間経過し，口腔内の変化が大きいために義歯が使用不可能になってしまう場合もある．残存歯の破折，喪失，移動なども部分床義歯の使用を中断させる大きな要因である．義歯が装着できないような全身状態であっても，口腔衛生は欠かせない理由である．また，義歯は適応する範囲を比較的狭く要求するので，患者の口腔内外の変化にこまめに追従させる調整が必要になる．急性期においても慢性期においても歯科的なサポートは継続しなければならない．

義歯は口腔周囲筋，特に比較的大型の筋肉である咬筋，側頭筋や舌の機能に影響を受ける．廃用症候により筋群の活動が低下している場合には，義歯を装着してもうまく扱えないし，異物として悪影響があるだけである．義歯の機能を高めるためには口腔周囲筋や舌の機能を高めつつ，慣れと調整により機能回復を計画する．

3）慢性期の症例から

義歯による摂食機能の回復は，歯科医師だけではできない．患者を取り巻く医療，看護，介護のすべての連携のうえに義歯という人工の装置は機能することができる．ここで紹介する症例は，在宅療養が長かったパーキンソン病の患者の例である．

長期間，在宅にてベッド上で暮らしていたが，その間，少なくとも7年間近くをリハビリテーションもしくは機能的サポートを受けていなかったために姿勢が乱れ，頭部が右側に傾斜したまま拘縮していた（図5-10）．背景には左側膝関節炎があり，左足を伸展させることが苦痛であったことがある．左膝を屈曲したまま拘縮がおこり，右側に傾斜することで骨盤がひねられ，結果的に体幹が回旋した状態で固定してしまっていた．

5カ月前に肺炎で入院した後，介護老人福祉施設に入所してきたが，その際に歯科医師と作業療法士，看護師立ち会いでアセスメントを行った．

歯科的には上下無歯顎で総義歯を装着していたが，開口量が1横指と制限があり，咀嚼運動は見られなかった．意識は清明だが発語は見られなかった．食事は全量経口摂取であるが，きざみ食をお茶で流すような介助が長期間行われていた．傾斜側の右側には食物残渣が著しく，嚥下反射はあるものの，ムセが認められた（図5-11）．

作業療法士の診断によりシーティング変更から対応することとし，クッションの選択と車いすの変更により姿勢調整を行った．モジュールタイプ

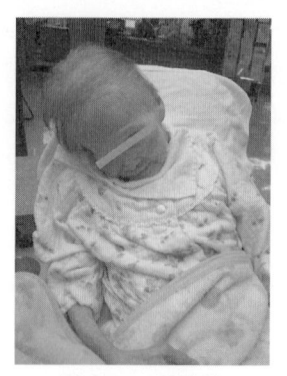

図5-10　調整前

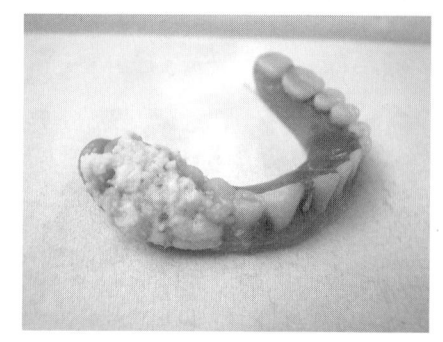

図5-11　義歯の状態

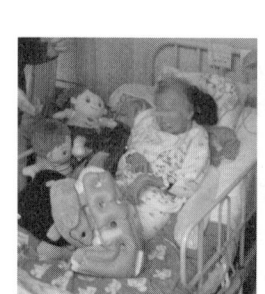

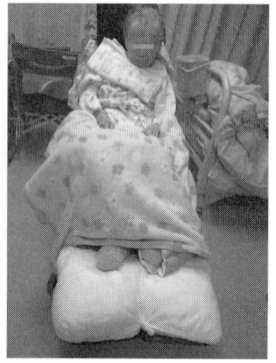

図5-12　姿勢調整

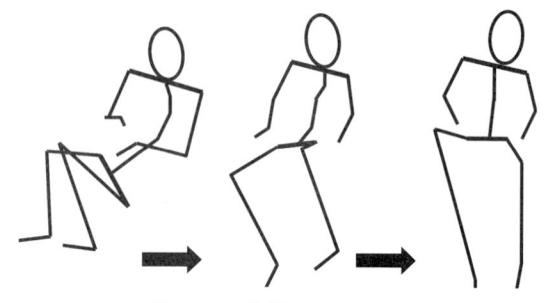

図5-13　姿勢の変化の様子

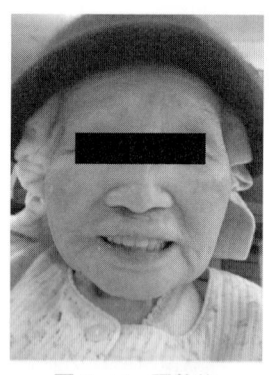

図5-14　調整後
十分な開口が可能になり，活発な発語がみられるようになった

の車いすに変更したことで姿勢が改善され，頭部の位置修正も得られた（図5-12，13）．この姿勢で開口が可能になり，義歯装着が可能になった（図5-14）．活発に発語がみられ，スタッフに冗談も言うようになった．

　義歯を使用する環境が整わないうちに義歯を無理矢理装着しても機能することはできない．歯の治療や義歯の装着は「食」のサポートの一部分である．本症例では姿勢調整がポイントであったが，代償的アプローチとしての食事形態の検討も重要である．新義歯への慣れと調整がある程度進んだ段階で，食事形態の変更が必要になる．食事形態が決定すれば食事介助方法，すなわち使用する食器やスプーンが決まり，一口量やタイミングが決定する．

　義歯を摂食・嚥下機能の積極的なサポート装置としてとらえることが今後の歯科医療を変えてゆくのかもしれない．

（菅　武雄）

2 義歯の清掃

1 義歯の汚れ

義歯の汚れの特徴を表5-6に示す.

1）デンチャープラーク

義歯の表面には唾液中の糖タンパクを主体とした薄い膜（デンチャーペリクル）が形成される．この膜に口腔レンサ球菌（*Streptococcus sanguis*, *Streptococcus mutans* など）やブドウ球菌（*Staphylococcus aureus* など）といったグラム陽性球菌が付着しコロニーを形成する．細菌間の共凝集や血液成分，菌体外多糖によりデンチャープラーク（バイオフィルム）が形成される．成熟とともにグラム陰性球菌が増加してくる．さらに成熟してくると深部に，*Porphyromonas gingivalis* などの嫌気性菌・桿菌が増加する．この成長したデンチャープラーク内で *Fusobacterium nucleatum* や *Candida albicans* をはじめとする糸状菌や *Candida* 属が見られる．

デンチャープラークは口腔内のみならず全身への影響についても問題視されている．歯科材料を介する感染症（デンタルデバイス感染症）であるので義歯について熟慮したケアが重要である．*Candida* はアクリリックレジンによく付着し，義歯性口内炎などの原因となる．デンチャープラークが及ぼす口腔および全身に対する影響として，義歯性口内炎の他に，う蝕，歯周病，口臭，味覚障害，誤嚥性肺炎などが挙げられている．

義歯を長期間良好に利用するためには，日々の手入れが必要である．義歯そのものを清潔に保つことのみでなく，口腔内，全身を健康な状態に保つためにも，義歯の清掃は重要である．

2）歯石様沈着物

デンチャープラークが石灰化したものである．下顎義歯では前歯部舌側に付着することが多いが，粘膜面にも付着することがある（図5-15）．歯石様沈着物の粗糙な表面はデンチャープラークで覆われ，また舌尖部の疼痛の原因にもなりうる．歯石様沈着物はブラシでは除去できないので歯科医師が行うべきである．バーなどで削除する場合には義歯表面を傷つけないように注意し，必要に応じて研磨を行うことが肝要である．

2 義歯の清掃に対する指導

口腔の健康のために，生涯を通して正しく口腔保健管理を行うことが大切である．高齢者は歯の喪失により義歯が装着されることが多い．したがって，高齢者では歯，義歯，口腔軟組織の管理が必要な者が多い．

義歯および口腔内の清掃の基本は，義歯装着者が行うセルフケアである．しかし，要介護者では，要介護者自身の問題，たとえば視力の低下や手指の運動障害，握力低下などにより，義歯用ブラシによる細部にわたる清掃は困難となりやすい．

要介護高齢者および有病高齢者では一度義歯を装着すると，その維持・管理にはほとんど注意を払わなくなる傾向がみられる[1]．したがって，セルフケアを基本とするが，介護者による清掃が必要となり，プロフェッショナルケアの重要性が増すことになる．必要に応じて介護者を巻き込んだ口腔の健康管理が必要であり，そのための十分な指導が必要である．

要介護状態になり口腔清掃に介助が必要な場合

表5-6 義歯の汚れとその特徴

汚れ	特徴	除去方法
デンチャーペリクル	唾液中の糖タンパクを主体とする有機性薄膜	義歯用ブラシ，義歯洗浄剤
デンチャープラーク	微生物が産生する菌体外多糖，血液成分，細菌間の共凝集によるバイオフィルムとしてのデンチャープラークが形成される．成熟したデンチャープラークには Candida の比率が高い．	義歯用ブラシ，義歯洗浄剤
歯石様沈着物	義歯に付着した石灰化した沈着物．デンチャープラークの石灰化による．好発部位は下顎義歯前歯部舌側面と上顎義歯大臼歯部頰側面．義歯表面の研磨が大切．	バーやスケーラーによる除去．義歯洗浄剤（酸やEDTA等のキレート剤を主成分とする）．
着色，ヤニ	緑茶などの食品による着色．喫煙により付着するヤニ．	義歯用ブラシ，義歯洗浄剤
食物残渣	口腔内に麻痺がある場合に残留しやすい．	水洗，義歯用ブラシ

※義歯用ブラシ、義歯洗浄剤については60頁「3．清掃器具」に記載されている

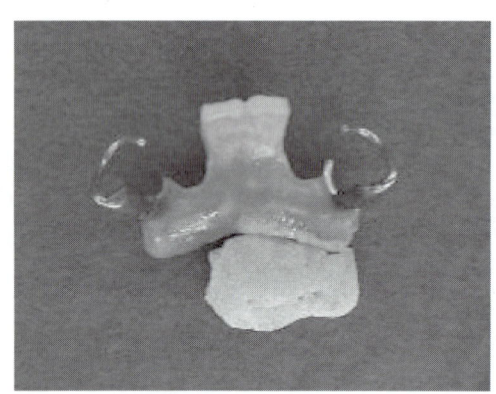

図5-15 下顎部分床義歯に付着していた歯石様沈着物

においては，リハビリテーションの意味合いからもセルフケアをおろそかにしてはならない．セルフケアが可能となる環境づくりが必要である．要介護者用の口腔清掃用品が種々市販されているので，これらの用品の使用によりセルフケアが可能となることもある．

デンチャープラークコントロールの効果は義歯を清掃した時間よりも義歯清掃の技術が影響している[2]．義歯の着脱方法，義歯および歯の清掃方法などを具体的に指導する必要性がある．

プロフェッショナルケアとしては，義歯清掃に関する指導や清掃ばかりでなく，義歯や口腔の状態を定期的に評価し，健康を維持するための対策を考えていくことが必要である．新しい義歯は一見綺麗であっても，プラークの染め出しを行うとプラークの存在を確認できることが多い．義歯の表面は経年的に劣化しプラークが付着しやすくなる傾向がある．義歯の清掃を日常習慣とするためには，義歯の清掃管理を歯科医師・歯科衛生士が繰り返し指導し確認していく必要性がある．

3 義歯の清掃方法

汚れの性状，義歯の種類・形状，清掃を行う人の能力等を総合的に判断して清掃方法を決定する必要がある．義歯清掃にあたっては，適切な方法の選択が重要である．歯科医師，歯科衛生士から指導を受け，安全で効率のよい方法で実施する．

1）機械的清掃法と化学的清掃法

付着した汚れを効果的に除去するためには清掃方法を選択しなければならない（表5-6）．

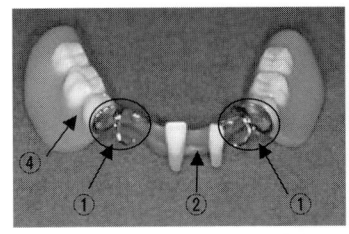

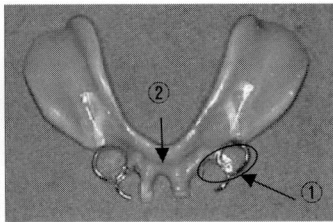

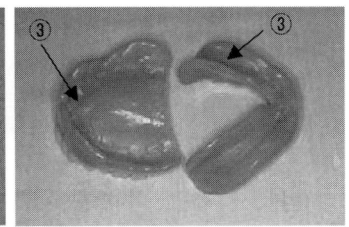

図5-16 汚れが付着しやすく清掃が難しい部位
ブラシのあて方にとくに配慮が必要な部位は，①支台装置周囲，②義歯が歯と接している部位，③凹面となっている粘膜面，④人工歯歯頸部付近である

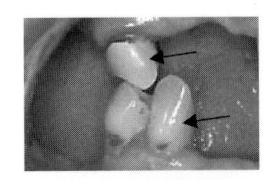

図5-17 部分床義歯の支台歯
欠損側隣接面（矢印）の清掃が不良な例が多い．支台歯の喪失により義歯が使用できなくなる例は多い

義歯の清掃法には，義歯用ブラシや超音波洗浄器による機械的清掃法と義歯洗浄剤による化学的清掃法がある．義歯清掃を効果的に行うためには両者を併用することが必要である．機械的清掃を全く行わず義歯洗浄剤のみで清掃を行う人がいるが，義歯洗浄剤のみでは義歯を清潔には保てない．

義歯洗浄剤を使用する際には，はじめに義歯に付着しているデンチャープラークや食物残渣を，義歯用ブラシ等によって機械的に除去する．次いで義歯洗浄剤による化学的洗浄を行うが，化学的洗浄後には流水下にて義歯洗浄剤成分を洗い流すことを忘れてはならない．義歯洗浄剤の使用目的は義歯に付着した色素や微生物などに有効成分を作用させ除去することにある．

義歯用ブラシは清掃時に必ず使用すべきものであるが，義歯洗浄剤の使用頻度は製品の特性や汚れの状況などによって決めることになる．なお，超音波洗浄器の併用は義歯の清掃効果を上げる．

義歯用ブラシによる清掃は毎食後に行う．ペリクルの上に形成され始めたプラークは義歯用ブラシによる機械的清掃で除去できる．義歯床レジン（アクリリックレジン）は多孔性で吸水性を持つ．義歯を装着すると微生物の侵入が見られるようになる．このような微生物の侵入は機械的な清掃だけでは取り除くことは困難であり，義歯洗浄剤の使用が勧められる．またペリクルを含めプラークを除去するには，機械的清掃よりも義歯洗浄剤を用いる化学的清掃が効果的である．

2）義歯用ブラシによる機械的清掃

義歯は複雑な形態をしており，汚れやすい部位を理解しておく必要がある．汚れが付着しやすく除去が困難な部位は，全部床義歯では人工歯歯頸部，粘膜面であり，部分床義歯ではこれらにクラスプなどの支台装置の周囲，歯と接する部位がくわわる（図5-16）．クラスプなどの支台装置周囲および支台歯の清掃は支台歯のう蝕や歯周病の予防のために重要である（図5-17）．清掃を適切に行わないとう蝕や歯周病により支台歯を失うことになる．支台歯の喪失により，義歯は口腔内で動くようになり使用中止につながりやすい．

義歯用ブラシによる清掃の要点を図5-18, 19に示す．

3）義歯洗浄剤による化学的清掃

義歯用ブラシによる機械的清掃を行ってから義歯洗浄剤を使用する．義歯洗浄剤を使用する際に

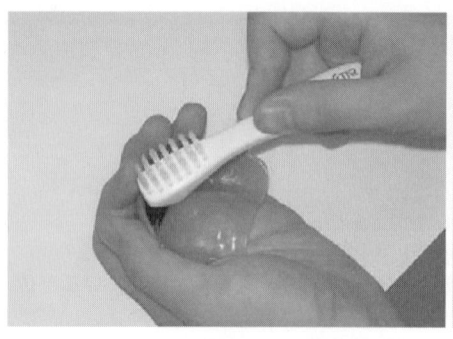

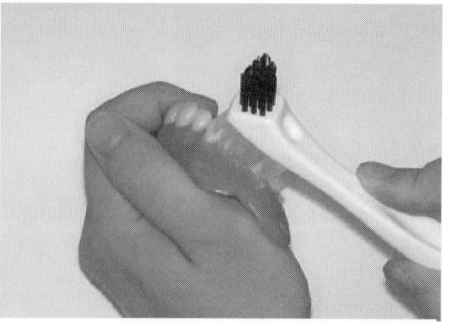

図5-18 義歯用ブラシによる全部床義歯の清掃

- 掌で義歯をしっかり保持する．落下させて義歯が破折してしまうことがある．義歯清掃を行う際，その下にタオルや水をはった洗面器をおくことも破折の防止になる
- ブラシの先を清掃したい部位にしっかりとあてる
- 流水下で汚れをよく洗い流す
- ブラシによる機械的清掃後に義歯洗浄剤による化学的清掃を適宜行う
- 研磨剤は義歯の摩耗を招くので使用しない
- 熱湯は義歯の変形を招くので使用しない
- 漂白剤は義歯の変色を招くので使用しない

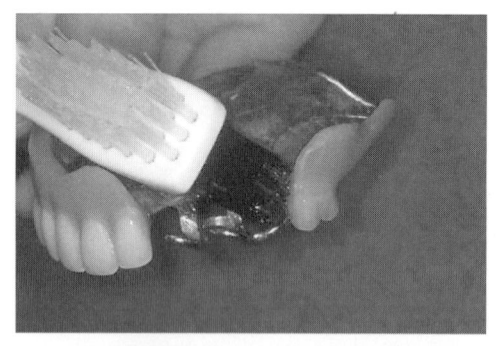

図5-19 義歯用ブラシによる支台装置周囲の清掃

- ブラシを確実にあてる．クラスプ周囲はブラシをあてにくい．ブラシが支台装置周囲にあたらないときは小型のブラシなどを選択し，確実にブラシがあたるようにする
- クラスプなどを変形させないようにブラシを使用する

なお，本例のように掌で義歯を保持していないと，義歯の落下に伴い義歯破折を招きやすい

は使用説明書により使用方法を確認する．義歯洗浄剤には義歯を一定時間溶解液に浸漬して使用するものが多い．義歯洗浄剤溶解液への浸漬時間は商品によって異なっている．浸漬時間は使用説明書に従うのが基本である．15分間程度の時間のものから1晩漬け置きというものまである．義歯洗浄剤の有効成分にもよるが，長時間の浸漬は義歯床レジンや人工歯の脱色，クラスプや金属床部の変色，腐食の原因となる．

義歯洗浄剤による化学的清掃はデンチャープラークが幼若である間に行うと効果的であり，毎日や2日に1回などの高い頻度の使用が望ましい．

義歯洗浄剤とともに超音波洗浄器を使用すると有用である．

4）義歯洗浄剤の誤嚥予防[3,4]

老人施設等においては施設利用者による義歯洗浄剤の誤食・誤飲が報告されている．要介護高齢者の中には義歯洗浄剤を食物や内服薬と誤って食する場合がある．義歯洗浄剤の多くは1錠ずつ包装されている．薬剤の場合にも見られるが，義歯洗浄剤を包装から出さずに飲み込む場合も見られる．義歯洗浄剤そのものだけではなく義歯洗浄剤が溶解した液体を認知症の施設利用者が飲んでしまうことも考えられる．施設においては義歯洗浄剤の保管・管理には十分配慮する必要がある．

義歯洗浄剤溶液の誤飲の防止法としては，義歯が入っていると誰もがわかる容器を使用すること

である．ガラスコップなどのように日常食事に用いている容器を用いるべきではなく，専用の容器が好ましい．

商品によるが，1～2錠の溶解液の誤飲では，症状が出た場合には口腔・咽頭部の灼熱感や粘膜の炎症・びらんなどがみられるが，ほとんどの場合に症状は出ない．1錠を誤って食した場合は膨満感，軟便，吐き気があり，幼児3錠以上，小児20錠以上，成人80錠以上で中毒症状を呈するとされている．高齢者は薬物に対する抵抗力が低下しているため，成人より少量で体調を悪化させる場合もある．実際に，高齢者が洗浄剤を誤って食した場合の処置法は知っておくことが大切である．義歯洗浄剤を誤飲した場合には，すぐに牛乳やお茶，卵白などを飲ませる．少量であれば経過を観察していけばよいが，大量に摂取した場合や症状がある場合，患者自身による意志表示が困難な場合は医師による診察が必要となる．

義歯洗浄剤は日本では雑貨扱いであり，その安全性は十分にはわかっていない．

義歯洗浄剤の管理は介護者が十分に注意するべきである．

(秋本和宏，下山和弘)

文 献

1) 新井康司，角 保徳，三浦宏子，道脇幸博：高齢者の口腔状況と機能に関する研究—第2報 高齢入院患者について—，老年歯学 16：236-241，2001．
2) 大月峰子：全部床義歯におけるデンチャープラーク付着の評価法に関する研究，鶴見歯学 17：349-370，1991．
3) 相馬一亥，近藤留美子：義歯洗浄剤，救急医学 20：1590-1591，1996．
4) 尾形みゆき，石沢淳子，辻川明子，清水朋子，栗原美也子，佐藤麗子，大橋教良，黒木由美子，後藤京子：日本中毒情報センターで10年間に受信した高齢者の中毒事故の検討，中毒研究 13：99-102，2000．

第6章 唾液の基礎知識

1 唾液腺と唾液の基礎知識

1 唾液腺

唾液は大唾液腺と小唾液腺から分泌されている．

1）大唾液腺（図6-1）[1]

大唾液腺には左右1対ずつ耳下腺，顎下腺，舌下腺がある．

耳下腺は最も大きい唾液腺で，下顎枝後方から耳の前方部にかけて存在する．外形は楔形を呈し，重量は成人で14～28g程度といわれている．耳下腺管（Stensen's duct）は耳下腺の前縁部から出て咬筋の外側を前進し，咬筋前縁から頰筋を貫通して上顎第一または第二大臼歯程度の高さで頰粘膜乳頭部に開口している．強く咬みしめた状態で咬筋上を触知すると耳下腺管を触診できる．分泌液は漿液性である．安静時全唾液量の20％程度を分泌しているが，分泌速度が速い場合は耳下腺からの分泌が優位で全唾液量の50％を占めると考えられている[2]．

顎下腺は2番目に大きい唾液腺であり，大きさは耳下腺のほぼ半分で10～15g程度である．浅部と深部があり，浅部は下顎骨体と口腔底を作る顎舌骨筋との間に存在し，顎舌骨筋の後縁を湾曲して顎舌骨筋上方部の深部に移行している．浅部は深部より大きい．顎下腺管（Wharton's duct）は舌下腺とオトガイ舌骨筋の間を走行し，舌下小丘の乳頭部に開口している．分泌液は主に漿液性であり，安静時全唾液量の約65％を分泌している[2]．

舌下腺は大唾液腺の中で最も小さく，2～4g程度であるといわれている．舌下粘膜の下に存在し，多数の導管が舌下ヒダ上に開口している．分泌液は粘液成分が主で，安静時に7～8％を分泌している[2]．

2）小唾液腺

口唇腺，臼歯腺，舌腺，頰腺，口蓋腺，舌口蓋腺があり，主として粘液成分を分泌している．舌腺は部位により漿液成分が多い．安静時小唾液腺からの総分泌量は全唾液中の7～8％であると考えられている[2]．

3）神経支配

唾液腺は交感神経と副交感神経の支配を受けているが，拮抗支配ではなく協調的に唾液分泌を支配している．唾液腺を神経支配している交感神経の終末からはノルエピネフリン，副交感神経からはアセチルコリンがそれぞれ分泌される．耳下腺を支配する副交感神経は舌咽神経，顎下腺および耳下腺は鼓索神経である．交感系は上部胸髄側核

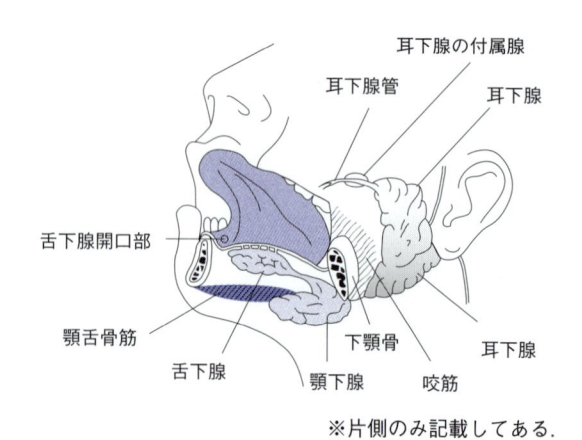

図6-1 3大唾液腺の位置[1]

表6-1　唾液の機能

流動体/潤滑作用	粘膜を被覆し、機械的・温度的・化学的刺激から防御する
イオンの蓄積作用	空気の流れ、発音、嚥下を補助する
緩衝能	イオンで飽和した溶液は歯の再石灰化を促進する
	食後のプラーク pH を中和するので、歯が脱灰される時間が短縮する
浄化作用	食物の浄化と、嚥下の補助を行う
抗菌作用	特異性と非特異性の抗菌作用は、口腔細菌叢をコントロールする役割がある
凝集作用	細菌を凝縮することによりその浄化を促進する
ペリクル形成	カルシウムなどの拡散を防止するバリアーは、エナメル質表層で唾液タンパクから生成される
消化作用	唾液に含まれる酵素のアミラーゼは、デンプンを分解する
味覚作用	味蕾は唾液で溶解された味物質と反応し、味覚が生じる
排泄作用	口腔は、医学的には身体の外部に相当するので、唾液中に分泌されている物質は口腔で吸収されず、排泄されるだけである
	つまり、口腔は排泄期間としての働きしかないために、唾液中の物質は口腔から体内に入り腸管まで送られて再吸収される
水分平衡調節作用	全身が脱水状態にあると、唾液の分泌速度は減少する
	そこで、口腔の乾燥状態と浸透圧受容器からの情報が伝達され、尿の生成が抑制され、飲水が促進される

(文献3) より改変)

に起始する.

2　唾液

一般に唾液と呼ばれているものは，実際には唾液腺からの分泌物以外にも歯肉溝浸出液，口腔粘膜の剥離上皮，口腔内細菌，白血球などが含まれているが，以下には唾液腺からの分泌物について説明する．なお，粘液性のものはムチンが多くアミラーゼが少ないため，主に食物を湿潤化や粘膜の保護に働き，漿液性のものはアミラーゼが多いため，デンプンの分解にはたらく．

1）唾液の役割

唾液は消化に留まらず，さまざまな機能を持つ（表6-1）[3]．よって，著しい口腔乾燥症患者ではこれらの機能が失われるために，口渇感のみならずさまざまな合併症状や障害が生じるのである．

2）唾液の流量

一般に成人では1日に1,000〜1,500mlが分泌されると言われる．しかし，安静時唾液の分泌速度が0.3ml/min程度[4]，睡眠時の分泌は不活性[5]，クエン酸による刺激時の分泌量でも4〜8ml/min[6,7]であることなどを考えると，1日あたりの分泌量はそれより少なく700ml前後との考えもある．

日内変動では正午または午後に分泌流量がピークにあり[8]，また年間変動では夏に分泌が少なく冬に分泌が多いとされている[9]．また，女性より男性の流量が多いことについては見解が一致しているが[10,11]，老化が唾液分泌に及ぼす影響については唾液分泌量が減少するという報告[12,13]と，変化しないという報告[14,15]があり，一定の見解が得られていない．これらの結果の相違には唾液分泌のための刺激方法が統一されていないことや，

表6-2 唾液採取法[16]

安静時唾液
　①排液法
　②吐出法
　③吸引法
　④綿球法

刺激時唾液
　①咀嚼刺激法
　②味覚刺激法

表6-3 安静時とパラフィン刺激時の全唾液分泌速度の分類[4]

分泌量 (ml/min)	極めて少ない	少ない	正常
安静時唾液	<0.1	0.1〜0.25	0.25〜0.35 (平均：0.30)
刺激時唾液	<0.7	0.7〜1.0	1.0〜3.0 (平均：1.5)

高齢被検者の条件をあわせることが困難であることなどが考えられるが，まとめると刺激時唾液の流量に老化の影響は少ないものの，安静時唾液の流量が減少するようである．

3）唾液採取法

唾液を採取する際には標準化された方法を用いるのが望ましい．また，全唾液を採取する場合には，安静時唾液および刺激時唾液の採取法に大別される（表6-2）[16]．分泌量の分類は表6-3[4]に示す．

(1)安静時唾液の採取法[16]

①排液法

口の中の唾液を飲み込んだ後に，漏斗のついた試験管を口唇近くに保持させて唾液を排出させる．採取が終わるときには，口の中に残っている唾液をすべて吐き出すようにさせる．

②吐出法

唇を閉じた状態で，すべての唾液を吐き出すようにさせる．

③吸引法

歯科用排唾チップを舌下に置いて唾液を吸引する．採取が終わるときには，口腔内に残っている唾液を集めるために口腔内でチップを動かさせる．

④綿球法

先に重さをはかった歯科用コットンロールを3つ口腔内に置く．1つは舌下，2つは左右耳下腺開口部に置き，採取が終わったらコットンロールの重量を測定する．

(2)刺激時唾液の採取法[16]

①咀嚼刺激法

1〜2gに企画化したパラフィン（融点42〜44℃），またはガムベースを与え咀嚼させる．最初の2分間は唾液をそのまま飲み込んでもらい，次の5分間の刺激時唾液を採取する．

②味覚刺激法

1〜6％クエン酸を用い企画化した一定量の溶液を，30秒または1分間舌尖前部につけ，次の刺激の前に唾液を吐き出させる．これを3〜5分間繰り返す．

（戸原　玄，山根源之）

文　献

1）河村洋二郎：口腔生理学，第1版，279，永末書店，京都，1979．

2）河野正司監訳：唾液－歯と口腔の健康，第1版，39，医歯薬出版，東京，1997．

3）河野正司監訳：唾液－歯と口腔の健康，第1版，2，医歯薬出版，東京，1997．

4) Ericsson Y and Hardwick L: Individual diagnosis, prognosis and counseliling for careies prevention, Caries Res 12(Suppl. 1): 94, 1978.

5) Schneyer LH, Pigman W, Hanahan L and Gilmore RW: Rate of flow of human parotid, sublingual, and submaxillary secretions during sleep, J Dent Res 35 (1): 109-114, 1956.

6) Kerr AC: The physiological regulation of salivary secretions in man, A study of the response of human salivary glands to reflex stimulation, International Series of Monographs on Oral Biology 1: 1961.

7) Enfors B: The parotid and submandibular secretion in man. Quantitative recordings of the normal and pathological activity, Acta Oto-Laryngol (Suppl): 172, 1962.

8) Dawes C: Circadian rhythms in human salivary flow rate and composition, J physiol (London): 220, 529, 1972.

9) Shannon IL: Climatological effects on human parotid gland function, Arch Oral Biol 11: 451, 1966.

10) Heintze U, Birkehed D, Bjorn H: Secretion rate and buffer effect of resting and stimulation whole saliva as a function of age and sex, Swed Dent J 7: 227, 1983.

11) Osterberg T, Landahl S and Hedegard B: Salivary flow, saliva, pH and buffering capacity in 70 year-old men and women. Correlation to dental health, dryness in the mouth, disease and drug treatment, J Oral Rehab 11: 157, 1984.

12) 今野昭義, 伊藤永子, 岡本美孝：老人の唾液腺機能, 老年者と耳鼻咽喉科 第1版, 151-160, 金原出版, 東京, 1989.

13) Percival RS, Challacombe SJ and Marsh PD: Flow rates of resting whole and stimulated parotid saliva in relation to age and gender, J Dent Res 73: 1416-1420, 1994.

14) Heft MW and Baum BJ: Unstimulated and stimulated parotid salivary flow rate in individuals of different ages, J Dent Res 63: 1182-1185, 1984.

15) Tylenda CA, Ship JA, Fox PC and Baum BJ: Evaluation of submandibular salivary flow rate in different age groups, J Dent Res 67: 1225-1228, 1988.

16) 石川達也, 高江洲義矩監訳：唾液の化学 第1版, 22-23, 一世出版, 東京, 2006.

2 口腔乾燥症

1 定義と原因について

　Sneebyは，唾液分泌量の減少によって口腔内が乾燥し，これに起因して口腔や咽頭にさまざまな症状を呈する状態を口腔乾燥症（Xerostomia）と定義している[1]．これは口腔内に唾液をほとんど認めない状態をさし，堀田らは若干の唾液分泌量の低下がみられる場合には唾液減少症（Oligoptyalism, Oligosiaria）[2]，唾液分泌の低下が認められず口腔乾燥症状を訴える場合には口腔乾燥感症候群（Dry mouth syndrome）[3]と呼んだほうが適切であろうとしている[4]．また本来は，口腔乾燥症は唾液腺の分泌能の低下に由来するもののみをさすが[5]，口腔乾燥症状はさまざまな要因に影響される（表6-4）[6]．狭義の解釈では，唾液腺の分泌能低下により口腔内にほとんど唾液を認めない状態のみが口腔乾燥症となる．しかし実際には局所および外部要因をすべて排除することは事実上不可能であるため，さまざまな要因によりおこりうる自他覚的な口腔乾燥症状を広義に口腔乾燥症と臨床的に呼称し，考えられるそれぞれの原因に対し姑息的に対処するのが実際的であろう．
　これに対し口渇とは，口・のどが渇くという感覚が生理的条件，発汗，発熱などによる脱水や糖尿病などによる多尿に代表される代謝性疾患に随伴して感じられるものをさす[5]．また，鼻閉や意識障害下での口呼吸は口腔内の水分を蒸散させる．これは口腔乾燥症とは異なり，水分の補充によって多くのものは改善する．

2 症状

　口腔乾燥感のみならず，口腔内外にさまざまな症状を呈する（表6-5）[7]．

3 対処法

　主な治療法は，人工唾液，内服薬，星状神経節ブロック，マッサージなどに大別される．
　人工唾液には，サリベート®（帝人）[8]，シュー®（三金工業）[9]，ウエットケア®（キッセイ薬品）[10]，オーラルウェット®（ヨシダ）[11]，オーラルバランス®（ティーアンドケー）[12]などが挙げられる．サリベート®は無機電解質組成および物理的性質がほぼ唾液と同様であるエアゾール製剤，シュー®はガストリックムチン，キシリトールを主成分とした義歯用の湿潤剤である．ウエットケア®，オーラルウェット®（ヨシダ），オーラルバランス®は保湿成分としてヒアルロン酸を含む製品であるが，スプレータイプ，洗口剤，ジェルタイプなど性状が異なる．
　内服薬では唾液腺ホルモンであるパロチン[13]，

表6-4　高齢者の口腔乾燥症の原因分類[6]

1. 唾液分泌中枢を侵す因子：
　情動，神経症，気質的疾患，薬剤（モルヒネ）
2. 自律神経性唾液分泌中枢を侵す因子：
　脳炎，脳腫瘍，事故，神経外科手術，薬剤（抗ヒスタミン，鎮静剤）
3. 唾液分泌機能に影響を与える因子：
　シェーグレン症候群，導管閉塞，唾液腺切除後，先天性萎縮照射，年齢
4. 体液または電解質平衡の変化：
　脱水，浮腫，糖尿病，心疾患，尿毒症，高血圧，鉄欠乏性貧血，甲状腺疾患，葉酸欠乏，ホルモン異常，パーキンソン病，薬剤（利尿剤）

表6-5 口腔乾燥症に関連する一般的症状

口腔内	全身
唾液：量の減少，泡立ち，粘稠度の減少（牽糸性の増加）	喉：乾燥（状態），嗄声，持続性の乾いた咳
口唇：乾燥，ひび割れ，裂溝（口角症）	鼻：乾燥（状態），頻繁な痂皮の形成，嗅覚減退
舌：灼熱感（舌熱感），疼痛（舌痛感）	目：乾燥（状態），灼熱感，痒み，砂が入ったような感覚，かすみ目，光感受性
頬：乾燥	肌：乾燥（状態），蝶形紅斑，血管炎
歯：う蝕好発，歯周疾患	関節：関節炎，疼痛，腫脹，硬直
義歯：不安定	消化管：便秘症
唾液腺：腫脹，疼痛	膣：乾燥（状態），灼熱感，痒み，再発性真菌感染の病歴，性交不感症
口渇：頻繁な水分の摂取．特に食事中，常に傍に水を置いている	全身：倦怠感，虚弱，全身性の疼痛，体重減少，精神衰弱
咀嚼：乾燥食品を食べるのが困難	
嚥下：困難（嚥下障害）	
発音：困難（発音障害）	
味覚：困難（味覚異常）	

（文献7）より改変）

去痰剤であるL-システイン[14]，利胆剤であるアネトールトリチオン[15]，漢方では小柴胡湯[16]，麦門冬湯[17]などがよく用いられる．さまざまな薬剤が単独または併用されて用いられているものの，現状では原因療法として確実な効果を呈するものがあるとは言いがたい．星状神経節ブロックも有効であるとの報告はあるものの[18,19]，作用機序については解明されていない．

その他，口腔清掃などによる口腔内の刺激により，また耳下腺や顎下腺相当部をマッサージすることで，口腔乾燥を改善する方法が報告されている[20]．口腔外から行う場合，耳下腺のマッサージは耳下腺咬筋部を指に押しあて前方に向かって円を描くように回す．顎下腺は顎下三角を後方から前方に向かって4～5カ所に分けて親指で押す．舌下腺は頸部の舌下腺相当部を親指で舌を突き上げるように押す方法が紹介されている[20]．また，口腔内から行う場合には歯ブラシを使って粘膜をゆっくりと撫でるように行うとよいとされている[20]．

4 投薬内容のチェック

多くの薬剤が，口腔乾燥症状を副作用に持ち[21]，それらは，中枢神経または末梢神経とその受容体に作用して唾液分泌を低下させる薬物，および電解質や水の移動に関与して唾液分泌を低下させる薬物に大別できる（表6-6）．口腔乾燥への対応は基本として姑息的なものとなるが，口腔乾燥症状が著しく姑息的な対応で改善が認められない場合には，必要に応じて服用薬剤の減量や変更が可能かを主治医と協議する必要がある可能性もある．

5 まとめ

口腔乾燥症に対しては多様な治療法が紹介されているが，現在のところ確立されているものがあるとは言いがたい．治療に対する効果をみながら，適宜対応の内容・頻度などに変更をくわえていくのが妥当であろう．

（戸原　玄，山根源之）

表6-6　口腔乾燥症の原因となる薬剤

1．中枢神経または末梢神経とその受容体に作用して唾液分泌を低下
　1）抗コリン薬
　　・鎮痙薬（アトロピン、スコポラミン）
　　・抗パーキンソン病薬（ビペリデン、トリヘキシフェンジル）
　　・消化性潰瘍治療薬（スコポラミン、プロパンテリン、チメピリジウ、エチルピペリナートなど）
　2）精神神経用薬
　　・統合失調症治療薬（クロルプロマジン、フェルナジン、ハロペリドール、スルピリド）
　　・うつ病治療薬（イミプラミン、アミトリプチン、マプロチリン、トラゾドン）
　　・抗不安薬（トリアゾラム、クロルジアゼポキシド、ジアゼパム、クロキサゾラム、オキサゾラム、プラゼパムなど）
　3）鎮静、催眠薬（フェノバルビタール）
　4）抗ヒスタミン薬（H1拮抗薬としてジフェンヒドラミン、ジメンヒドリナート、ジフェニルピラリン、ホモクロルシクリジン、クロルフェニラミン　H2拮抗薬としてファモチジン、ニザチジン）
2．電解質や水の移動に関与して唾液分泌を低下
　1）降圧薬
　　・利尿薬（フロセミド、スピロノラクトン、トリアムテレン、アセタゾラミド、D-マンニトール）
　　・カルシウム拮抗薬（ニフェジピン、ニカルジピン、ベラパミル、ジルチアゼム）
　2）気管支拡張薬（エフェドリン、サルブタモール、ツロブテロール）

文　献

1) Sneeby LM and Valdini A: Xerostomia. A neglected symptom, Arch Intern Med 147: 1333-1337, 1987.

2) Imfeld T: Oligosialia und Xerostomie I, Acta Parodontologica 13: 741-754, 1984.

3) Fox PC: Xerostomia: Signs, symptoms and diagnosis, J Dent Res 68: 315, 1989.（Abstract）

4) 堀田博子，各務秀明，重冨俊雄，澤木佳弘，宇佐美雄司，上田　実，金田敏郎：口腔乾燥症に関する臨床的研究－口腔乾燥感を訴える患者における服用薬物の影響－，老年歯学　9：19-25，1994.

5) 吉武一貞，木村　哲：口腔乾燥症，日本臨床　44：118-122，1986.

6) Ettinger RL: Xerostomia － A complication of aging, Aust Dent J 26: 365-371, 1981.

7) 河野正司監訳：唾液－歯と口腔の健康　第1版，56，医歯薬出版，東京，1997.

8) 植田栄作，岡崎則子，大島　仁，尾崎登喜男：口腔乾燥症に対するサリベート®の有用性について，日口科誌　38：1031-1032，1992.

9) 山根源之：口腔乾燥症と臨床的対応，歯界展望　85：803-815，1995.

10) 黒澤俊夫，荻野友紀子：来院患者の口渇の現状とウエットケアの口渇に対する効果，歯界展望　103：1295-1300，2004.

11) 戸原　玄，星野　崇，植松　宏，大野友久：口腔乾燥症を呈する高齢者におよぼすオーラルウェットの効果，デンタルダイヤモンド　31(5)：151-154，2006.

12) 角田博之，新里知佳，若林　類，神作悦子，酒向　淳，角田和之，高森康次，永井哲夫：シェーグレン症候群患者におけるオーラルバランス・バイオティーンgelの効果，デンタルダイヤモンド　26(13)：158-161，2001.

13) 又賀　泉，加藤讓治：口腔乾燥症とその対策，

Dental Diamond 15：82-87，1990．

14) 加藤譲治，又賀　泉：口腔乾燥症におけるチスタニンの臨床成績について（その1），歯界展望 50：377-380，1977．

15) 鎌倉　聡，寺門永顕，新谷　悟，浜川裕之：当科における口腔乾燥症の臨床的検討　アネトールトリチオンの治療効果について，日口診誌　15：51-55，2002．

16) 吉川佐栄子：ツムラ小柴胡湯エキス剤に含有する微量元素とその効果例　シェーグレン症候群，薬局 46：385-389，1995．

17) 椋梨兼彰：口腔乾燥症への漢方薬投与による唾液量の変化について，日本歯科東洋医学雑誌 21：65-69，2002．

18) 畠中節夫，飯田茂幸，高橋厳太郎，増田　豊，畑山田明義：星状神経節ブロック療法施工中に症状が改善したシェーグレン症候群の2症例，日臨麻会誌 8：206，1988．

19) 井上公明：口内乾燥感に星状神経節ブロックが奏効したシェーグレン症候群の1例，麻酔と蘇生 22：75-76，1986．

20) 徳間みづほ：唾液腺マッサージの実際，老年歯学 20(4)：356-361，2006．

21) 上田　裕，田中義弘，新庄丈明：高齢者歯科医療マニュアル，228-229，永末書店，京都，1997．

第7章 口臭の基礎知識

1 口臭

1 口臭とは

口臭とは口から出る不快な臭いのことをいう．人に不快感を与える口臭が実際にある人にとっても，あるいは社会的容認限度を超える口臭が認められないにもかかわらず口臭の存在に思い悩む人にとっても，社会生活を送るうえで口臭は大きな障害となる．口臭は多くの場合，口腔由来である[1]．口臭の強さは口腔衛生状態，食事，口腔乾燥，ストレスなどにより日内変動する．就寝中に唾液分泌量が減少し口腔の自浄作用が低下した結果，起床時が最も口臭が強いといわれている．口腔から発せられる不快な臭いの成分は硫化水素，メチルメルカプタン，ジメチルサルファイド，すなわち揮発性硫黄化合物（Volatile Sulfur Compounds：VSC）である．

口腔と関連した口臭の原因となる最も一般的な原因は，舌背後方部に堆積した舌苔である．舌苔中には脱落上皮細胞，白血球などが含まれており，口腔内の嫌気性細菌により分解されVSCを産生する．舌苔からのVSCとしては硫化水素が一般には多い．

2 口臭症の分類と治療

WHO（世界保健機関）の国際疾病分類第10版（ICD-10）では口臭症を「消化器及び腹部に関するその他の症状及び徴候」と分類しているが，詳細な分類については記していない．1998年に宮崎らによって提唱された口臭の国際分類（表7-1）[2]では，治療の必要性に基づき真性口臭症，仮性口臭症，口臭恐怖症に分類されており，診断や治療法の決定に際して便利である．

1）真性口臭症

真性口臭症は社会的容認限度を超える明らかな口臭が認められる場合であり，生理的口臭と病的口臭に分類される．

(1)生理的口臭

病的な原因がないにもかかわらず発生する口臭を生理的口臭という．生理的口臭は誰にでもあり，その程度は日内変動する．起床時，緊張時，空腹時にその程度が高くなり，飲食や口腔清掃によって低下する．口腔清掃後，時間の経過とともに口臭が発生するようになる．

生理的口臭症は口腔内の細菌の腐敗作用により発生するもので，腐敗作用は口腔内で常時進行している．生理的に舌苔がつきやすい舌背後方部に主に由来する．

(2)病的口臭

病的口臭は原因疾患や治療あるいは改善すべき器質的変化などによる口臭で，口腔由来と全身由来の口臭に分類される．

①口腔由来の病的口臭

口腔由来の病的口臭の原因として歯周病，多量の舌苔付着，う蝕（歯髄壊疽），潰瘍性の口腔粘膜疾患，唾液腺機能低下による口腔環境の変化，義歯の清掃不良などが挙げられる．口腔由来の病的口臭の原因として歯周病は重要である．歯周病に罹患している患者では高濃度のメチルメルカプタンが検出され，舌苔による口臭とは異なる．

舌苔付着は正常な人にも認められる．しかし，疾患や機能的変化が舌苔付着を亢進させる原因となる場合，明らかに舌苔の性状を変

表7-1 口臭症の国際分類と治療必要性[2]

分類	定義	治療必要性（Treatment Needs）
Ⅰ　真性口臭症	社会的容認限度を超える明らかな口臭が認められるもの	
1. 生理的口臭	器質的変化、原因疾患がないもの（ニンニク摂取など一過性のものは除く）	TN1：説明および口腔清掃指導（セルフケア支援）
2. 病的口臭		
a. 口腔由来の病的口臭	口腔の原疾患、器質的変化、機能低下などによる口臭（舌苔、プラークなどを含む）	TN2：専門的清掃（PMTC）、疾患治療（歯周治療など）
b. 全身由来の病的口臭	耳鼻咽喉・呼吸器系疾患など	TN3：医科への紹介
Ⅱ　仮性口臭症	患者は口臭を訴えるが、社会的容認限度を超える口臭は認められず、検査結果などの説明（カウンセリング）により訴えの改善が期待できるもの	TN4：カウンセリング（結果の提示と説明）、（専門的）指導・教育
Ⅲ　口臭恐怖症	真性口臭症、仮性口臭症に対する治療では訴えの改善が期待できないもの	TN5：精神科、心療内科（心療歯科）などへの紹介

タバコなど生活習慣口臭は上記のカテゴリーに含まれない
TN1は，TN2〜TN5のいずれにも含まれる

化させる疾患がある場合には，病的舌苔と考え，発生する口臭を病的口臭と分類する．

　安静時唾液の減少は口臭が強くなるリスク因子と考えられる．口臭に関連した唾液の役割には自浄作用，抗菌作用などがある．唾液分泌機能の低下により，口腔内細菌が増加して口臭が発生しやすい環境になると考えられる．高齢者の唾液分泌量の減少の原因には，種々の要因，たとえば常用薬の副作用や加齢変化などが挙げられる．安静時唾液が極端に少ない，すなわち安静時唾液分泌速度が0.1m*l*/分未満の場合，VSCが発生するリスクが安静時唾液分泌速度0.1m*l*/分以上のものに比べて高くなるという報告[3]がある．

②全身由来の病的口臭

　口腔領域以外の耳鼻咽喉系，呼吸器系，消化器系疾患などによる口臭である．口臭の原因として口腔領域に次いで多いのが耳鼻咽喉系の疾患である．全身由来の口臭成分については**表7-2**[4,5]に示す．

2）仮性口臭症

　口臭を訴えているが，口臭検査により，社会的容認限度を超える明らかな口臭が認められないもので，検査の結果説明やカウンセリングにより訴えの改善が認められる患者がこの分類に該当する．

3）口臭恐怖症

　口臭を訴えているが，口臭検査により，社会的容認限度を超える明らかな口臭が認められず，仮性口臭症に対する治療では訴えの改善が期待できないものが該当する．心身症，神経症，統合失調症などの精神科領域の患者で，身体症状のひとつとして口臭を訴えるものである．精神科領域での対応が必要である．

3　口臭の診査法

1）医療面接

　医療面接は口臭を訴える患者だけでなく，すべての患者に接する場合に重要である．口臭を訴える患者への医療面接では口臭の自覚症状の有無，

表7-2　全身由来の口臭成分とその由来[4,5]

臭い	原因
嫌気性菌などが産生する臭い、タンパク質の壊疽臭	呼吸器疾患（気管支拡張症、気管支癌、膿胸、肺結核症、肺膿瘍、肺癌など）消化器疾患（幽門狭窄症、食道憩室、食道癌、食道気管瘻、食道ヘルニア、胃癌など）耳鼻咽喉疾患（異物、萎縮性鼻炎、アデノイド、咽頭膿瘍、咽頭癌、副鼻腔癌など）
甘い臭い	咽頭部、気管支、肺のカンジダ感染
メチルメルカプタン、ジメチルサルファイド	肝硬変、肝癌
アセトン	糖尿病、飢餓、肥満、脂質代謝の指標、その他の高ケトン血症をきたしうる病態（手術による対外循環や低体温、発熱や感染や胸痛発作などによるストレス、低血圧や出血性ショック、内分泌疾患、血中カテコールアミン増加）、高脂肪質食
トリメチルアミン	トリメチルアミン尿症、腎不全や肝不全による続発性トリメチルアミン尿症
アンモニア	肝硬変、肝細胞癌、尿素サイクル酵素欠損症、激運動後の高乳酸血症、外因性アンモニア曝露、代謝性肝疾患（Wilson病、ヘモクロマトーシス）、大循環系短絡路
メタノール、エタノール、アセトアルデヒド	飲酒、アルコール依存症
トルエン	シンナー中毒
セレン（ニンニク臭）	セレン中毒
シアン化合物（焦げたアーモンド臭）	シアン中毒
フルスルチアミン	アリナミン（商品名）摂取時

喫煙，飲酒などの生活習慣，全身疾患の有無，服用薬剤の有無の問診などが重要である．

2）口臭検査

口臭検査には人の嗅覚による官能検査と機器分析がある．口臭の診断には官能検査は必須である．機器分析はガスクロマトグラフィーによる測定が最も信頼性が高いものとして認められている．しかし，機器が高価なことと操作に熟練を要するため，一般歯科診療所では口臭測定機器として簡易型ガスクロマトグラフィーや硫化物モニターを導入しているところが多い．ほとんどの機器の測定対象物質はVSCである．

(1)官能検査

官能検査とは直接患者の口腔内の臭いを嗅ぐ方法である．臭いの強さと質によってスコア0～5によって分類するものである．判定基準を表7-3[2]に示す．より厳密な官能検査を行うために官能検査装置が開発されている．簡便な方法としては，マスクをはずして，口腔内診査を行い，その際，咽頭部の視診を行うという理由で患者に声を出させて，口臭の判定を行う方法がある．

(2)ガスクロマトグラフィー

VSC濃度測定の再現性，正確性において最も優れた機器である．高価であること，装置が

表7-3 官能検査判定基準[2]

スコア	判定基準 （強さと質）
0: 臭いなし	嗅覚閾値以上の臭いを感知しない
1: 非常に軽度	嗅覚閾値以上の臭いを感知するが、悪臭と認識できない
2: 軽度	かろうじて悪臭と認識できる
3: 中等度	悪臭と容易に判定できる
4: 強度	我慢できる強い悪臭
5: 非常に強い	我慢できない強烈な悪臭

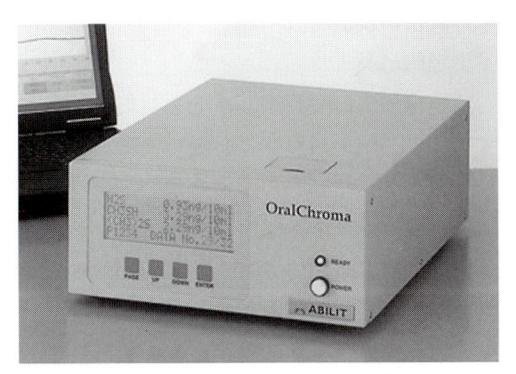

図7-1 オーラルクロマ™（アビリット）

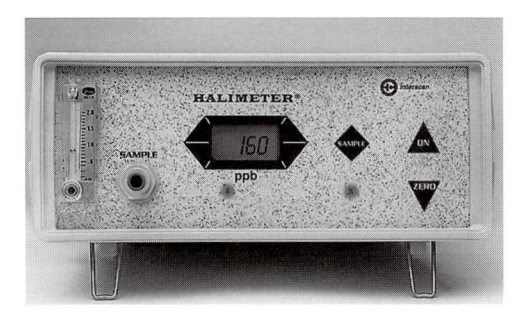

図7-2 ハリメーター™（インタースキャン）

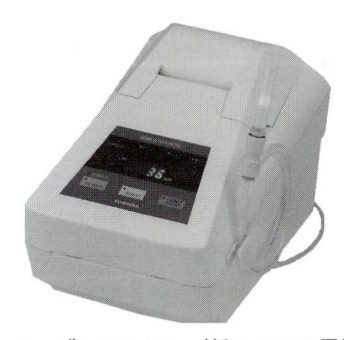

図7-3 ブレストロン（新コスモス電機）

大きいこと，操作に熟練を要することなどが欠点である．

①簡易型ガスクロマトグラフィー

　ガスクロマトグラフィーの短所を改善するために開発された簡易型ガスクロマトグラフィーとして，オーラルクロマ™（アビリット）（図7-1）が市販されている．ガスクロマトグラフィーと同様に，VSCをそれぞれの成分に分けて濃度測定を行うことができる．口腔内気体を採取してから分析するまでに時間が8分ほどかかる点，他の揮発性成分の影響を受ける点が短所である．

②硫化物モニター

　価格の安さ，操作の簡便さ，設置スペースの小ささ，結果出力の速さが特長として挙げられる．ハリメーター™（インタースキャン，米国），ブレストロン（新コスモス電機）が代表的である（図7-2,3）．VSC以外の揮発性物質をもVSCと認識してしまう点が短所である．たとえば，洗口剤，歯磨剤などに含まれるメントールなどの揮発性物質を認識し，高いVSC値を出力してしまうのである．そのため，測定前の患者には洗口剤や歯磨剤

などの使用を控えるようにあらかじめ言っておく必要がある．また，ガスクロマトグラフィーや簡易型ガスクロマトグラフィーと異なりVSCそれぞれの濃度ではなく，VSCの総量を測定する．

3）口腔内診査
(1)粘膜診査

口腔粘膜における発赤，腫脹，潰瘍，膿瘍，瘻孔の有無を診査する．

(2)舌苔付着量の診査

口腔内で最も多くのVSCを産生するのは舌背後方部に堆積した舌苔である．舌苔の付着量を視診にて評価する．舌苔は舌背部に多く堆積するため，患者に舌を十分前に突き出すように指示する．舌の突出が困難な場合は，乾いたガーゼを介して舌を指で保持し，前に引き出すとよい．

(3)歯および歯周組織の診査

歯と歯周組織の診査を行う．う蝕の有無，歯周ポケットの有無，プロービング時の歯肉からの出血，歯肉の発赤，腫脹および排膿の有無，歯の動揺度などを調べる．

(4)プラークと歯石の付着状況の診査

プラークと歯石の付着状況を診査する．義歯を装着している場合は義歯の清掃状態も調べる．

(5)唾液分泌量の検査

唾液分泌量の評価を行う場合，一般的には安静時唾液とガム咀嚼による刺激唾液の分泌量をそれぞれ調べる．唾液分泌量の測定には種々の方法があり，基準値も測定方法によって異なる．たとえばEricssonとHardwickの方法は5分間唾液を飲み込まずに，容器に唾液を吐き出してもらい行う吐唾法である．安静時唾液は安静な状態で自然に口腔内に分泌される唾液を，刺激唾液はガムを咀嚼しながら分泌される唾液を，それぞれ容器に吐き出してもらい分泌量を測定する．それぞれの基準値は安静時唾液で0.1ml/分，刺激唾液で0.7ml/分である[5,6]．この値を下回る場合，唾液分泌量が極めて低いと判定する．口臭と関連するのは安静時唾液であると言われており，安静時唾液の分泌が少ない者ではVSCが高くなるとの報告がある[3]．

4 対処法

口腔清掃が口臭予防の基本である．

1）真性口臭症
(1)生理的口臭

口腔清掃は口臭症の基本的な対処法であり，すべての分類の口臭症に必要である．具体的には，舌を含めた粘膜の清掃，歯の清掃，義歯の清掃を行う．

舌の清掃は最優先されるべき口臭への対処法である．舌の後方に舌苔などの汚れが堆積しやすく口臭の原因になるので，舌の後方を中心に清掃する．舌ブラシを舌の分界溝前縁にあて，そこから前方へと舌ブラシを動かす．必ず後方から前方へと動かす．要介護の高齢者の場合，前後に動かすと感染源である汚れが気道に入る恐れがある．また，ワイヤー植毛タイプの舌ブラシのワイヤー部分の破損の可能性を高める．

口臭を予防するためには，舌の清掃は1日1回で十分である．朝食後に行うとよい．舌の清掃のためにペーストも市販されているが，水で濡らした舌ブラシによる清掃で舌苔は十分除去できる．舌ブラシの種類については第2章，舌清掃方法については第4章を参考にされたい．

その他の口腔清掃を各自の口腔内状況にあわせて実施していくが，口臭予防には舌清掃が最も効果的である．

(2)病的口臭

①口腔由来の病的口臭

生理的口臭に対して行う口腔清掃にくわえて，専門的な口腔清掃（PMTC）が必要になる．

歯周病が原因の場合は第3章を，唾液分泌量が減少する口腔乾燥症が原因の場合は第6章を参照されたい．また，う蝕が原因の場合はう蝕治療を行う．

②全身由来の病的口臭

　病的口臭が全身疾患に由来すると考えられる場合には，全身疾患の治療が必要となる．病的口臭の原因が全身疾患に関連したものであることを説明し，原因と思われる疾患の治療にふさわしい診療科に紹介する．全身由来の病的口臭においても，口臭予防の基本となる口腔清掃を実施することは忘れてはならない．

2）仮性口臭症

生理的口臭に対して行う口腔清掃にくわえて，カウンセリングを行う．

3）口臭恐怖症

精神科，心療内科などへの紹介が必要となる．歯科的対応としては口腔清掃の実施や指導を行う．

5 要介護高齢者にみられる口臭

　高齢者では，口腔乾燥や軟らかいものを好むなどの食生活の変化などにより，口腔が汚れやすくなるとともに，加齢や疾患による手指の運動機能や視力の低下などで適切な口腔清掃が困難になりやすい．要介護状態になると口腔清掃状態はさらにわるくなりやすい．口腔清掃状態の不良は口臭の原因になるとともに，う蝕，歯周病などの原因となるため，歯科疾患による口臭の原因となる．したがって，要介護度が重度の利用者が多い施設では，病的な口臭を有する利用者の割合が高くなる傾向がある．

　口臭を軽減するためには，口腔清掃を介護者が積極的に行う必要性が指摘されているが，口臭が適切な介護の妨げになるとも言われている．

　高齢者の口腔清掃においてもセルフケアが基本であるが，適切なセルフケアが実施できない人には積極的な介助が必要である．介助にあたっては，器質的ケアのみならず機能的ケアを行い，口腔環境を整える必要がある．要介護高齢者の口腔清掃には歯科医師・歯科衛生士と介護職・看護職とのチームケアが必須である．

（下山和弘，竹原祥子）

文　献

1) Rosenberg M: The science of bad breath. Sci Am 286(4)：72-79, 2002.
2) 宮崎秀夫 他：口臭症分類の試みとその治療必要性，新潟歯学会誌 29, 11-15, 1999.
3) Kohimune S, et al.: Low salivary flow and volatile sulfur compounds in mouth air, Oral Surg Oral Med Oral Pathol Oral Radiol Endod 96(1)：38-41, 2003.
4) 八重垣健, 宮崎秀夫, 川口陽子：臨床家のための口臭治療ガイドライン, クインテッセンス出版, 東京, 2000.
5) 宮崎秀夫 編：口臭：EBMに基づく診断と治療, 季刊歯科医療, 第一歯科出版, 東京, 2006.
6) 宮崎秀夫：口臭診療マニュアル　EBMに基づく診断と治療, 第一歯科出版, 東京, 2007.

第8章 疾患・症状に対応した口腔ケア

1　認知症患者に対する口腔ケア

　高齢認知症患者の場合は，これまでの体験や記憶を，近いものから徐々に遠いものへと失っていく．いわば過去が徐々に大きく消失していくということになる．これにより現在の自分の存在に対して，常時，大きな不安感を持つことになり，さらにこれに認知障害と判断力低下がくわわることにより，何らかの刺激に対してパニックなどの大きな問題行動を起こしやすくなる．

　口腔ケアの現場で高齢認知症患者に対して「歯ブラシでお口の中を綺麗にしますよ」と声をかけるということは，大きな不安感を持って「何かされる」と感じて怯えている患者本人にとっては，「歯ブラシ」というわけのわからない痛そうな棒状のものを口の中に入れられて，無理矢理口の中をこねくり回されるという行為と感じているのかもしれない．

　この行為を我慢できない高齢認知症患者は，咬む，足で蹴る，大きな声を出すなど，ときにパニック症状を呈しながら強い拒否行動として反応することもある．できるだけ安易な言葉で理解できるように話しかける必要がある．また，口腔ケアは長く継続して行う必要がある．一度にすべてを行うのではなく，口腔全体を綺麗にできなくとも，少しずつ拒否のない範囲で継続することにより，徐々に清掃できる範囲が広がることも多い．

1）抑制法

　認知症患者の場合は，全身を固定するかのように抑制すると過剰な拒否反応が出る場合が多く，必要な部分を最低限の範囲で抑制し，他の体の動きはできるだけ自由にさせておくようにする．（図8-1）

　手の抑制は，手首を掴むと腕全体の抑制に強い力が必要となり，また手が自由に動くため，掴む，ひっかくなどの動作が可能となってしまうので，握手をするとよい．

2）視野の確保

　指で口唇や頬粘膜を圧排する際には，指をなるべく深く挿入し，奥を広げるようにしなければ口角部などに疼痛が出やすい．とくに女性の指は細いので，示指の第一関節部で口角を引っ張ると痛みが出やすい．第二関節部まで挿入し奥を広げるようにすると，視野も広く確保できる．

　また口腔内の照明は，市販の懐中電灯などの黄色や赤色の強い光だと，薄黄色の剝離上皮など粘膜上の付着物が視認しづらい．光源にLEDなどを使った自然光に近い光の口腔内用のライトを用いるとよい．

3）歯ブラシを持つ手の固定

　頭部の不意の動きで歯ブラシが口腔内粘膜に強くあたることがある．このような痛みは，さらに強い拒否行動へと結びつくことが多いため，歯ブラシを持つ手を固定するとよい．例えば，下顎の歯を清掃するときには，歯ブラシを持つ手の小指か薬指を下顎に固定しながら行う（図8-2）．こうすることにより，頭部や下顎の動きがあっても歯ブラシを持つ手がその動きに追随し，下顎に対する歯ブラシの位置関係が変化せず，歯ブラシにより粘膜を傷害する危険性を回避できる．

4）口腔清掃用具

　基本的に，歯ブラシや粘膜ブラシ，清拭用ガーゼなどで対応する．症例によっては，咀嚼運動をすると，歯列に沿った凹みの内側にある小さな軟

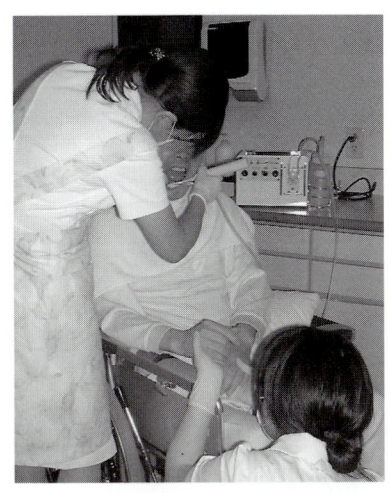

図8-1 拒否の強い認知症患者の手の抑制の一例

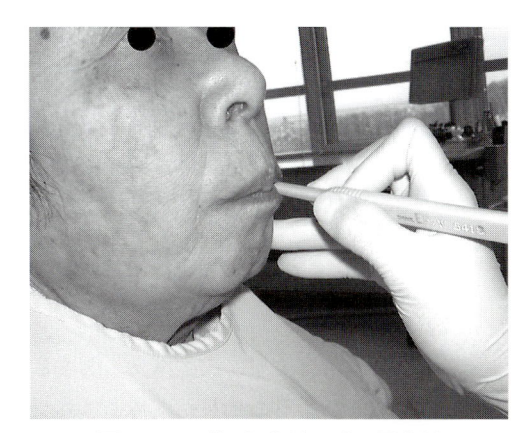

図8-2 ブラシを持つ手の固定例

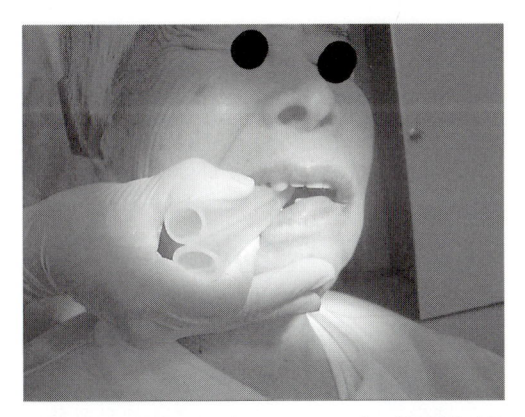

図8-3 エラックバイトチューブの使用例（ライオン歯科材）

らかい突起により，歯面や粘膜などの口腔清掃効果が期待でき全体が軟らかいシリコンでできているチューイングブラシ®（モリタ）が有用である．全く意思疎通ができないような重度の認知症の場合では，口腔内にこのような軟らかいゴム状のものが入ると，自然と咀嚼運動を反復して行うことが多いので，これを利用することにより，ある程度の清掃効果と，口腔内の異物感に対する寛容能力の向上が期待できるので，徐々に歯ブラシなどを使用できるようになった臨床例もある．

また電動歯ブラシは効率的な清掃効果を期待できるが，認知症患者の場合には最初は振動を弱くしたうえで肩こりのマッサージであると伝えて，肩の部分で振動させて，首，頬と徐々に口の近くを軽く振動させ，口の中のマッサージをするといって唇や前歯部のみ軽くブラッシングするなど，脱感作法を応用しながら，徐々に使用できるように試みるのも一つの方法である．

5）開口補助器具

開口補助器具として金属製開口器は，無歯顎や残根，う蝕の多い口腔，咬む力をコントロールできないなどの状況が多く使用しづらいため，軟らかいシリコンゴム製のチューブ（図8-3）を用いると便利である．粘膜の部分にも使用できる．

（藤本篤士）

参考文献
i）藤本篤士：痴呆性高齢者への口腔ケア，老年歯学 18：40-43，2003．
ii）藤本篤士：要介護高齢者の口腔ケア，老年歯学 17：79-84，2002．

2　経管栄養中の患者に対する口腔ケア

1）経管栄養中の患者の口腔ケアの目的
(1)口腔内の清潔状態の維持・改善
(2)摂食・嚥下機能を中心とした口腔機能の維持・改善

その効果としては，単に口腔内にとどまるものではなく以下のような効果が期待できる．
①口腔内の清潔を保ち，口腔疾患の予防をはかる．
②機能的口腔ケアにより摂食・嚥下機能の改善をはかる．
③口腔内細菌数をコントロールし，誤嚥した場合でも誤嚥性肺炎のリスクを最小限に抑える．
④味覚を刺激し，食欲を増進させる．
⑤唾液分泌を促し，口腔内環境を整える．
⑥爽快感を得ることにより食事への意欲が高まる．
⑦口腔ケアを行うことにより，コミュニケーションをとることで社会性の維持・回復につながる．

2）経管栄養中の患者の口腔ケア

嚥下障害があり，経管栄養を受けている場合には，姿勢に注意する必要がある．とくに頸部を後屈させることは，咽頭と気道を直線に近づけることになり，誤嚥しやすくなるだけでなく，咽頭でのチューブの刺激を受けやすくなるため（図8-4），頭部はやや前屈させる（図8-5）．過度の前屈によってもチューブの刺激を受けやすくなるため，患者の状態を見ながら調節する．脳卒中後遺症などで，片麻痺がある場合には，健側を下にして口腔ケアを行うことで唾液や洗浄液が健側を流れるようになるため，それらを正常に知覚でき，嚥下反射も生じやすく誤嚥のリスクを減らすことができる．

(1)口腔ケア時の刺激によって，嘔吐，誤嚥の可能性が高まるため，経腸栄養剤や水分の注入直後に行うことは避ける．食前に行うことができれば，嘔吐物による誤嚥のリスクを減らすだけでなく，口腔ケアによる唾液分泌の促進等により，食道等の消化管の蠕動運動を賦活化し，経管栄養注入後の胃食道逆流のリスクも減らすことができると考えている．食後にケアを行う場合は胃食道逆流がしにくい右側を下にして側臥位で行なう（図8-6）．
(2)口腔ケア時の嘔吐反射などでの大開口はチューブや咽頭粘膜を動かし，これらの刺激によりさらに嘔吐を助長するため，ゆっくりと開口させるとともに，口腔ケアは愛護的に行う．
(3)口腔ケア中に嘔吐がみられた場合には，速やかに吸引を行い，誤嚥のリスクを最小限に抑えた後，チューブが抜けていないかを確認する．咽頭でのチューブの蛇行がみられたりした場合は（図8-7）チューブに空気を注入して，胃での空気音を確認したり，エックス線でチューブの位置を確認する（図8-8）．
(4)経管栄養中の患者では，食道の蠕動運動が低下し，また食道入口部を管が貫いたままになっ

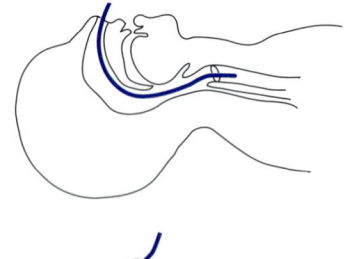

図8-4　頸部を後屈させた様子

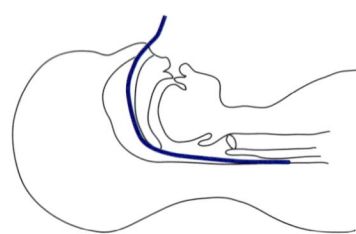

図8-5　頸部をやや前屈させた様子

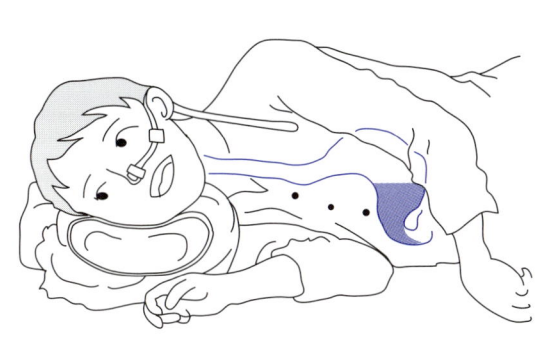

図8-6　右側臥位での胃の様子

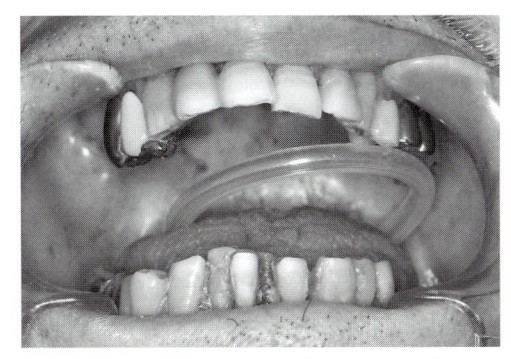

図8-7　咽頭でループしたチューブ

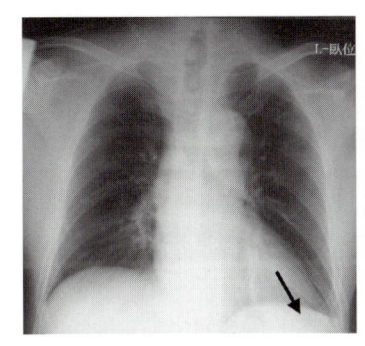

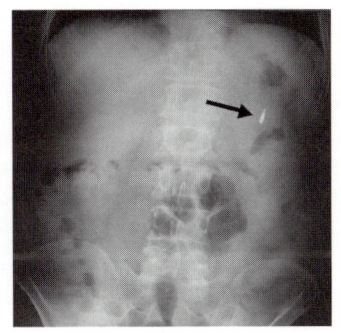

図8-8　経鼻チューブの先端

ているため，経腸栄養剤の逆流がしやすい状態にある．逆流している場合，口腔内に経管栄養剤やその臭いが認められることがある．このような場合には逆流性の誤嚥のリスクが高いため，主治医と介護者等にただちに連絡しなければならない．

(5)口腔ケア終了後には，必ずチューブの位置が変わっていないかを確認する．抜けているようであれば，口腔や咽頭にチューブ先端がないか口の中から確認する．なければ再挿入を試み，胃相当部に聴診器をあて空気の注入音を聴取する．さらに腹部エックス線写真を撮影してチューブ先端が目的の部位まで挿入されていることを確認する．必要があれば再度調整し，腹部エックス線写真を再撮影する．位置を確認できるまでは，経腸栄養剤を注入してはならない．

(花上伸明)

2　経管栄養中の患者に対する口腔ケア

3 脳卒中後遺症患者に対する口腔ケア

1）脳卒中とは

　脳卒中は死因の3位に位置し，悪性新生物や心疾患と並んで3大生活習慣病として知られている．脳の"急激な"循環障害を原因として意識障害や運動麻痺などを呈することを指すため，一般には"卒中"と呼ばれるが，医学的用語としては脳血管障害もしくは脳血管疾患と言う．またその成因により脳出血，くも膜下出血，脳梗塞に大別される（表8-1）．また後遺症として表れる症状は程度および種類ともにさまざまであるために，口腔ケアを提供する場合には一通りの対応を行うのではなく，患者の状態にあった対応を考える必要がある．

2）脳卒中後遺症の場合の対応

　一口に脳卒中といっても前述したようにさまざまな状態がある．口腔ケアを考える際には，意識障害，上肢の障害，および摂食・嚥下障害がどのような状態かをみて行くとわかりやすい．

(1)意識障害

　意識障害の強い患者に対して，口腔ケアを自立させることは不可能である．意識レベルが低いために口腔ケアが自立できない場合には，患者に関連する職種や家族に対して口腔ケアを行う頻度を指導する．1日に必要な口腔ケアの回数にはさまざまな報告がされているが，まずは1日3回口腔ケアを行うよう指導し，口腔衛生状態の変化に応じてその頻度や方法を再度設定するとよいであろう．

(2)上肢の障害

　もともと右利きの患者が左手のみで歯磨きをする場合，細かい動作が難しくなることが多い．このような場合には，歯ブラシの柄を太くして握りやすくするとよい（図8-9）．柄を太くするための製品も存在するが，トレー用レジンやシリコンパテを用いてもよい．その他，コップのコントロールが難しい場合には一部をカットしておくと，うがいをするときに鼻があたらないので使いやすくなる（図8-9）．また，吸盤付きのブラシを流しにつけておくと片手でも入れ歯を洗いやすい．

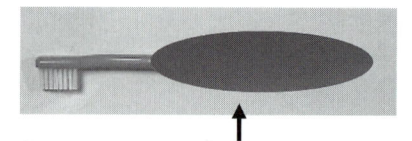

表8-1　脳血管障害の分類

脳血管障害				
脳の血管が破れる		脳の血管が詰まる		
脳出血	くも膜下出血	脳梗塞		
^	^	ラクナ梗塞	アテローム血栓性梗塞	心原性脳塞栓症

握りやすいように太くする

この部分を切っておくと鼻があたらず使いやすい

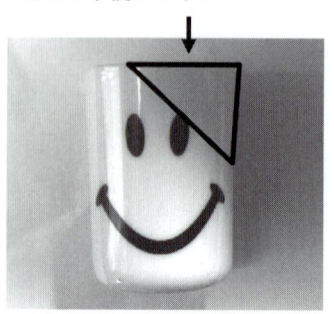

図8-9　道具の改良

表8-2 球麻痺と仮性球麻痺[1]

	仮性球麻痺	球麻痺
障害部位	延髄の上位運動ニューロン	延髄の嚥下中枢
嚥下反射	あり パターンは正常	ないかきわめて弱い パターン異常
喉頭挙上	十分	不十分
高次脳機能	痴呆、感情失禁など多彩	問題なし
構音障害	痙性 絞扼努力性	弛緩性 個別の障害（気息性）
その他	下顎反射の更新 軟口蓋反射の消失　　など	舌の萎縮 カーテン徴候 輪状咽頭筋弛緩不全 声門閉鎖不全　　など

（文献1）より改変）

(3)摂食・嚥下障害（表8-2）[1]

脳血管障害による摂食・嚥下障害の病態は、大きく球麻痺と仮性球麻痺に分けられる[1]．延髄に存在する嚥下中枢，疑核・舌下神経核などの運動性脳神経核，もしくは舌咽神経，迷走神経および舌下神経の障害により，構音障害・嚥下障害・舌麻痺などが起こるものを球麻痺という．これに対し延髄より上部の障害により，結果として延髄に命令を送ることができないために構音障害・嚥下障害が生じたものを仮性球麻痺という．仮性球麻痺では嚥下中枢自体は障害を受けていないために嚥下反射は消失しない．

よくムセているような患者には何らかの摂食・嚥下障害があると積極的に疑うべきである．摂食・嚥下障害を持つ患者に口腔ケアを提供する場合には，誤嚥性肺炎予防の観点が不可欠である．口腔衛生状態を改善することだけでなく，機能面へのアプローチを同時に行うことがより効果的となる．

まず担当医に脳血管障害の部位を確認して，患者がどのような状態かを知っておくべきである．次いで，RSST，改訂水飲みテスト，食物テストなどのスクリーニングテスト[2]を行い，明らかな障害の有無を観察する．ここで顕著な障害が認められた場合には，嚥下機能検査を積極的に受けるべきである．とくに近年では，在宅での摂食・嚥下機能検査が可能となっている[3]．通院が困難な場合にも，往診での検査を受けられるかどうかを周囲の医療機関に問い合わせてみるとよいであろう．

（戸原　玄）

文　献

1) 藤島一郎：脳卒中の摂食・嚥下障害とリハビリテーション，脳卒中の摂食・嚥下障害　第2版，4，医歯薬出版，東京，1998．
2) 戸原　玄，才藤栄一，馬場　尊：嚥下障害ベッドサイドにおける評価，総合リハ32：69-76，2004．
3) 山口朱見，十時久子，戸原　玄：訪問歯科診療における体系的な口腔ケアの取り組み，デンタルハイジーン26(8)：822-826，2006．

4 口腔乾燥症患者に対する口腔ケア

1）口腔乾燥患者に対する口腔ケア

(1) 口腔乾燥発症原因の確認と口腔ケア法の選択

第6章に前述したように，口腔乾燥はいろいろな原因で発現している．唾液腺自体に障害がある場合を除き，薬物性口腔乾燥症では歯科医師を通して担当医師に薬剤変更の可能性を打診するのも必要である．内科主治医は口腔乾燥が口腔環境を悪化させ，口腔ケアが困難になっていることを知らない場合もある．また服用薬剤を知ることによりその患者の医学的背景を理解できるので，それに見あった口腔ケアの方法や器材の選択が可能になる．口腔（歯科）心身症患者では口腔ケアによって症状が悪化したと訴える場合もあり，通常のケース通りには行かない．発汗や多尿による脱水では口腔所見から全身状況を推察可能であり，口腔ケアに入る前のアセスメントで判断し，必要に応じて内科主治医に連絡する．いずれにしろ全身状態とは関係なく口腔ケアに着手してはいけない[1]．

(2) 口腔乾燥が重度の場合の口腔ケア

口腔乾燥が重度の場合は，痂皮様の汚物や痰が口腔粘膜，とくに舌背に強固に付着し，簡単に除去できないことがある．これらを強引に除去するのでなく，日常から口腔乾燥に対する保湿ケアを行うべきである．それには口腔湿潤剤（ビバ・ジェルエット®，バイオエクストラ マウスジェル®，バイオティーン マウスウォッシュ®など）（図8-10）を併用する方法が推奨されている[2]．口腔湿潤剤にはジェルタイプのものとリキッドタイプのものがあるが，それぞれの特徴をよく理解して状況により使い分けるのが望ましい．とくにジェル状のものは口腔ケア前後，長時間口腔内に停滞させることで，口腔粘膜の保湿に有効である．リキッドタイプは使用時に口腔内の違和感が少なく，患者自身の意志で適時乾燥感を除去できることが利点であ

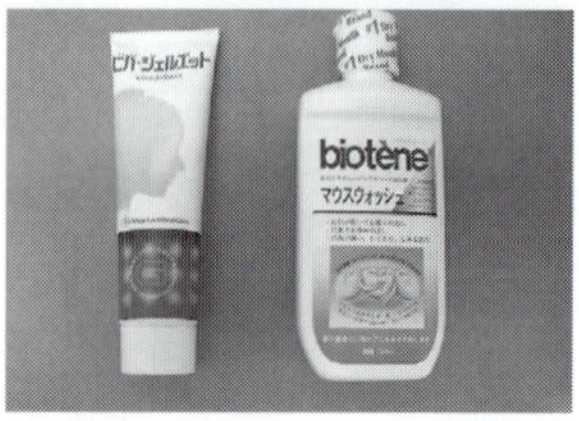

図8-10 口腔湿潤剤
口腔湿潤剤にはジェルタイプとリキッドタイプがあり，状況に応じて口腔ケア時に使い分ける．口腔乾燥患者の口腔ケア前後の粘膜保湿にはジェルタイプがよく使用される

る．

実際に乾燥した状態のまま強引に汚物を取り除こうとすれば，口腔粘膜を一緒に剥離するため，出血や疼痛を生じる．口腔ケアに入る前に口腔内を十分に湿潤させなければいけない．固着した痂皮に対しては洗浄液を少量ずつ塗布し，軟らかくしながら除去する．洗浄液には重曹水が紹介されることが多いが[3]，強固に付着した痂皮様の汚物の除去に使用する洗浄液は2倍に希釈したオキシドールも有用である．オキシドールは有機物質と反応すると酸素と水に別れるが，このとき発泡するため口腔粘膜と痂皮様の汚物の間で発泡が生じ，汚物を粘膜から浮き上がらせ剥離しやすくさせる．

またオキシドールは消毒作用，止血作用もあり，さらに入手しやすく安価である．しかし，発泡が多い場合は患者が泡を吸入しやすく，術者としては視野が悪くなるため適宜この泡を吸引しながら行わなければならない．この点，前述の口腔湿潤剤の併用は安全に口腔ケアを行える．十分な水分を使用しながらのブラッシングでは誤嚥をおこすことが問題になる．これにはすでに多くの施設で利用されている給水・吸引機能を備えた電動歯ブラシ（エラック，ビバラ

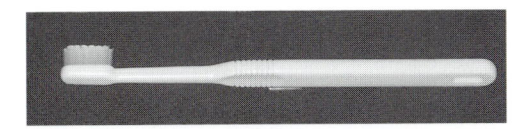

図8-11 軟毛の歯ブラシ

ック）が便利であり，これと口腔湿潤剤の併用は安全で確実な方法のひとつである．

　口腔乾燥症患者の粘膜は乾燥で脆弱となっているため，通常よりも愛護的に操作しなければならない．器具の口腔内への出し入れはもちろん，頬粘膜を損傷しないような配慮としてヘッドの小さな歯ブラシや軟毛の歯ブラシ（図8-11）の使用が推奨される．粘膜の清掃には粘膜ブラシの使用が望ましい．（48頁「6．清掃器具」参照）

(3) 口腔ケアの実際

①咳嗽発作対応の体位の工夫（座位では膝を少し曲げてやや前屈とし，ファーラー位や臥位では顔を横に向ける）

②室内環境の整備（加湿器の使用，換気，室温・湿度の調整）．

③口腔内を洗浄液，口腔湿潤剤，希釈したオキシドール綿球などで十分湿潤させる．

④綿球，歯ブラシ，粘膜ブラシ，その他補助器具などを用いて汚れを除去する．強固に固着した痂皮については，何度も湿潤させる．無理に除去して出血させないように注意する．

⑤喀痰対策（口腔内の乾燥により，喀痰が粘稠性となり除去が難しいことが多い，吸引器の使用や巻き綿子による清掃を考慮）

⑥必要であれば最後に口腔乾燥のある部分に口腔湿潤剤を塗布し，水分の蒸発を防ぐ．この場合は長時間保湿できるものを選択する方がよい．

2）まとめ

　口腔乾燥患者の口腔ケアは一般の口腔ケアに対して若干の配慮が必要であり，まとめると次のようになる．

①口腔乾燥状態になっている原因を確認する．

②原因によっては改善可能である．薬物の副作用なら内科主治医と相談したり，鼻閉が原因の開口なら耳鼻咽喉科医と相談したりする必要がある．

③乾燥した多量の痂皮様付着物を一気に除去しない．事前より口腔湿潤剤を使用し，付着物を軟化してから口腔の清掃を開始する．

④口腔ケアの実施には実施前，実施中を通して口腔粘膜に十分な水分を与える．そのためには口腔湿潤剤の併用もよい．

⑤十分な水分を使用するためには給水・吸引機能を持った電動歯ブラシの使用や，口腔内の水分を確実に除去できるサクションを使用する．

⑥患者の体位にも配慮し，誤嚥しにくい工夫をする．意識が明瞭でない患者や片麻痺の患者および嚥下障害のある患者にはとくに注意する．

⑦1回だけの口腔ケアでは不十分で，口腔ケア実施後は口腔粘膜の保湿に努めなければいけない．

⑧毎食後なるべく早い時期での口腔ケアを行えば食片の除去が容易である．

⑨寝たきり者の口腔乾燥患者に対しては，ネブライザーでの口腔の加湿や，部屋全体の加湿をはかる．

（山根源之）

文　献

1) 木津康博，山根源之：唾液による健康づくり，35-40，ヒョーロン，東京，2005．
2) 菅　武雄 他：口腔湿潤剤を用いた口腔ケア手法，老年歯学 21：130-134，2006．
3) 前田陽子，岡田千恵：ターミナルにおける口腔ケア，総合ケア 14(5)：58-59，2004．

5 うがいの困難な患者に対する口腔ケア

1）うがいとは

　口腔清掃の基本的な方法として，歯磨き法，洗口法，清拭法，洗浄法があるが，これらの方法を組み合わせて適切な口腔清掃を行うことが重要となる．洗口法は口腔内に液体を含み口腔内全体に行きわたらせ，口唇，頰を動かす方法，すなわち"うがい"である．口腔清掃の前後にうがいを行うことにより，食物残渣や清掃後の汚れを除去することができる．このため，うがいは口腔内衛生状態の改善には大きな役割を果たしている．しかし，口腔機能低下など何らかの理由でうがいが困難な場合が存在する．そこで，本稿ではうがいの問題について解説をくわえることにする．

2）うがいができない場合の対応

　まず，うがいができないという訴えを受けた場合，一概にうがいを強要するような対応ではなく，問題が形態面，機能面，認知面，もしくは痛みのどこかにあるのではないかと考えて行く必要がある．

(1) 形態面での問題

　形態面で最も問題になるのは，もちろん歯である．たとえば，前歯部の欠損はうがい時に口唇からの流出の原因となる．とくに無歯顎の患者では，食塊形成時に舌を突出させる傾向があることからも[1]，歯の欠損状態によっては舌突出を誘発する可能性がある．まずは歯の欠損状態と義歯の使用状況を把握し，必要に応じた補綴治療を行うことにより，二次的にうがい時の口唇よりの流出を抑えられる可能性がある．

(2) 機能面での問題

　まず，口腔・咽頭の運動機能が低下しているかどうかを観察しておく必要がある．うがいは口腔・咽頭の協調運動を必要とする難しい運動であり，摂食・嚥下障害の診察にも有用であると考えられている[2]．口腔・咽頭機能の診察には，下部脳神経，つまり三叉神経，顔面神経，舌咽・迷走神経，舌下神経支配領域に注意する．可動性および感覚をみる場合には障害の有無だけではなく，片側性（Laterality）をみておくことが重要となる[3]．具体的には，口唇閉鎖，舌の可動域，軟口蓋挙上と各部位の感覚の診察，および構音（パ・タ・カ）の状態などを確認する．それらの機能低下が確認された場合には，適切なリハビリテーションが必要となる．

　また，口腔・咽頭機能低下がみられた場合には，積極的に嚥下機能検査を受けるべきである．問題がなさそうにみえても嚥下機能の低下による不顕性誤嚥（誤嚥してもムセがない状態）[4]の存在を疑って検査を受けることが勧められる．また，検査を受けるための通院が困難である場合には，往診による嚥下機能検査[5]を受けられる環境にあるかを確認しておくべきであろう．万が一誤嚥等の嚥下機能低下が認められた場合には，うがいの可否のみならず栄養摂取方法および摂食・嚥下リハビリテーションの必要性についても検討を要する．

　口腔咽頭機能の明らかな低下を原因としてうがいができないと判断される場合には，誤嚥を避けるためにうがいはさせないほうがよい．"ぶくぶく"うがいはさせずに下を向いて口を開けたまま水で可及的に洗う，ガーゼやスポンジブラシで拭き取るといった方法を代用すべきである．

(3) 認知面での問題

　広範な脳血管障害等の既往がある場合には，失語・失行がある可能性が否定できない．失語

は言語機能が障害された状態であるが，痴呆とは異なる．失行とは「なすべき行為が何であるかを十分に理解していながら，目的に添って運動を遂行し得ない状態で，麻痺，失調，失認，失語や精神症状によっては説明されない」[6]状態をさす．口・顔面失行の場合は，食事のような自然な動作やあくびなどの反射的な運動は可能だが，言語指示や意図した口・顔面部の動作が困難となる．うがいは意図に基づく動作であるため，失行の存在も考えるべきである．

口頭で「うがいをしてみてください」と指示し，失語症の存在により口頭命令が理解できない場合には，検査者自身がうがいの動作を行って模倣させてみるのがよい．模倣が可能であれば，失行を伴わず失語のみである可能性が高い．口頭命令や模倣の結果，うがい用のコップをかなづちのように使うなど，他の動作との取り違え（錯行為），手をぐるぐる回すなど無意味な反応，また前に行った運動の連続（保続）などがみられれば，失行の可能性が高い．

いずれもうがいに必要な口腔・咽頭機能に問題がないことが前提であるが，失行を伴わない失語である場合には，うがいの模倣から行わせるのがよいであろう．失行が認められる場合にはうがいそのものを繰り返し練習する，または「コップを口に運ぶ」「口に水を含み保持する」「頬を繰り返し膨らます」などうがいに必要な行動をいくつかに分けて練習し，徐々に統合して行くのがよいと思われる．

(4)痛みの問題

う蝕，歯周疾患もしくは口内炎等による疼痛，歯の鋭縁，著しい義歯の不適合による潰瘍形成，または口腔咽頭腫瘍を原因とする痛みがあるために十分にうがいができない場合もある．これらを診察しておくことも大切である．

(戸原　玄)

文　献

1) 服部史子：高齢者における総義歯装着と嚥下機能の関連 Videofluorography による検討，口腔病学会雑誌，71(2)：102-111，2004.
2) 岡部光邦, 稲葉香央里, 河野登美子, 柴田享子, 杉本志保, 深野英夫, 横井基夫, 石黒　光：脳血管疾患・頭部外傷患者の歯科治療時の誤嚥に対するスクリーニングテストについて　口腔咽頭閉鎖機能評価「Gargle テスト」の有用性，障害者歯科，23：110-117，2002.
3) 戸原　玄, 才藤栄一, 馬場　尊：嚥下障害ベッドサイドにおける評価，総合リハ 32：69-76，2004.
4) Horner J. and Massey EW: Silent aspiration, Neurology, 38: 317-319, 1988.
5) 戸原　玄, 植松　宏：在宅訪問歯科診療における摂食・嚥下障害への対応 内視鏡検査を用いた1症例，老年歯学 18：285-286，2003.
6) 浜中淑彦：失行の概念・検査法・分類・症状，精神科 MOOK 1 失語・失行・失認，島薗安雄, 保崎英夫, 大橋博司編，50-58，金原出版，東京，1982.

6　開口を拒否する患者への対応

　開口を拒否する患者に対応するには，器質的な問題の有無を確認する必要がある．したがって，本稿では疾患による開口障害についても言及することにする．

1）開口しない理由
　開口しない理由を明らかにし（表8-3）[1]，理由・状況にあわせた対応が望まれる．日常生活の観察により，開口可能な程度を推測できる．

(1)開口障害
　開口障害の場合には適切な医療を受け，状態にあわせたケアを行うことが必要である．全く開口しないものからある程度開口できるものまで種々の段階がある．開口障害が疑われた場合には歯科を受診する．

(2)開口を拒否する場合
　日常生活では開口するが，口腔清掃を行おうとすると開口しない場合がある．その原因を理解することが重要である．

(3)意識障害や認知症などにより意思疎通がはかれない場合
　意識障害や認知症などがある場合には，開口を求めても理解ができないため，開口しないことがある．

2）対応方法
　一般的な対応方法を表8-4[2]，図8-12に示す．良好なコミュニケーション・信頼関係の構築が基本となる．意識障害や認知症のある人に対してもこの基本は同じである．次いで安全・安楽に配

表8-3　開口しない理由

1	疾患による開口障害[1]		
	関節性	炎症性	顎関節炎
		腫瘍性	関節頭部の骨腫、軟骨腫、悪性腫瘍など
		外傷性	下顎関節突起部骨折、顎関節円板の損傷など
		瘢痕性	顎関節強直症
		機械的	顎関節症、顎関節形成不全、下顎頭肥大など
	非関節性	炎症性	顎骨炎、顎骨周囲炎、顎部放線菌症など
		腫瘍性	顎関節周囲の良性腫瘍、悪性腫瘍
		外傷性	顎骨骨折、下顎頸部骨折、頰骨弓部骨折など
		瘢痕性	外傷、放射線治療、手術などによる顔面、口腔粘膜、口唇瘢痕など
		神経性	三叉神経咀嚼枝の痙攣（破傷風、ヒステリー、てんかんなど）
2	開口拒否（開口および意思疎通は可能な場合）		
	良好なコミュニケーション・信頼関係の欠如		
	過去の口腔清掃による不愉快な経験		
	口腔清掃時に感じる痛み（口腔内過敏症、口内炎などの存在）		
3	意思疎通が不可能な場合		
	意識障害、認知症など		

慮しながら，指で顔面に触られることへの慣れ，指で口腔内を触られることへの慣れ，口腔清掃に対する慣れへと進めていく．触られることに慣れるためには，口腔から離れたところから触りはじめ，次第に口腔に向かって触っていくとよい．口腔清掃時に痛みを与えないように配慮する．軟らかいブラシの使用など状況に応じた清掃を心掛ける．

口腔清掃による爽快感の体験は，口腔清掃に対する開口拒否を減少させる．認知症では口腔清掃を習慣化すると開口してくれるようになる．

開口にはK-pointの刺激が有効な場合がある[2]（140頁「7．意識障害者に対する口腔ケア」参照）．K-point刺激の機序は不明だが，刺激することにより開口に続いて咀嚼様運動，嚥下反射が誘発されるとされている．短時間の開口が可能な場合には，開口したときに開口器などを使用するとその状態を保持できる．上下顎の歯の間に割り箸にガーゼを巻いたものなどを置いても開口を保持できる．このとき，動揺している歯に力がかからないように注意する．

廃用性の機能低下により開口できない場合には，口腔清掃と機能訓練を兼ねたケアを行う．

（下山和弘）

表8-4　一般的な対応方法[2]

- 座位をとる
  意識レベルをあげる．頸部や下顎が動くようになる．
- リラックスできるように工夫する
  会話，好きな音楽，マッサージにより，リラックスを得る．
- 口唇や頬粘膜を圧排する
  不快感を与えない圧排を行う．
- 過敏のある場合は脱感作を行う
  指で過敏部位を触る．刺激を次第に強くする．
- 筋肉をマッサージする
  口腔周囲の筋をマッサージし，動きやすくする．
- K-pointを刺激する
  臼後三角のやや後方に圧刺激を与える．
- 疾患の特性を理解する
  開口障害を起こす疾患を理解する．

文献

1) 道　健一：開口障害，閉口障害，最新口腔外科学　第4版，47，医歯薬出版，東京，1999．
2) 茶山裕子：口を開けてもらえない人への対応，老年歯学17：353-357，2003．

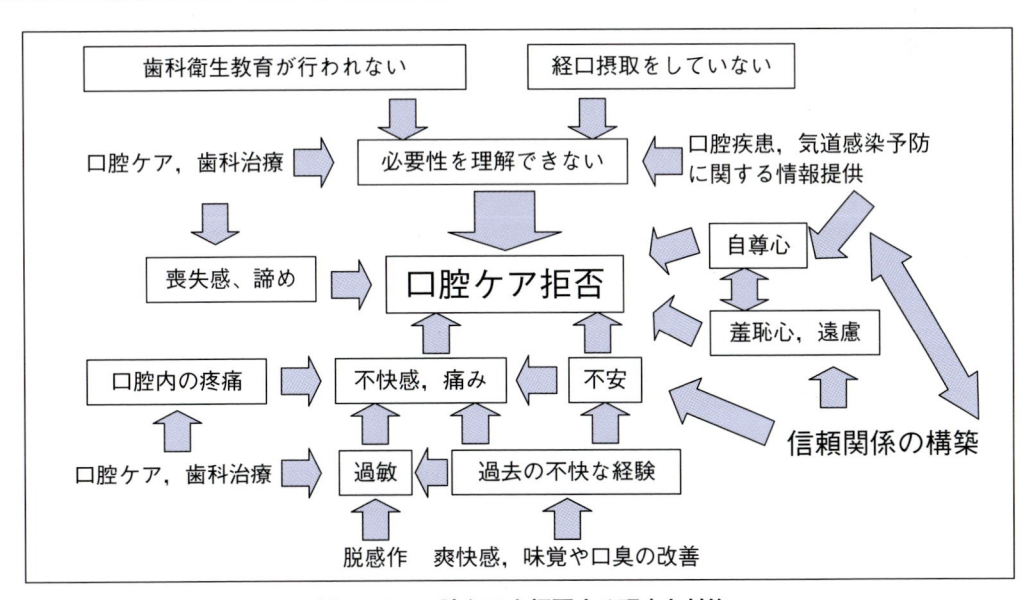

図8-12　口腔ケアを拒否する理由と対策

7 意識障害者に対する口腔ケア

1）意識障害とは

意識障害は，周囲の刺激に対する反応が減少した状態である「意識の清明度の低下」と，いろいろな程度の意識の清明度の低下を伴い，興奮したり，歩き回ったり，おかしな言動がある状態である「意識の変容（内容の変化）」とに大別される[1]．

意識障害の評価には Glasgow Coma Scale (GCS) や Japan Coma Scale (JCS) などがあり，日本ではJCSが広く用いられている（**表 8-5**）[2]．これは主に，意識の清明度の判定に適している．

意識障害の原因は，脳血管障害や脳腫瘍など器質的脳損傷によるもの，低酸素血症，血糖異常・電解質異常などの代謝障害，あるいは向精神薬などによる薬物中毒などさまざまである．高齢者では，代謝障害や薬剤の副作用による意識障害が少なくないようである．今回は脳血管障害により意識の清明度の低下がある者へのケアを想定する．

2）意識障害者の口腔内環境

臨床的に，意識障害者の口腔内は乾燥していることが多い．このことは，唾液の持つさまざまなはたらきが失われるということである．しかも，意識障害者は開口保持が困難であるため，口腔ケアが行いにくい．結果として，意識障害者の口腔内環境は悪化しやすい状態にあり，う蝕，歯周疾患，口腔粘膜疾患，さらに誤嚥性肺炎などを発症するリスクが高い．一方で，意識障害があると，本人は口腔内のトラブルに対する訴えができない．介護者が日頃から口腔内を観察していないと，思わぬトラブルが生じている場合がある．

3）口腔清掃時の問題点と対応

意識障害者の場合，開口保持が困難なことが多く，このことがケアを難しくしている．また，嚥下反射・咳反射が低下しているので，誤嚥に対する注意が必要である．さらに，全身状態が不安定な者も多いので，循環や呼吸の動態にも注意する．

(1)体位変換

①循環・呼吸の変化：体位変換を行う際には，急激な体位変換を避ける．起立性低血圧を生じる危険性がある者では，上体をおこす前と起こした直後に血圧や脈拍を測定する．ケア中も循環・呼吸状態は変化するので，リスクが高い者は血圧計やパルスオキシメーターにてモニタリングを行う．状態が不安定な場合には，短時間，頻回の口腔ケアを行う．

②嘔吐：特に高齢者では，体位変換の際に胃食道逆流を起こす場合もあるので，腹部に圧力がかからないように注意が必要である．

(2)誤嚥防止

詳しくは，10頁「3．口腔ケア時の安全・安楽」を参照．

①口腔ケアの体位：誤嚥防止のためには可能な限り上体をおこした方がよいが，意識障害者の場合はセミファーラー位までとする．頸部は枕をあてて，やや前屈させる．前屈が困難な者では，最低限，伸展（頭部後屈）した状態にならないようにする．さらに顔を介護者の方に少し向けることによって，ケアが行いやすくなる．上体をおこせない場合，側臥位は口腔内を観察しにくいので，半側臥位がよい．このとき，片麻痺患者は健側が下となるようにする．

②口腔清掃：口腔清掃中は，歯ブラシやスポ

表 8-5　Japan Coma Scale (JCS)

Ⅰ）刺激しないでも覚醒している状態　（1桁で表現）
　　1．大体意識清明だが，いまひとつはっきりしない
　　2．見当識障害（時・場所・人）がある
　　3．自分の名前，生年月日が言えない
Ⅱ）刺激すると覚醒する状態―刺激をやめると眠り込む―　（2桁で表現）
　　（　　＊：なんらかの理由で開眼できない場合）
　　10．普通の呼びかけで容易に開眼する
　　　　合目的な運動（たとえば，右手を握れ，離せ）をするし，言葉も出るが間違いが多い　＊
　　20．大声または体をゆさぶることにより開眼する
　　　　簡単な命令に応じる．例えば離握手　＊
　　30．痛み刺激をくわえつつ呼びかけを繰り返すと，かろうじて開眼する
Ⅲ）刺激しても覚醒しない状態　（3桁で表現）
　　100．痛み刺激に対し，払いのけるような動作をする
　　200．痛み刺激で少し手足を動かしたり，顔をしかめたりする
　　300．痛み刺激に反応しない

※　開眼状態で評価しにくい場合の評価基準　　　　　　　　　　　　　　　　　（文献2）より改変）
　　R：restlessness（不穏）　気分や動作に落ち着きがない状態
　　I：incontinence（糞尿失禁）
　　A：akinetic mutism（無動性無言）または apallic state（失外套症候群）
　　　　自発的な運動や発語が全くなく，反応を示さないが，睡眠・覚醒のリズムは保たれる．
　　　　開眼しているとき眼は動かし，追視したりする．
・たとえば 100-I，20-RI のように 相当する段階の数字にR，I，Aを付記する

ンジブラシの水気を軽く切って清掃する．口腔前庭や口蓋，舌の清掃をする際には，奥から手前へ掻き出すようにして汚れが咽頭部へ落下しないよう注意し，ブラシに付いた汚れはそのつど拭き取る．吸引器の併用，または吸引付き歯ブラシを使用するのも有効である．
③口腔内の洗浄：意識障害者はうがいができないので，あまり洗浄をしなくてもすむように，口腔清掃の段階で清潔にしておくことが基本である．洗浄を行う際には，吸引器を使用すると楽である．このとき歯科用の排唾管を使用すると，口腔粘膜を吸い込んで吸引が止まるようなことがなく使いやすい．吸引器がない場合にはガーグルベースンなどを使用する（具体的な方法は，136頁「5．うがいの困難な患者に対する口腔ケア」参照）．
(3)開口保持困難：まったく開口しない場合は，顎関節症や下顎骨骨折などがあって開口できない可能性も考えられるので，歯科医師に精査を依頼する．開口するがすぐに閉口する場合は，口腔内への刺激に対して過敏になっていて，反射的あるいは拒否的に閉口している可能性が考えられる（詳しくは138頁「6．開口を拒否する患者への対応」参照）．ポイントは，
　①意識障害があっても，これから行う内容を説明しながらケアする．

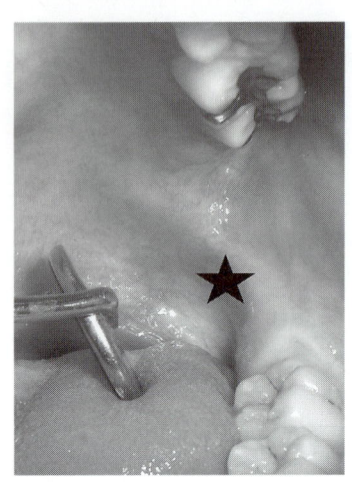

図8-13　K-point（★印の位置）

②口唇は乾燥していると切れて出血しやすいので，水で濡らした指やスポンジブラシでマッサージする．口唇は末梢神経が密であり，大脳皮質における運動・感覚神経支配領域も大きい．したがって，口唇のマッサージは口腔ケアの準備であると共に，脳への刺激を増やして意識状態の改善を期待する行為でもある．

③口蓋・舌側の清掃：手指で下顎を軽く押し下げるようにしながらブラッシングすると，次第に開口してくる[3]．ポイントは，ゆったりと軽く力をかけることである．無理に開口させようとすると，歯を脱臼させる可能性もある．

④K-point刺激法[4]：K-pointとは，臼後三角後縁よりもやや後方かつ内方にある，健常者では特に敏感なpointである（図8-13）．偽性球麻痺患者の場合，ここを爪で軽く圧迫すると，開口保持が可能となることがある．閉口している場合，指を口腔前庭部に入れ，そのまま歯面に沿わせるようにして奥に入れ，最後方歯の後方からアプローチするとよい．ただし，この方法は同一人物で左右差があったり，人によって効果の程度に差があったりする．効果がみられないからと強く圧迫しないようにする．

⑤どうしても開口保持が困難な場合には，開口器を使用する．割り箸にガーゼを巻いたものや，おしぼりなどでも代用できる．使用時は，舌や粘膜を挟み込んで傷つけることがないように，また，動揺している歯に力がかからないように注意する．1回のケアは短時間にとどめ，呼吸状態にも注意する．口腔内の衛生状態が不良であれば，短時間のケアを頻回に行うようにする．

（岩佐康行）

文献

1) 亀山正邦，高久史麿　総編：今日の診断指針，122-127，医学書院，東京，2002.
2) 太田富雄：意識障害の重症度基準，綜合臨床：477-482，1985.
3) 岩佐康行：意識障害者への口腔ケア，老年歯学19：325-331，2005.
4) 聖隷三方原病院嚥下チーム：嚥下障害ポケットマニュアル，73-74，医歯薬出版，東京，2003.

8 口腔に痂皮がある患者に対する口腔ケア

1）痂皮とはどのようなものか

　痂皮とは，通常「カサブタ」と呼ばれているものである．すなわち，「血液成分，滲出液，膿などが再生上皮の角質層に移行し凝固，固着した状態」[1]をさす．痂皮形成は創傷治癒の最初の段階であり，上皮再生などの創傷治癒機序がはたらいていることを意味する[1].

　一方，口腔乾燥患者の口腔内に付着した剥離上皮膜を，痂皮と呼んでいる場合がある．剥離上皮膜は，剥離した上皮や細菌が核となり，そこに唾液あるいは細菌由来のタンパク質が付着し，ゼリー状の膜となったものと考えられている[2]．これが乾燥・固化したものは痂皮のように見えるが，粘膜に損傷がないので痂皮とは異なる（図8-14）[3]．むしろ，剥離上皮膜を無理に剥がして出血した結果，痂皮を形成していると考えられる．剥離上皮膜は，水や口腔湿潤剤を用いて時間をかけてケアすることで軟らかくなるので，少しずつ除去する．

2）口腔内に痂皮が形成されるとき

　通常，口腔内にできた創傷に痂皮は形成されない．口腔内は唾液によって湿潤な環境にあるため，血液成分や滲出液が乾燥，固化することがないからである．したがって，口腔乾燥があると口腔内にも痂皮が形成されると考えられる．実際，乾燥しやすい口唇部では口唇ヘルペスや帯状疱疹で口唇部に水疱が形成されたのち，痂皮を形成して治癒に向かう．

　しかし，口腔乾燥があるだけでは痂皮は形成されない．なんらかの原因で粘膜上皮が損傷を受けているはずである．乾燥状態にある口腔粘膜は萎縮して傷つきやすいので，注意が必要である．

　粘膜が傷つく原因をいくつか挙げる．

①鋭利な歯，義歯のクラスプ，不適合な義歯
②不適切な口腔ケア
③頰，舌，口唇を噛んでいる
④経口的に挿管された気管内チューブ
⑤口腔粘膜疾患，および皮膚科疾患，内科疾患に伴う口腔粘膜病変

3）口腔に付着した痂皮は無理に除去しない

　痂皮は創面からの水分蒸発を防ぎ，深部の組織を保護しているため，剥がさないことが大切とされてきた．しかし近年では，痂皮を形成すると創傷治癒における炎症期が延長し増殖期が障害されるために，創傷治癒が遅延すると考えられるようになってきた．そのため，たとえば寝たきり高齢者にみられる皮膚の褥瘡の治療では，積極的に痂皮を切除（デブリドマン）している．切除したあとは創面を清潔にし，湿潤な環境に保つことで治癒が促進する[4].

　しかし，不幸にして口腔領域に痂皮が形成された場合，開口しただけで破れて再出血してしまうため，口腔ケアを行うことすらためらわれる．最近の創傷治癒の考え方からすると，これら口腔領域の痂皮も除去した方がよいと考えられるが，実際には無理に除去しない方がよい．なぜならば，痂皮を除去したあとでは，創面を保湿し安静を保つことが困難だからである．

4）口腔ケアのポイント

(1) 毎日の口腔ケアを適切に行う

　口腔内の痂皮形成は，口腔乾燥と口腔粘膜の損傷が原因である．ふだんから適切な口腔ケアを行うことで，痂皮形成はかなり予防できる．

　①口腔乾燥の改善に努める

8　口腔に痂皮がある患者に対する口腔ケア　143

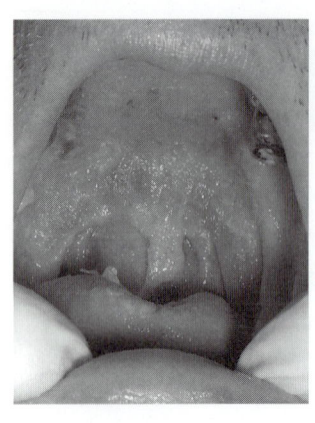

図8-14 剥離上皮膜[3] 口蓋部から咽頭部へかけて付着している

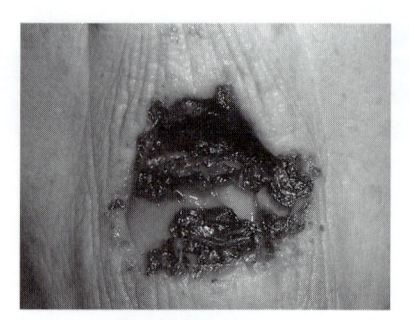

図8-15 少しずつ剥がれてきた口唇部の痂皮 容易に剥がれない場合は、抜歯剪刀で切除する

②口腔粘膜はやさしく扱う

　乾燥した口腔粘膜に不用意に触れると出血しやすい．水や口腔湿潤剤で湿らせたスポンジブラシなどを用いて，やさしくケアする．

③歯は清潔に保つ

　プラークがたまって歯肉炎があると出血しやすくなるので，歯は清潔に保つ．このとき，歯肉を傷つけないように注意する．

④粘膜を傷つける要因の排除

　粘膜を傷つける可能性のある鋭利な歯は，鋭縁を削除する．不適合な義歯については調整するが，場合によっては義歯を一時的にはずしておくこともある．経口的に挿管された気管チューブは，定期的に固定位置をずらす，あるいは経鼻的な挿管に変更する．頬や舌，または口唇を咬んでいるのであれば，その原因をよく調べて対応する．

(2)痂皮が形成されたときのケア

　痂皮に不用意に触れると出血しやすい．グローブをした指を水や湿潤剤で湿らせた後，やさしくマッサージする．スポンジブラシを用いることもあるが，痂皮に引っかかることがあるので注意が必要である．マッサージするうちに剥がれてきた痂皮はそっと取る．簡単に取れない場合は，無理をせずに抜糸剪刀で切り取る（図8-15）．この場合，誤って粘膜を切らないように注意する．不安であれば，ぎりぎりまでを切り取ろうとせず，少し余裕を残す．

(3)ケアせずに全身状態の回復をまつ場合

　全身状態が著しく不良な場合，飲水しただけで痂皮が破れて多量の出血をすることがある．このような場合は仕方なく絶飲食とし，口腔ケアも取れてきた痂皮をそっと除去する程度として全身状態の回復をまつ．状態が回復してくれば少しずつ積極的なケアが行える．

(4)精神的サポート

　口腔内に痂皮が形成されるような症例では，全身状態が不良なことが多い．肉体的だけでなく精神的にも苦痛と不安を感じていると思われるので，いたわりの声をかけ，励ますことも大切である．

(岩佐康行)

文献

1) 赤坂俊英：医学大辞典（伊藤正男，井村裕夫，高久史麿 編），第1版，406，医学書院，東京，2003.
2) 小笠原正：要介護高齢者（障害高齢者）における口腔乾燥症，歯界展望103(1)：68，2004.
3) 岩佐康行：口腔に痂皮のある患者の口腔ケア，老年歯学20：140-145，2005.
4) 真田弘美 編：褥瘡対策のすべてがわかる本，第1版，24-54，照林社，東京，2002.

9 　気管挿管患者に対する口腔ケア

　気管挿管されている患者には多くの合併症のリスクが存在する．その一つに人工呼吸器関連肺炎（Ventilator associated pneumonia，以下 VAP）がある．これは人工呼吸器を装着されてから 48 時間以降に発症した細菌性の肺炎のことで，その発症率は 5～67％ と報告によりさまざまであるが，死亡率は 24～76％ と高く，この予防は呼吸管理を行ううえで重要な問題となっている．以前から VAP の予防に対する口腔ケアの効果は注目されており，これまでも口腔ケアの有用性に関する報告が数多くなされている[1,2]．しかし，エビデンスに乏しく VAP の予防を視野に入れた口腔ケアのガイドラインの確立までには到っておらず，内容も施設によってさまざまである．本項ではわれわれが行っている気管挿管患者に対する口腔ケアを提示し，各ステップにおいて留意すべき事項について解説する．

　準備する物品を図 8-16 に示す．消毒液は口腔ケアで広く用いられているイソジン液®を使用しているが，これに関しては粘膜刺激性，口腔乾燥などの問題が指摘されている．よって当科ではこれらの問題点を考慮し，1％希釈で使用している[3]．この他，視野の確保・口唇の保護のための口角鉤（アングルワイダー®）と吸引効率が高く，粘膜の圧排が可能でさらに損傷させにくいプラスチック製のヤンカーサクション®を使用している．また清拭には経済性と安全性を考慮し，滅菌した綿球とモスキート鉗子を用いている．粘膜ブラシは清掃効率が高く粘膜を障害しにくく，使い捨てのため衛生面で優れているが，コストパフォーマンスは劣っている．これに対してモスキート鉗子はロックがかかるため，把持した綿球を落とすことがなく，頻回のオートクレーブによる滅菌にも

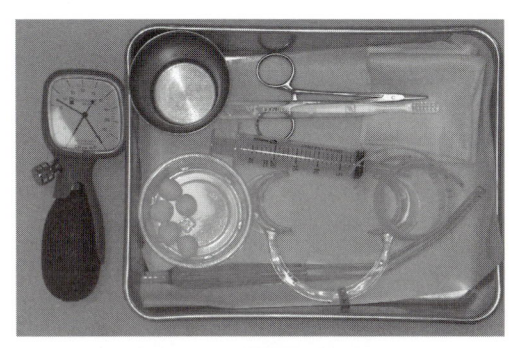

図 8-16　準備する物品

耐えうるため，当院では感染および事故対策とコスト面を考慮し，これらを用いている．
　次に手技的各ステップに関して説明する．

1）体位・カフ圧の調整（図 8-17）

　口腔ケアは通常 6 時間おきに行っているが，1 日のうち 1 回は気管チューブの固定位置を移動させるときにあわせて行われる．このとき，気管チューブを固定するテープや器具はすべて除去されるため，ケアを行ううえでの障害は少なくなるが，気管チューブの誤抜去や，反対に深く挿入されて片肺の換気になってしまわないように注意しなければならない．そのため，ケア開始前に気管チューブの固定位置を記録と照合し，問題のないことを確認するとともに，ケア中も適宜確認する必要がある．
　次に体位の調整を行う．気管挿管されている患者は誤嚥のリスクが高く，医学的な禁忌がなければ上体は 30～45°挙上しておくことが，医療関連肺炎予防のための CDC ガイドライン 2003 で推奨されている（口腔ケア時の姿勢については 10 頁「3．口腔ケア時の安全・安楽」を参照）[4]．
　体位の調整後，カフ圧計を用いてカフ圧を

35mmHgにあげる（通常カフ圧は20mmHgに調整されている）．気管粘膜の毛細血管の血圧は35～45mmHg程度であり[4]，これを越えることはカフ圧迫部の毛細血管の血流障害を招き，カフ圧迫部と周囲組織の壊死を引きおこすためである．つまり，カフ圧35mmHg程度が，口腔ケア時にカフ上に貯留した洗浄液や分泌物などが気管へ垂れ込むのを防止する至適値であると考えている．カフ圧を調整した後，カフ上吸引が可能な気管チューブであればこれを行い，さらに気管内分泌物を吸引する．その後再度カフ圧確認を行う．これは吸引によって気管の変形がおこり，カフ圧に変化がおこる可能性があるためである．

2）口腔周囲の清拭（図8-18）

口腔周囲に付着した細菌，とくに院内感染菌を口腔ケア中に術者が口腔内に持ち込むことを予防するため，1％イソジン液®（口腔内に使用するものと同じもの）にて口唇周囲および鼻孔周囲を清拭する[5]．

3）視野の確保（図8-19）

口唇を湿潤させ（口唇の乾燥が著明で，出血の可能性がある場合はワセリン等の軟膏を塗布する），その後視野と安全確保のため口角鉤（アングルワイダー®）・バイトブロックを装着する．

4）汚染物，洗浄液の咽頭への垂れ込みの防止（図8-20）

口狭部から咽頭部に気管チューブを巻くようにパッキンガーゼを挿入する．これは，ブラッシングなどで落とした汚染物や細菌が咽頭に落下するのを防ぐことと，唾液や洗浄液が多量に咽頭に流入するのを防ぐ目的で行う．

5）歯・粘膜の清拭（図8-21,22）

1％イソジン液®に浸した歯ブラシで歯をブラッシングし，モスキート鉗子で把持した綿球に1％イソジン液®を浸し，頬粘膜，口蓋粘膜，舌，チューブを清拭する．強固な付着物がある場合は，2倍希釈オキシドールで愛護的に除去する．適宜ヤンカーサクション®にて吸引を行う．

6）洗浄（図8-23）

カフ上吸引を行いながら，または咽頭部のガーゼを徐去する前に200cc程度の水で口腔内を洗浄しながらヤンカーサクション®にて十分に吸引を行う．

7）チューブの固定・カフ圧の調整（図8-24）

気管チューブを再度固定し体位調整，カフ圧を口腔ケア前の圧に調整し，さらに気管内分泌物を吸引する．口唇にワセリンを適量塗布し保湿する．

8）最後に

本項で示した口腔ケア法はカフ上に吸引のための側孔のついた気管チューブの使用を想定して記載した．しかしカフ上吸引がついていても，カフ上―カフ上吸引孔間は，カフ上吸引孔からの吸引では除去できない部位であり，またカフで口腔内容物の気管への垂れ込みを完全に防ぐことはできない[6]．効果的な口腔ケアを施行することで同部に貯留する分泌物内の細菌数を減少させることができれば，カフと気道粘膜の間を通して必然的に生じてしまうsilent aspirationが発生した場合でも，気管内へ落ち込む細菌数を減らし，VAPを予防することが可能と考える．カフ上吸引ができない挿管チューブの場合は，口腔ケア中やその後の気管内吸引時の吸引物の性状をよく観察し，カフ上分泌物の細菌数を減少させるための口腔内洗浄をどの程度行うか，咽頭への垂れ込み防止策（口腔内吸引，咽頭へのガーゼの留置など）をどのように行うかなどを十分に考慮する必要がある．

〈潮田高志〉

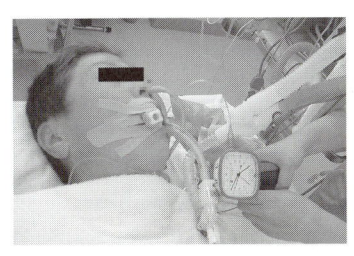

図8-17　カフ圧調整 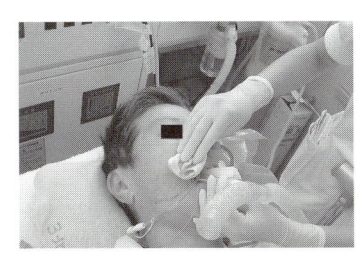　　　図8-18　口腔周囲清拭 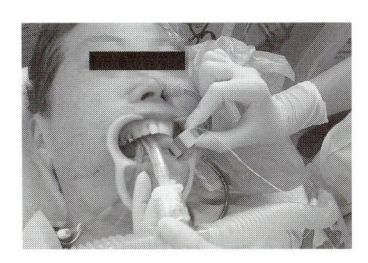　　　図8-19　バイトブロック挿入

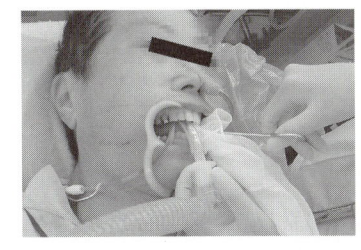

図8-20　パッキンガーゼ挿入 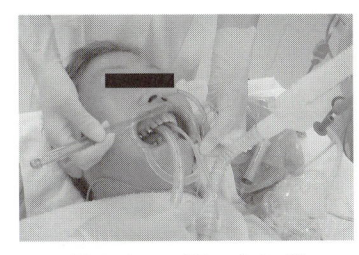　図8-21　ブラッシング 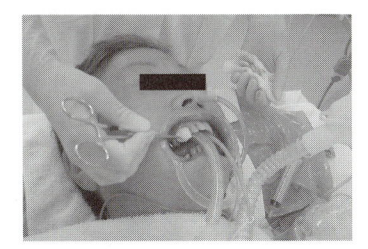　　図8-22　口腔粘膜清拭

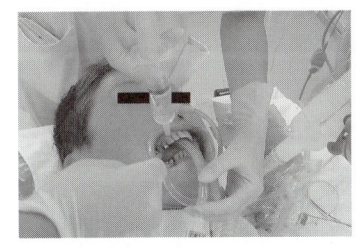

図8-23　水洗 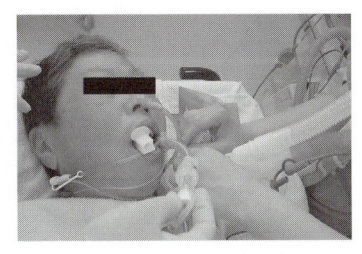　　　　　　図8-24　テープ固定

文　献

1）岸本裕充：肺炎・VAPを予防する口腔ケア，60-66，照林社，東京，2002．
2）木本洋一：人工呼吸器装着中の患者さん，エキスパートナース 22(1)：126-127，2006．
3）馬場里奈：人工呼吸器装着患者の口腔ケアの正しい手順と手技，呼吸器ケア 5(7)：88-95，2007．
4）密田年宏　監訳：医療関連肺炎予防のためのCDCガイドライン2003年版，国際医学出版，東京，2005．
5）中川仁美：口唇周囲に存在する病原菌と気道感染の関連における検討：口唇周囲の清拭の必要性，日本集中治療医学会雑誌 10：252，2003．
6）渡邊　裕，山根源之，外木守雄，蔵本千夏：気管挿管患者の口腔ケア，老年歯学 20：362-369，2006．

10 出血傾向を有する患者に対する口腔ケア

1）はじめに

　口腔ケアの介助を要する高齢者の多くは，既往疾患に伴う口腔機能の低下だけでなく，自己の口腔管理が困難なうえ，プラーク・歯石や喀痰の残留，口腔乾燥などにより口腔粘膜の炎症が惹起されている．したがって，口腔ケアの際，出血傾向がなくても口腔粘膜は易出血性を示し，ブラッシングでさえも容易に出血する．とくに出血傾向のある患者の口腔ケアでは，出血について細心の注意が必要であり，患者の病態を十分に把握しておく必要がある．

2）口腔ケアで注意すべき出血傾向を示す疾患

　出血傾向を示す疾患は，①血管壁の異常，②血小板の異常，③血液凝固の異常とそれぞれが混在したものに分けられる[1]．これら3項目について口腔ケアの際，注意を要する疾患を表8-6に示す[1]．

　①血管壁の異常：先天性疾患はまれで，後天性のものが大部分を占める．

　②血小板の異常・③血液凝固の異常：血小板数の異常や凝固因子欠乏患者では，ひとたび歯肉から出血すると微量の出血が遷延するなど，止血しづらい．抗血小板薬，抗凝固薬を投与されている患者でも同様の所見がみられ，口腔ケアでは，むしろこれらの患者に遭遇することが多い．これら抗血栓薬は，口腔粘膜に重度の炎症所見がなければ，口腔粘膜から出血しても圧迫により比較的容易に止血する．歯周病が進行している場合，止血に時間を要する．重度の肝障害，特に肝硬変のケースでは凝固系の異常とともに血小板の異常を伴っており，歯周病も重度

であれば止血困難となる場合がある．

　また，表8-6の出血傾向を示す疾患以外に，口腔ケア時の出血に注意すべき疾患として，糖尿病が挙げられる．

　糖尿病の合併症である細小血管症は，高血糖状態により全身の血管の血管壁や基底膜に変化が生じ，易出血性を呈する．この細小血管症は糖尿病患者の口腔粘膜にも現れ，炎症を伴った歯肉であれば容易に出血し，止血しにくい[2]．したがって糖尿病患者では，随時血糖，HbA_1c，グリコアルブミンなどの検査結果からコントロール状態を確認しておく必要がある．

　とくに糖尿病コントロール不良例では血管障害が進行しており，注意を要する．最近では，糖尿病性腎症による人工透析患者が多くなっており，透析の際のヘパリン投与により，止血困難となる可能性も配慮しなければならない．

3）出血傾向を示す患者の身体所見

　出血傾向に対する検査項目を表8-7に示す[3]．検査所見に異常があっても，臨床上身体所見に異常がなかったり，逆に身体所見に異常があるからといって出血傾向があるとは限らない．

　出血傾向を示す患者の主な身体所見は，関節内出血，マンシェット下の点状出血，皮下出血（図8-25），紫斑，皮下および口腔粘膜下の血腫，鼻出血，歯肉出血，口腔内の血管腫（口唇，舌に多い）などが挙げられる．これらの所見は，血小板異常があるか，凝固因子異常があるかにより，出現する状態や時間的経過が若干異なる．たとえば，関節内出血は前者でまれであり，後者でしばしば出現する．粘膜の出血について，血小板異常では外傷なしに出現しやすく，浅在性の傾向を示す．

表8-6 出血傾向を示す主な疾患

①血管壁の異常
　単純性紫斑病，老人性紫斑病，アレルギー性紫斑病など
②血小板の異常
　血小板減少：再生不良性貧血，急性白血病，骨髄異形成症候群，悪性貧血，SLE，
　　　　　　　特発性血小板減少性紫斑病（ITP），薬物アレルギー性血小板減少症，
　　　　　　　播種性血管内凝固症候群（DIC），肝硬変などによる脾機能亢進など
　血小板機能異常
　　　　　　：血小板無力症，薬剤性，尿毒症，多発性骨髄腫，本態性血小板減少症など
③血液凝固の異常
　血友病，von Willebrand病，ビタミンK欠乏症，播種性血管内凝固症候群（DIC），
　肝炎，肝硬変など

（文献1）より改変

表8-7 出血傾向に関する検査項目[3]

検査項目	基準値
出血時間	1〜3分（Duke法）
血小板数	13.0〜36.9×10^4
全血凝固時間	5〜15分（Lee-White法）
PT（プロトロンビン時間）	11〜14秒
PT-INR （PT-International Normalized Ratio）	1.7〜2.5（治療域は抗凝固療法の内容によって異なる）
APTT （活性化部分トロンボプラスチン時間）	26〜38秒

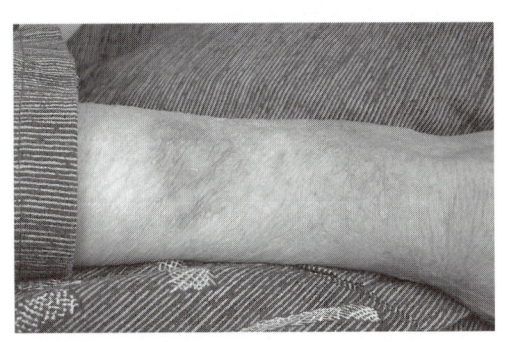

図8-25 溶血性貧血患者の皮下出血

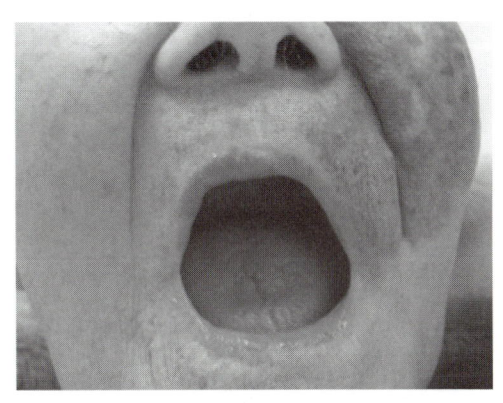

図8-26 Sturge-Weber症候群患者

凝固因子異常では外傷に伴い出現するか，外傷後遅れて出現することがあり，深部血腫を形成しやすく，しばしば遅延性の傾向にある[4]．

また，口腔内の腫瘍性病変，とくに血管腫は口唇，舌，頰粘膜に好発するため，口腔ケア時には注意を要する．とくに顔面に血管腫を伴うSturge-Weber症候群（図8-26）では，口腔内にその血管腫が進展していることがあり，歯間ブラシやスケーラーで損傷すると止血困難をきたす．

10 出血傾向を有する患者に対する口腔ケア　149

4）口腔ケアで出血させないための手技

出血傾向を有する患者では，プラーク・歯石，喀痰の固着したものに血液性のものが混ざっていたり，血液の凝固塊が口腔粘膜に付着していることがあるため，これらが気道障害，誤嚥性肺炎の原因となりうる．口腔ケア後も出血が続いた場合，同様の危険性がある．

したがって，一度で徹底的にきれいにせず，少しずつ継続的にケアを続けることが重要である．看護師にもケアの継続を指示し協力を得る．

固着した喀痰は，オキシドールを浸した綿球でやさしく拭掃するか，ヒアルロン酸入りの薬剤の噴霧により軟らかくした後，炎症をおこした直下の粘膜を傷つけないようにそっと除去する．

また，粘膜の損傷を避けるため，口腔ケアで使用する器具は鋭角な尖ったものはできるだけ使用しないようにする．スケーラーなどを使用する場合は，口腔内挿入から歯石除去，口腔外へ取り出すまで，スケーラーの鋭縁が不用意に粘膜を損傷しないよう十分に注意する．

デンタルミラーやガーゼは，乾燥した粘膜に張りつくことがあり，強引に剥がすと粘膜を損傷する可能性がある．口腔に挿入するものは，湿らせてから用いるか，舌，口唇，頬粘膜の圧排にはグローブをした手指でやさしく排除するようにする．

5）口腔内出血時の対応

まずは，圧迫止血を施す．エピネフリン（ボスミン®）を浸した綿球を使用する際は，濃度に注意し，口腔に垂れる程浸さないようにする．エピネフリンは口底部からも容易に吸収され，心血管系に影響を与える可能性があるためである．

動揺歯周囲の出血であれば隣在歯との固定をはかる．あらかじめ出血が予想される場合には止血シーネを作製しておき，出血時に使用できるように準備しておく．舌，頬粘膜などの出血には圧迫止血を施行し，それでも止血しない場合は浸潤麻酔を併用し，ためらわず縫合する．絶対に出血したまま終了せず，必ず止血を確認することが大切である．

6）まとめ

口腔ケア開始時の病歴や最近の検査データの確認などは重要で，これを怠ると口腔ケアにより，患者を危険にさらすことにもなりかねない．可能であれば本人，家族からの病歴聴取とカルテを確認し多くの情報を得る．必要があれば担当医師に病状を照会し，病態把握に努める．たとえわずかな出血であっても，口腔ケア後必ず止血は確認する．止血しない場合，ためらわず積極的な止血処置を講じるべきである．

（森崎重規）

文　献

1）高久史麿，箕輪良行：問診と身体所見でここまでわかる．第1版，125-135，メディカル・サイエンス・インターナショナル，東京，1999.
2）森本光明：糖尿病患者口腔粘膜における微小循環異常に関する研究．歯科学報 97：1271-1288, 1997.
3）和田　攻，大久保昭行，矢崎義雄，大内尉義編：臨床検査ガイド 2005-2006, 第1版，531-628，文光堂，東京，2005.
4）廣瀬俊一，古沢新平，金山正明，野田善代一 編：内科診療ポケットブック．第1版，215-220，金原出版，東京，1992.

11 感染症患者に対する口腔ケア 診療室，居宅訪問時の対応（ヘルパーなどが行う際の注意点）

1）はじめに

　感染予防は，口腔ケアを実施する人への感染を防御するだけでなく，患者（要介護者）の家族への感染を防ぐことも大切である．同時に複数の患者（要介護者）に対して口腔ケアを行う場合は，実施者が媒体となり，他の患者（要介護者）への感染を起こしてはいけない[1]．口腔ケアを行う場合には，感染症に関する基礎知識（12頁「2.感染予防　肝炎，HIVなどの基礎知識」参照）を理解し，病態にあったスタンダードプリコーション（標準予防策）を行うべきである．感染症の種類と感染力の程度については正確に把握し，対応が不必要に過剰になったり，逆に不足したりといったことがないように注意しなければならない．本項では口腔ケアを行う際に必要な臨床的事項について解説する．

2）肝炎ウイルス感染症患者の口腔ケア

　肝炎から肝硬変に移行し血小板数や血液凝固因子（ビタミンK依存の凝固因子）が減少すると，歯肉や口腔粘膜からの出血，粘膜下出血を生じやすくなる．このため粘膜を傷つけないように口腔内での器具の操作を慎重に行う．具体的には十分な開口と口唇の圧排を愛護的に行い，十分な視野を確保する．そして粘膜を傷つけないような口腔ケア用具を選択して使用する．

　歯肉からの出血がみられる場合は軟毛の歯ブラシを選択し，ブラッシングの圧やその方向，歯ブラシの動かし方やその量に注意する．歯ブラシのヘッドで粘膜を傷つけてしまう場合は，小児用歯ブラシやワンタフトブラシを選択する．

　しかし，これらの選択は口腔ケアの効率を低下させるため，十分なアセスメントを適時行い，その時の口腔内の状態にあったケア用具を適宜選択し，使用することがポイントである．肝炎ウイルスなどで肝臓の機能が低下した患者では，肝臓での炭水化物，脂質の代謝，ビタミンの貯蔵，活性化が低下するため，免疫の低下，治癒遅延が生じ，感染しやすい状態にあるため，歯性感染や歯周疾患が増悪しやすく，またいろいろな粘膜疾患に罹患しやすい．そのためこれらの疾患を早期に発見して治療すること，さらには，口腔ケアの必要性を説明し，定期的に口腔衛生指導を行う必要がある．

　常に歯石除去や歯面研磨など専門的な口腔ケアを施し，セルフケアの効果を上げるとともに，口腔疾患に罹患しにくい環境を整え，予防していくことが肝要である．

3）ヒト免疫不全ウイルス感染症患者の口腔ケア

　HIV感染では，HIVがリンパ球のヘルパーT細胞（CD4陽性リンパ球）に感染し，これを破壊する．これにより免疫機能不全状態となり，その他の感染症を合併して，重症化すると致命的な状況に陥りやすくなる．AIDS（後天性免疫不全症候群）とは，HIV感染による免疫不全状態の結果，日和見感染症，二次性悪性腫瘍や脳神経系の症状が合併した状態のことを言う．HIV感染によりリンパ球が大きく減少すると，普段は病原性を生じさせない口腔内常在菌であるカンジダ菌による感染症に罹患しやすくなる（口腔ケアの方法については158頁「14.カンジダ症の患者に対する口腔ケア」参照）．同様に病原性の低いヘルペスウイルスやEBウイルス，サイトメガロウイルスによる感染症が生じやすくなり，ヘルペスウイルス感染では口腔粘膜や顔面皮膚に小潰瘍を形

成し，強い刺激痛が生じるため，口腔ケアが困難となる．さらにリンパ球が減少すると，壊死性潰瘍性歯肉炎や歯周炎など重篤な歯周疾患に罹患し，強い刺激痛と自発痛，自然出血を伴うため，口腔ケアがさらに困難となる．

このような場合，セルフケアや歯科医療者以外の介護者によるケアでは，生理食塩液や水道水，低濃度の含嗽剤などによる頻回の含嗽を指導する．歯科医療者による専門的なケアにおいては鎮痛薬の投与ならびに，表面麻酔などによる局所の除痛を行いながら，歯科医師，歯科衛生士が，疼痛を与えないように慎重にプラークと歯石の除去を行う．また，壊死性潰瘍性歯周炎の原因菌であるグラム陰性桿菌やスピロヘータに対し，抗菌薬（ペニシリン，クリンダマイシン，メトロニダゾールなど）を投与し，原因菌の増殖と二次感染の予防に努める[2]．

抗菌薬や消毒薬の軟膏（塩酸ミノサイクリン，イソジン®など）を歯周ポケット内に填入したり，シーネを用いて歯周組織に長時間作用させたりする（ドラッグデリバリーシステム）と効果があるとの報告がある．

4）口腔ケアを行う場所の違いによる感染予防対策

MRSAや緑膿菌といった院内感染菌を含む細菌や肝炎，HIVウイルス感染症患者の口腔ケアを行う場合，使用した用具や汚染したリネンの消毒・滅菌や術者や他者への感染防御対策が必要となる．

診療室や訪問先の病院，介護施設においては，基本的に口腔ケア用具やリネンの消毒，廃棄はその施設の方法に従う．持ち込んだ器材についても，使用後は適宜薬液にて消毒し，パックして持ち帰ったあと，診療室で消毒・滅菌を行う．可能な限りディスポーザブルの用具を使用することで省力化をはかる．術者や他者への感染防御対策についても，問題がなければ施設の方法に従う．入院患者や入所者が複数いる施設で共同の洗面所で口腔ケアを行わなければならない場合は，感染症患者は最後に行い，含嗽はガーグルベースンや吸引を用いて飛散を防ぎ，ケア終了後は洗面所の消毒を行う．

在宅においては，在宅医療廃棄物は一般廃棄物として扱うとされているが，医療者がケアを行って生じた医療廃棄物については，基本的に診療室に持ち帰って処理することが望ましい．使用したガーゼや綿球，ティッシュなどの廃棄についても，体液，とくに血液が付着したものはパックして持ち帰り，診療室で医療廃棄物として処理する．もし訪問先のリネンを感染症患者の血液で汚染してしまった場合は，ケア終了後ただちに交換し，専用の容器で感染症に応じた薬液を用いた消毒を行なうよう指導する．ヘルパーや家族などが行う日常的なケアでは，感染の可能性がある血液が付着した感染性廃棄物が生じる可能性は低いが，前述のように感染症患者の中には出血を生じやすい患者もいるため，表8-8に示す感染性廃棄物の判断基準[3]に照らし，血液が付着した鋭利なものや多量の血液が浸みたガーゼ等の廃棄については，医療機関や自治体に相談するよう指導しておくことが望ましい．

家族と共同の洗面で口腔ケアを行う場合も，家族に対して消毒方法と感染に対する正しい知識を教え，可能であれば洗面所を分けるなどの対策を行う．このように居宅の場合は事前にスタンダードプリコーションについて患者や家族へ説明し，ある程度おこりうる事柄については準備しておく必要がある．歯ブラシ等の口腔ケア用具については，患者個人にのみ使用するものであるため，基本的に滅菌や消毒は必要ないが，それを介護者が使用する場合には，マスク・ガウン・キャップ・フェイスシールドなどを装着するといった，スタンダードプリコーションを行う必要性を，患者や家族に説明しておかなければならない．

表8-8 感染性廃棄物の判断基準

感染性廃棄物とは医療関係機関等から発生する廃棄物で
1. 形状の観点
　(1) 血液，血清，血漿及び体液（精液を含む）（以下「血液等」という）
　(2) 手術等に伴って発生する病理廃棄物
　(3) 血液等が付着した鋭利なもの
　(4) 病原微生物に関連した試験，検査等に用いられたもの
2. 排出場所の観点
　感染症病床，結核病床，手術室，緊急外来室，集中治療室及び検査室において治療，検査等に使用された後，排出されたもの
3. 感染症の種類の観点
　(1) 一類，二類，三類感染症，指定感染症及び新感染症並びに結核の治療，検査等に使用された後，排出されたもの
　(2) 四類及び五類感染症の治療，検査等に使用された後，排出された医療器材，ディスポーザブル製品，衛生材料等
感染性廃棄物の該否について判断できない場合は，専門知識を有する者（医師，歯科医師及び獣医師）によって感染のおそれがあると判断される場合は感染性廃棄物とする．なお，非感染性の廃棄物であっても，鋭利なものについては感染性廃棄物と同等の取扱いとする．

5）事故対策について

　口腔ケアであっても用具や患者の歯，補綴物の鋭縁（クラスプなど）により，誤って傷を負い血液を媒介とする疾患（B型・C型肝炎，HIVなど）に感染する可能性がある．これを防止するには，十分な全身および口腔内のアセスメントを行い，口腔ケア方法や用具，補綴物を取り扱うときの注意点を把握し，事故防止対策を定めて徹底すること，必要なワクチン接種を行う体制を確立すること，また，万が一事故がおきた場合の，速やかな処置やその後のフォローアップ体制を確立しておくことが重要である（10頁「3．口腔ケア時の安全・安楽」参照）．

　とくに居宅にて患者の家族やヘルパーなどの介護者が事故をおこした場合の対処方法と速やかな専門医療機関への受診の必要性について，十分に説明しておかなければならない．

6）患者（要介護者）への対応

　感染症があるからといって患者（要介護者）を差別したり，疎外したりすることなく，プライバシーの保護を念頭において接することが肝要である．多人床の部屋に入院中の患者や，複数の入所者のいる部屋にいる要介護者に対して口腔ケアを行う場合は，感染物質の飛沫を防ぐという目的だけでなく，プライバシーの保護といった目的から，感染症患者にかかわらず，すべての患者の口腔ケアはベッドカーテンなどで遮蔽して行うことが望ましい．しかし，密室での行為は事故などの不測の事態が発生した場合の対応に問題が生じるため，複数でのケアが望まれる[4]．

　すべての口腔ケアを行う患者や要介護者に対し，すべての感染症の検査が適宜行なわれているわけではないことはいつも念頭に入れておくべきである．1年前の感染症の検査結果が陰性であっても，その後感染した可能性は否定できない．よって，すべての患者や要介護者に対して口腔ケアを行う場合は，スタンダードプリコーションを遵守すべきであり，検査によって感染症が明らかだからといって，それ以上に特別な対応をする必要はない．必要なのは，その感染によって全身や口腔の局所に疼痛や出血などの症状が発現しているのであれば，口腔ケアによってそれを改善することができるかを考え，個別に対応をすることなのである．

（藤平弘子）

文　献

1) 井上　孝 編著：歯科衛生士のための感染予防スタンダード，医歯薬出版，東京，2006．
2) 鈴木俊夫，迫田綾子 編：これからの口腔ケア，140-142，医学書院，東京，2003．
3) 感染性廃棄物の判断基準（環境省ホームページ）http://www.env.go.jp/press/press.php3?serial=4791
4) 鈴木俊夫，青柳公夫，坂口英夫，山中克己，貝塚みどり，能條多恵子 編：高齢者のためのトータル口腔ケア，232-233，医歯薬出版，東京，2003．

12 常用薬の副作用として著しい歯肉肥大のある患者に対する口腔ケア

1）歯肉肥大を副作用とする薬物

薬物の副作用の一つとして知られる歯肉肥大は，主に3種類の薬物（抗てんかん薬，カルシウム拮抗薬，免疫抑制薬）に起因する（表8-9）．

2）口腔内症状

歯肉肥大は歯間乳頭部より生じる．進行すると，歯冠部を覆う線維性の硬い歯肉の肥厚が生じ，結節状，球状あるいは分葉状の歯肉増殖をきたす（図8-27）[1,2]．重症の場合には，歯間が離開することがある（図8-28）．

通常の歯肉炎や歯周炎とは明らかに異なる．歯肉肥大は審美的な問題や口腔清掃の不良をもたらしやすい（表8-10）[3]．口腔清掃が不良になると，歯肉の発赤や腫脹，歯周ポケットの形成などを認めることがある．

表8-9　歯肉肥大を副作用に持つ薬物

副作用を生じる薬物		商品名	主な適応
抗てんかん薬	フェニトイン	アレビアチン，ヒダントール	てんかん，自律神経発作，精神運動発作
	バルプロ酸ナトリウム	セレニカR，デパケン	てんかん，躁病および躁うつ病の躁状態
カルシウム拮抗薬	ジヒドロピリジン系薬剤		
	ニフェジピン	アダラート，エマベリン，セパミット	高血圧症，狭心症
	塩酸ニカルジピン	ニコデール，ペルジピン	高血圧症
	ニルバジピン	ニバジール	高血圧症
	ニソルジピン	バイミカード	高血圧症，狭心症
	ニトレンジピン	バイロテンシン	高血圧症，狭心症
	塩酸マニジピン	カルスロット	高血圧症
	塩酸ベニジピン	コニール	高血圧症，狭心症
	塩酸バルニジピン	ヒポカ	高血圧症
	塩酸エホニジピン	ランデル	高血圧症，狭心症
	フェロジピン	スプレンジール，ムノバール	高血圧症
	シルニジピン	アテレック，シナロング	高血圧症
	ベシル酸アムロジピン	アムロジン，ノルバスク	高血圧症，狭心症
	ベラパミル	ワソラン	狭心症，心筋梗塞
	ジルチアゼム	ヘルベッサー	狭心症，高血圧症
免疫抑制薬	シクロスポリン	サンディミュン，ネオーラル	臓器移植，ベーチェット病，尋常性乾癬，ネフローゼ症候群，再生不良性貧血
	ミコフェノール酸モフェチル	セルセプト	臓器移植

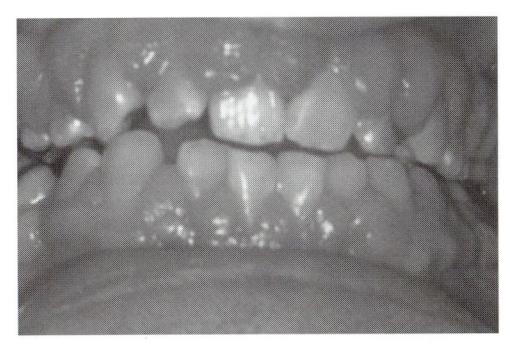

図8-27 フェニトインによる歯肉肥大[2]

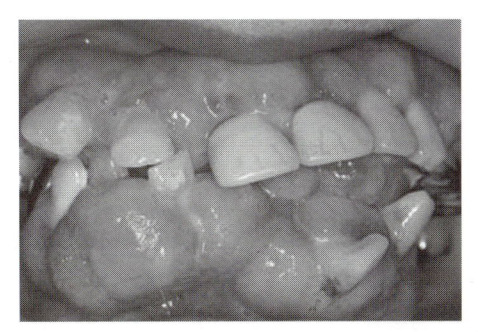

図8-28 ニフェジピンおよびベシル酸アムロジピンによると思われる歯肉肥大

表8-10 歯肉肥大により生じる問題点[3]

1. プラークコントロールを困難にする
2. 咀嚼に影響を与える可能性がある
3. 歯の萌出を防げる可能性がある
4. 話しにくくなる可能性がある
5. 審美的に問題となる可能性がある

表8-11 治療の基本的な方針[2]

1. 処方している医師に薬の変更もしくは中止を依頼する
2. 歯周初期治療を徹底する
3. 必要に応じて歯周外科治療を行う
4. 再発防止のためにメインテナンスを行う

3) 歯肉肥大に対する治療の基本

薬物による歯肉肥大は，臨床症状の診査，既往歴・現病歴および服用薬の有無とその種類などにより診断される．

歯肉肥大が認められたときには，薬の服用中止または薬の変更を行う（**表8-11**）[2]．薬の服用中止または薬の変更については，処方している医師と相談する．

プラークコントロールやスケーリングなどを徹底することにより，症状の改善が期待できる．これらを行っても歯肉肥大が治らないときは，歯周外科治療を行う[3]．

4) 口腔清掃の徹底

口腔清掃の徹底はとりわけ重要である．要介護者の場合にはセルフケアを適切に行うことが難しいため，介護者によるケアの徹底およびプロフェッショナルケアの実施を忘れてはならない[2]．口腔清掃の実施や指導にあたっては，疾患を有する者が対象であるので，全身状態に特に配慮する．

適切な口腔衛生管理は歯肉肥大の再発率を低下させ，また再発時の軽症化につながるといわれている．日常の口腔衛生管理は，歯肉肥大に対する治療開始からメインテナンスの段階に至るまで，すべての段階で重要である．

（下山和弘）

文献

1) 国松和司，尾崎幸生，原　宜興：歯周疾患（歯肉肥大），歯界展望 98：738-742，2001．
2) 下山和弘，林田亜美子：薬物（常用薬）による歯肉肥大，老年歯学 17：349-352，2003．
3) Camargo PM, Melnick PR, Pirih FQM, Lagos R and Takei HH: Treatment of drug-induced gingival enlargement: aesthetic and functional considerations, Periodontology 2000 27: 131-138, 2001.

13 オーラルジスキネジアのある患者に対する口腔ケア

　オーラルジスキネジアは口腔周囲の不随意運動である．舌や口唇，下顎の異常な運動として観察されることが多い．
　代表的なものとしては，口唇のモグモグ運動，舌の突出や回転，下顎の上下左右反復など多岐にわたる．これら運動時にも患者自身に自覚症状は乏しいようである．また，疼痛や疲労なども認められないようである．頭部や上半身の不随意運動を伴う例もある．
　不随意運動は常時継続するのではなく，たとえば好きなテレビ番組を視聴している時などのように他に注意がそれると運動が停止している場合がある．
　原因として薬物性，大脳基底核の異常などが挙げられているが，正確な原因と発症機序は不明である．薬物性として，向精神病薬の関与が示唆されている．
　オーラルジスキネジアの存在は食事を困難にし，義歯の使用を難しくさせ，介助によるケアを障害する．

1) オーラルジスキネジアの分類（秋口，1983）

　発生機序から分類が試みられている．
(1) 特発性オーラルジスキネジア
　原因が特定できないものである．老化が大きな要因になっていると考えられるもの，他に全身的な問題を見いだせないものを特発性に分類している．
(2) 薬物性オーラルジスキネジア
　向精神薬や抗パーキンソン病薬などの服用患者に副作用としてみられるものを薬物性に分類する．主治医への照会は必須である．内科や精神科の主治医と対診をとり，服用薬の減量や変更を試みる場合もある．内科医との対診により，処方変更を行ったことで劇的改善をみた症例がある．
(3) 錐体外路系疾患
　ハンチントン舞踏病，ウィルソン病，間脳疾患などが属する．直接原因にアプローチするのは困難であるので，神経内科主治医との連携を密にする．増悪期には義歯を装着するのが困難な場合があるが，その場合は残存歯による咬傷に注意する．
(4) その他の疾患
　各種の脳炎，赤血球増多症，甲状腺機能低下症，アジソン病，全身性エリテマトーデスなどの疾患の随伴症状として発症することがある．症状の発現や変化に気を配り，内科等の主治医との情報交換に努める．

2) 義歯の問題

　義歯装着者においては，咬合の異常や不適合義歯の使用で誘発・悪化することがあると考えられており，不適合な義歯や顎機能異常に対する歯科補綴学的対応で改善したとする報告も多くなされている．歯科的には咬合と義歯に関する診査を徹底する．対症療法としての咬合治療や義歯調整などで不随意運動が軽減する場合がある．
　オーラルジスキネジアは舌や口唇の動きを制御できなくなるために発音や咀嚼に影響が出ることがある．重度になると舌で義歯を持ち上げたり口腔外に押し出したりする症状に至ることがある（図8-29）．この症例では「入れ歯が合わない」との本人からの訴えが強く，自身の舌の不随意運動をまったく自覚していなかった．義歯の咬合調

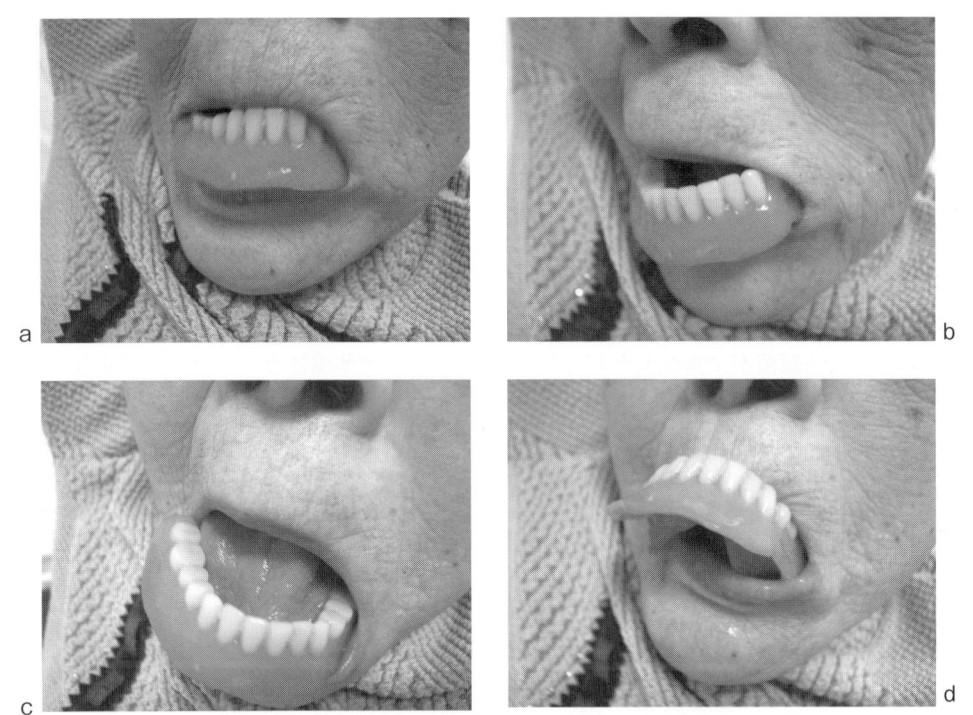

図8-29 ジスキネジア増悪時の様子（連続写真）
患者本人に弄舌の自覚はなく，義歯が口腔外に飛び出してしまってから気がつく状態であった．本人の主訴は「入れ歯がゆるい」であった．
頻回に義歯を落下させるので，増悪時には義歯をはずさせる対応をとらざるを得なかった

整や裏層などにより義歯の機能をある程度改善した後に，手鏡を見ながら患者自身の自覚を促し舌の動きのフィードバック療法を導入して不随意運動は軽減したが，完全には止まらなかった．舌や頰粘膜の咬傷の原因になることも多く，擦過痛や刺激痛などの強い症状を伴う難治性潰瘍を形成することがあり対応に難渋することがある．このときには発音や咀嚼が平常時よりさらに障害される．原因歯の鋭縁の研磨や抜歯が必要になる時もある．欠損歯列の場合には軟性材料のオクルーザルアプライアンスが効果的な場合がある（163頁「16. 不随意運動や食いしばりで口唇を自傷する患者に対する口腔ケア」参照）．

不随意運動が食塊の形成と送り込みの障害因子になる場合もあり，摂食・嚥下リハビリテーションのプログラム立案時に問題になる．舌の突出が強く，介助による食事が不可能な場合さえあり，経口摂取が非常に困難な例がある．

3）ケア

不随意運動が出ているときにはブラッシングや含嗽も困難になることがあり，介助による口腔ケアの障害になる．口腔ケア用具としては，舌や口蓋粘膜にはスポンジブラシが有効で，残存には介助用に工夫されている歯ブラシ（フリーアングル歯ブラシ：ジーシー）などを用いるのがよいようである．

（菅　武雄）

14 カンジダ症の患者に対する口腔ケア

1）はじめに

　口腔カンジダ症は Candida albicans（C. albicans）という真菌による口腔粘膜感染症の一つで，口腔真菌症のなかで最も多い疾患である．口腔には約 300 種類を超える細菌が，常在菌として数千億個も生息しており，C. albicans もその一種として舌表面や頬粘膜，プラーク内に多く検出される[1]．C. albicans の病原性は口腔内常在菌の中でも低く，一時的に粘膜上皮内で感染することはあっても，唾液の自浄作用や宿主の免疫抵抗などにより菌が定着し，増殖傾向を示すことはなく，健常人で口腔カンジダ症が発症することは極めてまれである[2]．一般的に口腔カンジダ症発生の誘因としては，悪性腫瘍や糖尿病，膠原病，内分泌異常といった基礎疾患の存在が挙げられる．また，このような基礎疾患を持たない場合でも，乳幼児や高齢者，妊婦など宿主の体力や抵抗力が低下している場合に発症する．さらに，抗生物質の長期投与によって口腔内常在菌のバランスが崩れ，菌交代現象がおこった場合や，ステロイド剤や免疫抑制剤の長期投与や AIDS による免疫機能低下に伴い日和見感染症として発症する場合，口腔癌などに対する化学療法や，放射線照射，シェーグレン症候群，加齢に伴う唾液分泌能低下，不衛生な義歯の装着など，その誘発の原因は多岐にわたる[3]．

2）症状の特徴

(1)急性偽膜性カンジダ症

　発症当初は，頬粘膜や口蓋，舌などの口腔粘膜に白い苔状物が散在性もしくは孤立性に現れ，痛みを伴うこともある（図 8-30）．この時期の白苔は易剝離性で剝離後の粘膜は発赤し出血をきたしやすい．この状態をそのまま放置すると，白苔は口腔粘膜の広範囲を覆うようになり，次第に剝離しにくくなる．

(2)急性萎縮性カンジダ症

　急性萎縮性カンジダ症は抗生物質の長期使用による菌交代現象の結果として生じるものが多い．ほかにも急性偽膜性カンジダ症の被苔が除去されると本病型となる．自発痛の強いびらんが特徴である．

(3)慢性肥厚性カンジダ症

　急性偽膜性カンジダ症から移行したものが多い．白い偽膜は厚くなり粘膜上皮に固着して粘膜上皮層の肥厚と角化亢進を示す．

(4)慢性萎縮性カンジダ症

　慢性萎縮性カンジダ症は，義歯性口内炎とも呼ばれ，通常は口蓋粘膜の総義歯接触面に生じる（図 8-31）．多くは無症状であるが，ときに患部の浮腫や疼痛を訴えることがある．

3）口腔カンジダ症の問題点

　C. albicans は高齢者の口腔内に多く存在するといわれている．これは，加齢に伴って唾液分泌量が減ることで唾液の自浄作用が減弱すること，う蝕や歯周疾患で多数歯を喪失することで口腔内常在菌叢に変化が生じるためと考えられている[4]．また義歯を装着している場合，C. albicans はレジンへの付着能が高いため，義歯自体が C. albicans の温床になる場合も多い[5]．

　現在の日本では，口腔のセルフケアが困難な要介護高齢者が急増しており，さらに医学の進歩により経管もしくは経静脈的に栄養管理されている要介護高齢者も増加している[6]．これらの高齢者は咀嚼，嚥下，唾液の分泌などといった口腔の機

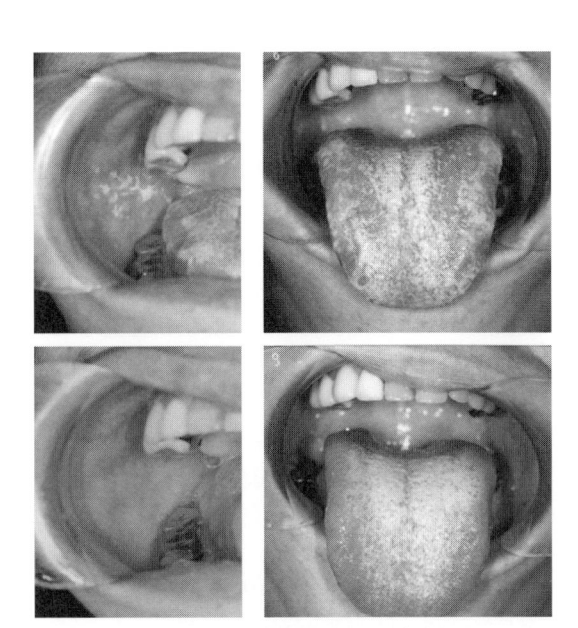

図8-30　急性偽膜性カンジダ症
頬粘膜・舌に白苔を認める（上段：治療前、下段：治療後）

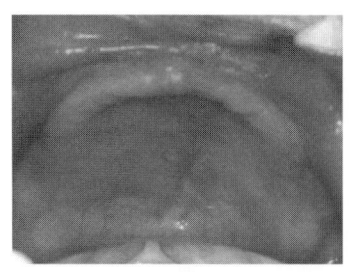

図8-31　慢性萎縮性カンジダ症
上顎総義歯直下の口蓋粘膜に発赤を認める

能が廃用しており，さらに経鼻胃管チューブでは片方の鼻腔が塞がるため，口呼吸となりやすく，口腔乾燥が助長されやすい．また，歯科医療の充実により，現存歯を有する，局部床義歯を装着した高齢者が増加しているが，加齢により手指の巧緻性が低下し，認知力の低下も伴って自ら義歯の着脱を行なうことが困難となる場合も多い．このような高齢者の中には義歯の清掃だけでなく，着脱も行なわれずに装着したまま放置されてしまうケースも多く，低栄養や免疫力の低下なども合併しているため，口腔カンジダ症に罹患しやすい状況にある．

4）口腔清掃時の注意点と対応策

まず基礎疾患および全身状態，服薬の状況から口腔カンジダ症の要因を検討し，その要因を可能な限り改善することを考慮すべきである．これは易感染性を引きおこす原因が取り除かれない限り，一時的に寛解しても再発を繰り返す可能性がある

からである．つまり，口腔カンジダ症は日和見感染症であり，局所だけでの対応では根本的な解決にはならないからである．よってまず全身的な原因を取り除き，抵抗力を高めること，体力増強に努めることが大切である．また，口腔内の乾燥状態が問題になってくるが，これについても，口呼吸―口腔乾燥といった局所的な問題だけにとらわれることなく，発熱，脱水といった全身症状が背景にあることを念頭に入れて，それを改善するよう努めなければならない．（134頁「4．口腔乾燥症患者に対する口腔ケア」参照）．

$C.\ albicans$ は低いpHでの環境が適していることもあり，食後の口腔清掃や義歯清掃を怠ると，口腔内のpHが低下し，$C.\ albicans$ は増殖しやすくなる[7]．清掃の悪い義歯のぬめりの原因の多くは $C.\ albicans$ といわれている[5]．よって夜間就寝時は義歯をはずして義歯用ブラシでこのヌメリを機械的に除去するとともに，1週間に1度は義歯洗浄剤に浸すのが望ましい．義歯洗浄剤の使用については週に1度の使用では忘れてしまう高齢者や介助者も多いため，使用した日付を記録したり，毎日浸漬するタイプに変更すると，義歯洗浄剤の使用を忘れることがなく，義歯性のカンジダ症の要因を除くことができると考える．

偽膜性カンジダ症の場合，白苔は湿らせた綿球でぬぐうと容易に除去できる．また，重炭酸ナトリウム（重曹）2gを100mlのぬるま湯で溶解

して含嗽してもらうのも効果的である．それでも白苔が残存し，軽快しないときは抗真菌剤の局所投与を行う．ファンギゾン®シロップ（1回100mg，1日2〜4回）を口腔内でリスニングさせたあと嚥下するか，フロリード®ゲル経口用（1回2.5〜5g，1日4回）を口腔内にまんべんなく塗布し，できるだけ長く含んだあと嚥下するか，義歯の内面に塗布するのもよい．昨年発売されたイトリゾール®内用液1％（1日1回空腹時に20ml）も同様である．口腔内のカンジダが著明なときや喘息患者等でステロイド剤を使用している場合は，咽頭，食道カンジダ症も考えられるので，含嗽だけでなく嚥下することを勧める．

その他最近では多くの口腔内洗浄液や口腔湿潤剤の中に *C. albicans* の発育・増殖の抑制に効果のある物質が含まれているものもあり，これらを使用することで口腔カンジダ症の予防，改善に効果があるとの報告が数多く出されている[8]．しかし，前述のように口腔カンジダ症は全身状態の低下による，日和見感染の一症状であることをいつも念頭に入れ，局所だけの対応にとどまることがないよう十分に留意していただきたい．

（上條　穂，渡邊　裕）

文　献

1) 奥田克爾：口腔の感染症とアレルギー，一世出版，東京，1996．
2) 塩田重利 他：最新口腔外科学 第3版，医歯薬出版，東京，1986．
3) Bodey GP: Candidiasis Pathogenesis, Diagnosis and Treatment 2nd ed. Raven Press, New York, 1993.
4) 口腔細菌学談話会：歯学微生物学 第4版，医歯薬出版，東京，1989．
5) 奥田克爾：デンタルプラーク最近の世界〜その病原性とミクロの戦い，医歯薬出版，東京，1993．
6) 富士経済：2007 医療用医薬品データブック No.5，富士経済，東京，2007．
7) 野村美江子，浅香次夫：歯根面う蝕とCandida，通信医学 47：433-437，1995．
8) Wakabayashi H, Abe S, Taraguchi S, Hayasawa H and Yamaguchi H: Inhibition of hyphal growth of azoleresistant strains of Candida albicans by triazole antifungal agents in the presence of lactoferrin-related compunds, Antimicrob Agents Chemother 42: 1587-1591, 1998.

15 放射線性口内炎のある患者に対する口腔ケア

1）はじめに

　頭頸部領域の悪性腫瘍患者に対し，機能の温存やQOLの維持を目的とした放射線治療が選択されるケースは少なくない．口腔を照射野に含む放射線療法によっておこる反応には，照射開始後数日から数週間でおこる早期反応と，数カ月から数年後におこる遅発性反応（放射線性骨壊死，咀嚼筋の線維化による開口障害，放射線性う蝕など）がある．

2）放射線性口内炎の発生機序

　一時的要因は①口腔粘膜の再生障害（粘膜損傷）であり，活性酸素やサイトカインの関与が指摘されている．二次的要因としては②唾液分泌の減少や口腔乾燥，白血球減少の影響などによる③二次感染，経口摂取量の減少による④栄養状態の悪化などが関与している[1]．

3）放射線性口内炎の症状

　照射開始直後は，粘膜に変化はみられない（WHOによる口腔粘膜炎の分類：Grade 0）．口腔粘膜は5〜10Gy程度の照射で充血が発現し，その4〜5日後に痛みを伴った浮腫や紅斑が生じる（Grade 1）．照射量が増加するにつれ，水疱やびらんから偽膜性潰瘍へ移行する（Grade 2）（図8-32）．癒合した潰瘍または偽膜は容易に出血し，疼痛を伴う．強度の自発痛のため，摂食障害をきたし，補液など栄養管理が必要となる（Grade 3）（図8-33,34）．組織は壊死して自然出血し，やがて経口摂取が不可能となる（Grade 4）[2]．照射終了後1〜2週間で治癒することが多いが，全身の状態（白血球減少，低栄養など）や，化学療法と併用の場合など，治癒が遅延することもある．

4）歯科治療について

　放射線治療を受ける前に口腔内評価を行い，必要な歯科治療を完遂するのが望ましい．放射線治療計画終了後に咬合高径や口腔内の使用金属の状態が変化することは，照射部位や線量に誤差を生じるおそれがある．また歯の鋭縁は粘膜を損傷する要因となり，放射線治療に伴う口腔乾燥はう蝕を進行させるため，いずれも照射開始前に治療を行うべきである．とくに，抜歯後の二次感染を防ぐために，照射野内に要抜去歯がある場合は，放射線治療開始最低1週間前までに抜歯を済ませておくべきである．義歯の調整は照射前に行い，照射後の口内炎発現時には無理に使用しないよう指導する．歯科治療に際し全身状態の評価もあわせて行い，放射線治療医と連携を取りながら処置を行うべきである．

5）口腔ケアについて

(1)照射開始前

　口腔内環境を整え，炎症をおこしにくくするため，歯科医師・歯科衛生士による専門的口腔ケア，及びブラッシング指導を行う．必要な歯科治療も済ませておく．

(2)照射中

　ブラッシングが可能な時期は通常通り行い，週に1〜2回程度歯科医師または歯科衛生士が口腔粘膜をチェックする．照射に伴う口腔乾燥は，自浄作用の低下や口内炎の悪化，疼痛の増悪，う蝕の発生などを引きおこすため，含嗽を促す．除痛や粘膜保護などの作用を有する製剤を使用するとよい（表8-12）．オーラルバラン

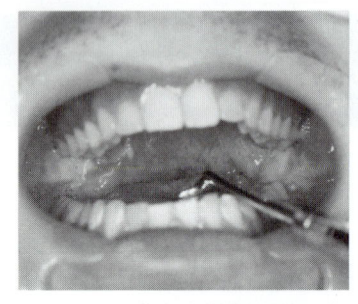

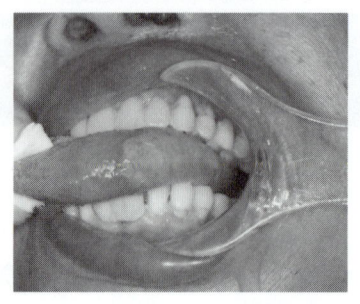

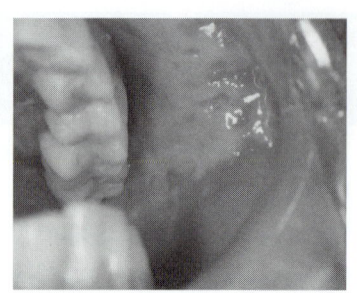

図8-32　紅斑と斑状偽膜（軟口蓋）　図8-33　放射線反応による粘膜炎（舌）　図8-34　融合した潰瘍（頬粘膜）

ス®やバイオティーン®マウスウォッシュなどの口腔湿潤剤の使用も有用である．エタノールを含む含嗽剤（イソジン®ガーグルなど）は刺激が強く，口腔乾燥を増悪させるため避けたほうがよい．

　口内炎や疼痛が発現したら，歯のみに歯ブラシがあたるように（粘膜には触れないように）指導し，専門的に口腔ケアを連日行う．ケアの前に局所麻酔薬（キシロカイン®）含有の含嗽剤やゼリーで除痛をはかる．部分磨き用の歯ブラシ（EXワンタフト®，プラウト®など）は磨きにくい場所や，開口障害がある場合に有効である．出血がある場合はオキシドール（2倍に希釈）に綿球を浸し，粘膜を拭掃する．オキシドールは血液成分を融解し，発泡による機械的洗浄効果もある．凝固塊を無理に剥がすと疼痛や新たな出血を引きおこすため，加圧しないようゆっくりと愛護的に行う．ヂアミトール水®（0.025％）の綿球は刺激が少ないため，口内炎発現時のケアに適している．スポンジブラシ（トゥースエッテ®など）は唾液の粘稠性が亢進した場合，舌や粘膜の清掃に活用する．

(3)照射終了後

　照射終了後も1〜2週間は粘膜反応が続くため，十分な口腔ケアが必要である．二次感染を予防し粘膜の治癒を促進するため，照射中と同様に保湿および疼痛緩和に留意した口腔ケアを行う．

表8-12　放射線性口内炎に用いる含嗽用製剤

Zungen Wasser T	
組　成	アズノール® うがい液0.5 m*l*、キシロカイン® ビスカス 3 m*l*〜、グリセリン60 m*l*、注射用水適量で全量500 m*l*とする
使用目的	口腔洗浄・除痛、口腔乾燥症
用法・用量	使用時振盪、1回10m*l*、1日3〜6回含嗽し、吐き出す
備　考	遮光・冷所保存、用事調整
P-AG液／含嗽用	
組　成	プロマック® 顆粒15％ 0.75g、アルロイドG® 50 m*l* ※粉末にして混合
使用目的	粘膜保護、止血作用
用法・用量	1回5 m*l*、1日3〜6回含嗽し、吐き出す
備　考	遮光・冷所保存、用事調整

(蔵本千夏)

文献

1）狩野太郎：Ⅱがん患者の苦痛症状と緩和ケア　口内炎，嚥下困難．看護技術 52(10)：1067-1074, 2006.
2）辻井博彦：がん放射線治療とケア・マニュアル，医学芸術社，東京，2003.

16 不随意運動や食いしばりで口唇を自傷する患者に対する口腔ケア

咬傷の成因が分析されており，分類が試みられている．筆者ら[1]は，咬傷の成因は①神経・筋機構の問題，②残存歯・補綴修復物の問題，③咬合・顎関節の問題，④患者固有の問題の4分野に分けることができるとした（表8-13）．咬傷の対応は歯科医学的対応が主として求められるが（表8-14），口腔ケアとしての対応も必要とされる場合がある．ここでは口腔ケアとしての対応について記す．咬傷への対応は，保存的対応と侵襲的対応に分けられるが，口腔ケアは保存的対応に属する．

口腔ケアは口腔環境を改善・維持する目的で，常時の保湿を前提条件とする．湿潤剤の使用を中心として，軟膏の使用や口腔周囲筋・舌のリハビリテーションとしての口腔ケア（口腔機能の向上），粘膜の保護や咬合の管理目的で使用するオクルーザル・アプライアンス装着により増加するう蝕リスクへの対応などが主となる．

1）神経・筋機構

咬傷の成因としての神経・筋機構の問題としては不随意運動，過緊張・痙攣，麻痺などが挙げられる．スプリントやマウスピースなどのオクルーザル・アプライアンスを予防的治療目的で長期間装着することがあるので自浄性が低下し，口腔内が不潔になりやすい．また，保湿ケアにより粘膜との擦過を防ぐ．

神経系疾患の患者や意識障害のある患者などにみられる過緊張や痙攣は，舌や口唇の咬傷をおこすことが多く，大きな組織欠損に至る場合もある．歯の傾斜や移動もよくみられる．歯の位置変化は歯列を変形させ，咬合の変化をもたらし咬傷を助長する．長期臥床により下顎前歯が大きく舌側傾斜し，舌を深く傷つける場合も多い．歯列や咬合の変化は不潔域を増し自浄性を低下させる．歯間ブラシなどの補助的清掃用具も用いてプラークコントロールを徹底する．

麻痺により知覚が失われると，患者自身が咬傷に気づかず発見が遅れることがある．毎回の口腔ケア時に頬，舌を観察する．粘膜の乾燥があれば口腔湿潤剤にて接触摩擦を弱める．歯や補綴修復物は咬傷の原因になることがある．天然歯の形態が失われると，歯は咬傷の原因となり得る．う蝕や咬耗，歯冠破折，残根化により，より咬傷のリスクが増す．補綴修復物は天然歯と比較して咬耗など経時的変化が異なるので，継続的な管理が必要である．脳梗塞などの疾病による歯科治療とケアの中断がベースにあることも多く，これは歯科医療システム全体の問題があるとも言える．

2）残存歯・補綴修復物

歯は比較的短期間に，容易に傾斜し位置が変化する．結果として歯列形態も不変ではなく，時間と力の要素の影響を受けて変化し続ける．とくに意識障害や麻痺などを伴う患者の場合では頬舌・近遠心の力のバランスが崩れ，歯は機能力の低い側に傾斜し移動する．クレンチングや習癖によって発生する異常な機能力も歯列を変形させる．結果として咬合も変化し咬傷の原因となる．機能力の管理は困難な場合が多いので，オクルーザル・アプライアンスを選択することが多い．しかし，管理の手間やう蝕のリスクなどの問題もあり，看護・介護の環境の中で個々に検討しなければならない．

3）咬合・顎関節の問題

顎位，すなわち上下顎骨間の位置は変化し続け，その変化は咬傷の成因に大きくかかわる．

表 8-13　咬傷の成因

神経・筋機構の問題	不随意運動，過緊張・痙攣，麻痺
残存歯・補綴修復物の問題	歯の形態，歯の位置と歯列，義歯
咬合・顎関節の問題	低位咬合，咬合位の喪失，顎関節の変形・形態変化，顎関節脱臼
患者固有の問題	姿勢・体位，外傷，習癖，虐待・暴力，口腔環境

表 8-14　咬傷への対応一覧（侵襲度の低い順）

保存的対応	1）口腔乾燥への対応：湿潤剤・軟膏 2）口腔周囲筋・舌のリハビリテーション 3）歯の被覆：ガーゼ等（短期間に限る） 4）粘膜の保護；オクルーザル・アプライアンス（軟質） 5）咬合の管理：オクルーザル・アプライアンス（硬質），義歯
侵襲的対応	1）歯冠形態修正（鋭縁の研磨） 2）充填処置（歯冠形態回復） 3）咬合調整（歯の切削） 4）補綴修復物の除去 5）抜歯 6）バイトブロック

咬合は変化し続けるので，咬合原因の咬傷は継続的な管理が必要になり長期間に及ぶことがある．咬耗による歯の鋭縁形成，歯周疾患に伴う歯の傾斜と動揺，被蓋関係の変化，欠損に伴う問題など多岐にわたる．また歯の種々の変化，すなわち咬耗，歯の傾斜，歯の喪失は咬合を変化させ，その経時的な変化は止めることが難しい．これらの変化は咬合高径を低下させる要因になり，咬傷のリスクを高める．

咬合は一本の歯，歯列，顎関節，筋，軟組織の相互作用の結果として成立し変化するので，単独の因子のみに注目しても対応できない．1歯の問題は口腔全体の問題である．総合的に咬合をマネジメントするためには，日常的なケアと専門家による定期的な検診が必須である．

顎関節は経時的に変化することが知られていて，高齢者では関節窩，下顎頭両者の平坦化傾向が強くなる．咬合位の喪失も顎関節の形態変化を助長すると考えられており，結果として咬合の大きな変化をみることがある．咬合の変化は咬傷の原因になることが多い．

4）患者固有の問題

これまで列挙してきた咬傷の成因にくわえ，患者固有の問題が咬傷を誘発し増悪させる．麻痺や拘縮，円背などの条件で，患者が特定の姿勢のままでいると咬合や顎関節に変化を与える．姿勢や体位の制御は看護・介護の基本であり，顎や歯に持続的に不自然な力がかからないようにする．その時に低反発性クッションやタオル類で顎周囲を保護することも検討する．そして定期的に，たとえば毎食後の口腔ケア時に咬傷の有無を確認してもらう．軟質材料のオクルーザル・アプライアンスもときに有用である．

5）口腔環境

口腔乾燥は口腔内環境を悪化させる大きな要因の1つである．口腔機能が低下すると唾液分泌量は減少し，口腔乾燥は口腔機能を低下させるという悪循環の構造がある．口腔乾燥は口腔内の微生物数を増加させ，咬傷への感染の機会を高め，重度化の要因になる．口腔の湿潤は口腔環境のベースになる重要項目である．口腔環境を整えることで咬傷の発生を抑え，拡大を抑制することができる．

口腔乾燥と機能低下の悪循環の連鎖を断つ．そのときに必要なのは常時の保湿および口腔機能のリハビリテーションである．このとき，口腔湿潤剤は必須である．

（菅　武雄）

文　献

1）菅　武雄，近藤大祐，林　裕章，石川茂樹，森戸光彦：看護・介護の場における咬傷の成因と対応，老年歯学 22(1)：28-37，2007．

17 顎がはずれやすい患者に対する口腔ケア

1）はじめに

　顎関節は外耳孔前方の窪みである側頭骨下顎窩と，これに続く結節状の隆起である側頭骨関節結節によって作られる窩に下顎骨関節突起の下顎頭が入り込んで（図8-35），頭蓋（側頭骨）と下顎骨とを連結し顎運動を規制する関節である．顎関節の運動は大別して蝶番運動と滑走運動に分けられ，前者は左右の下顎頭を結ぶ線を軸とし，後者は下顎頭と関節円板が関節結節の斜面に沿った動きとなる[1,2]．

2）顎関節部の加齢変化

　無歯顎になると下顎窩底中央部から関節結節上までの骨吸収をおこす．そのため，窩底中央から関節結節に向かってS字状をなしていた形態が次第に直線的になり，次第に関節結節は低くなってくる[1,3]．このため，高齢者では顎関節脱臼が生じやすくなる．

3）脱臼時の症状と対処法

　顎関節脱臼のなかで最も多いのが前方脱臼で，下顎頭が関節結節を越えて前方転位し，咬筋や側頭筋，内側翼突筋などの閉口筋や靭帯などの緊張によって固定され，元に戻らなくなった状態である（図8-36）[4]．あくびや嘔吐，外傷，歯科治療および耳鼻咽喉科治療，内視鏡検査などの医療行為に際しての無理な開口が原因となることが多い．
　臨床所見としては，片側性の場合，下顎は健側に偏位し，顔貌は非対称となり，開口は小範囲で可能ではあるが，交叉咬合で閉口不能となる．両側性では，大きく開口したままで，面長な顔貌となり閉口不能となる．また，耳珠前方に窪みができ，関節結節前方，頬骨弓下に転位した下顎頭の外側端が触れる．さらに，開口状態が続き，嚥下しづらくなるため，流涎が見られ，発話もしにくくなる．徒手的に開閉口運動させたときにその移動量が20mm以下で痛みを訴える場合は顎関節脱臼ないし，その他の障害が疑われるため，専門医療機関の受診が必要である．

　徒手的整復では，患者を座位ないし臥位（仰臥位で誤嚥の可能性がある場合は側臥位）とし，術者は患者の前方から下顎臼歯部に両側拇指，残りの指を下顎下縁に置き，下顎全体を保持し，臼歯部を下方に，前歯部を上方に回転させるように下顎骨を回転させて後・下方に誘導する方法（Hippocrates法）と，術者が患者の後方から，同様に両側拇指と残りの指で下顎全体を保持し，下顎を上・前方に回転させながら手前に誘導する方法（Borchers法）がある[4]．整復するにあたり，顎関節部を触知し，両側あるいは片側性の脱臼であるか，脱臼の程度，周囲組織の緊張状態などを確認する．次に，患者を椅子に座らせるか，ベッド上に寝かせて必ず頭部を固定する．頭部が固定されていないと整復時の力が下顎に伝わらず，整復できないだけでなく，逆に頸椎にダメージを与えてしまう危険もあり注意が必要である．また，整復時に両拇指にガーゼを巻くことで，臼歯部においた術者の両拇指が唾液で滑ることや，整復後に術者の指が咬まれた時の損傷を防止できる．顎関節脱臼時は患者も動揺し，身構えて力んでいることが多い．力が入っていると，整復しにくいだけでなく，無理に整復すると関節自体を傷めてしまうことがあるので，患者にはこれから行うことを十分に説明して同意を得，呼吸を楽にしてリラックスするよう促し，必要に応じて鎮静下で行うことも考慮する．整復動作のポイントは，下顎をゆっくり下方に牽引し，下顎頭が関節結節を越える分だけ下方に押し，下顎窩に入るよう下顎を回転させながら誘導することである．両側性脱臼の場合は，両側を同時に行うよりも，片側ずつ行うほうがより整復しやすいことも多い[5]．顎関節は，脱臼後整復されずに3〜4週間放置されると（陳

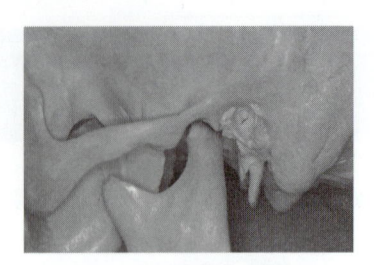

図8-35　顎関節の構造

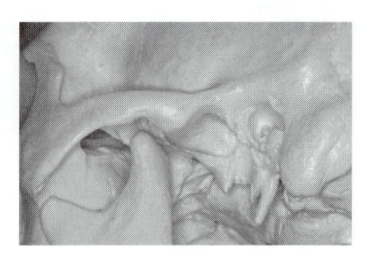

図8-36　前方脱臼した状態

旧性脱臼），関節部が二次的な器質的変化をおこし整復が困難となるため，習慣的に顎関節脱臼を生じる患者では，家族や介護者等に脱臼の整復法と確認方法（前述臨床所見）を教授するとともに，整復が困難な場合は早期に専門医療機関に受診することを勧める．

4）口腔ケア時の注意点と対応策

習慣性顎関節脱臼患者では，顎関節の関節包や靱帯が弛緩し，関節結節の平坦化によって，通常の開口運動やちょっとした外力で脱臼しやすい状態にある．このような患者でははずれやすい一面，整復も容易で，患者自身や介助者で整復可能な場合も多いが，頻回の脱臼を防止するために，弾性包帯やオトガイ帽，顎間ゴム牽引などにより，1～2週間開口制限をはかることがある．この間は口腔ケアを十分に行うことが困難となるため，セルフケアだけでなく，介助者による確認と補助的なケア，必要に応じて歯科医師，歯科衛生士による専門的なケアを行なわなければならない．

口腔ケアを行う際の注意点としては，当然大開口させないことである．具体的には下顎頭が下顎窩内で蝶番運動している範囲内，すなわち前歯部で20mmくらいの開口距離にとどめてケアを行う．開口が十分でないため視野がわるいときには，採光を十分にとり，口角鉤（アングルワイダー®）を併用し，視野を確保する．また，開口制限のための口腔内装置がある場合は，通常の歯ブラシ等の清掃器具の操作性が悪くなり，プラークも停滞しやすくなるので，ワンタフトブラシや歯間ブラシなどの補助清掃器具の使用も考慮しなければならない．また，嘔吐反射による大開口を生じさせ

脱臼を助長しないよう，口狭部や舌根部など嘔吐反射誘発部位のケアは慎重に行う．とくに舌は前方に牽引するだけでも，嘔吐反射を惹起しやすいため，舌の清掃には注意しなければならない．

顎関節が脱臼した状態の患者では，開口したままでは嚥下が困難であるため，唾液や洗浄液の誤嚥を防ぐため，持続ないし頻回の口腔内吸引を行い，可能であれば側臥位ないし腹臥位をとらせることが望ましい．また，開口状態では口腔内が乾燥するため，頻回のケアや保湿に対する配慮が必要となる（134頁「4．口腔乾燥症患者に対する口腔ケア」参照）．

最後に顎関節脱臼を生じやすい患者に限らず，口腔ケアを行ったあとには，顎関節が脱臼していないか確認することは必要である．前述のように高齢者では解剖学的に顎関節脱臼が生じやすくなっており，またADLや認知，コミュニケーション能力等が低下した高齢脳卒中後遺症患者などでは，顎関節の異常を自ら訴えることができないため，臨床所見等に十分に注意する必要がある．

（上條　穂，渡邊　裕）

文　献

1）上條雍彦：口腔解剖学2　筋学，アナトーム社，東京，1966．
2）井出吉信，中沢勝宏：顎関節機能解剖図譜，クインテッセンス出版，東京，1990．
3）上村修三郎 他：顎関節小事典，日本歯科評論社，東京，1990．
4）塩田重利 他：最新口腔外科学第3版，医歯薬出版，東京，1986．
5）外木守雄：若手歯科医のための臨床の技50，デンタルダイヤモンド，東京，2004．

18 舌腫瘍術後の口腔ケア（主に再建手術後の患者について）

1）舌腫瘍切除後について

舌の腫瘍に対する手術は多様であり，その術後の形態も切除範囲や再建手術の有無，方法により多彩な形態となる．すなわち病変部位の範囲により全く異なる形態となるのである．また腫瘍の治療は手術療法だけでなく，他に化学療法，放射線療法などがあり，これらを併用して行うことが多い．どのような治療法を選択しても口腔ケアに関して多くの問題が生じることとなる．

舌腫瘍切除後の問題点は以下の通りである．

(1)形態の変化

腫瘍の切除部位や範囲により縫縮，皮膚移植，各種皮弁による再建が施されるが，形態は少なからず変化する（図8-37）．

(2)粘膜表面の変化

皮膚移植，各種皮弁による再建術により，本来の舌の粘膜表面より角化層の厚い皮膚が口腔内に存在することになる．厚い角化層は垢（剥離脱落した皮膚上皮）が口腔粘膜より厚く多いため汚染の原因となる．

(3)発毛

移植した皮膚関連組織は発毛がみられることがある．毛髪の周囲は汚れが付着しやすく，除去しづらい（図8-38）．

(4)感覚・運動の変化

舌神経，舌下神経の損傷による感覚，運動の障害が起こることにより，舌の機能である自浄作用の低下が生じるため，舌の汚染のみならず歯の周囲の汚染にも注意が必要となる．

(5)付随する治療による口腔内の変化

手術療法の他，化学療法，放射線療法をあわせて行うケースもある．この場合，口腔内に起こり得る変化として，口腔乾燥，口内炎（粘膜炎），また口腔カンジダ症などを併発することがある（第6章114頁，第8章134，158，161頁参照）．

(6)口腔内の変化に対する患者の受容

術後，口腔内環境が大きく変化することによる患者側の受容は困難なことが多く，喪失感によるモチベーションの低下がおこりやすい．

このように，舌腫瘍術後の口腔ケアが困難になる要因は，解剖学的，生理学的，病理学的，精神的なものと，それらが複合したものと多岐にわたる．

2）口腔ケアの実際

(1)手術前の口腔ケア

手術前に行う口腔ケアは単なる口腔内環境の整備という位置づけではなく，治療の一環であるという医療側の認識が大切である．すなわち術前の口腔ケアは術後の創感染や肺炎の予防との関連が示唆されており[1]，これに対する器質的な面での口腔内環境の整備と患者への動機づけが一つの目的となる．具体的には舌の切除により，その運動・感覚障害と接触痛などが生じる．これにより舌だけでなく，病変に近接する口底，下顎舌側の歯，歯肉が汚染するようになり，創部の瘢痕治癒などによって口腔ケア用具の自由度が制限され，口腔ケアも困難になることが多い．これらについては，術前にプラークや歯石の除去を行なうだけでなく，歯面研磨や不良補綴物の改善（場合によっては一時除去），歯間ブラシやフロス，ワンタフトブラシ，ウォーターピックなどの使用方法について指導する．

手術前の口腔ケアのもう一つの目的は，術後に生じるさまざまな機能障害に対する補綴治療

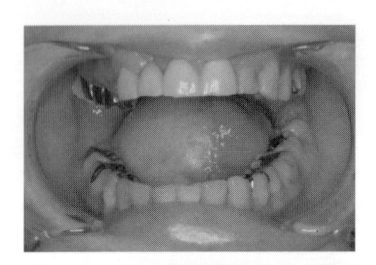

図8-37　舌右側腫瘍切除後の再建側(両腕皮弁)

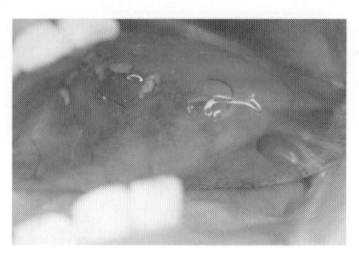

図8-38　再建皮弁の毛髪に付着した汚染物質

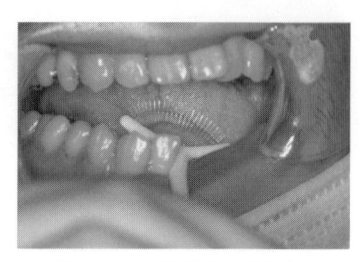

図8-39　舌ブラシ使用側

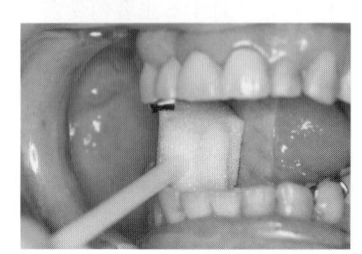

図8-40　スポンジブラシ使用例

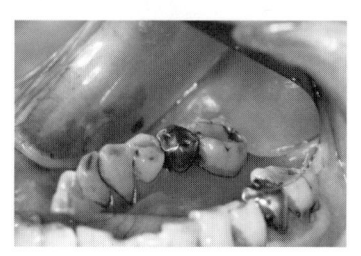

図8-41　舌側歯頸部のプラークの付着

やリハビリテーションの準備と患者への動機づけである．すなわち予測できる術後の口腔内状況と，それに伴い生じる機能障害とその回復過程について，患者とその家族に十分に説明しておくことである．術前より機能障害に対する訓練を指導しておくことで，術後早期からの機能回復に対する働きかけが可能となり，障害に対する失望感や喪失感が軽減されることが多い．

・具体的なケアの方法

病変に関与しない部位は通常の口腔ケアを行う．舌については舌ブラシやスポンジブラシなどの器具を使用して疼痛や出血に十分注意しながら行う．病変部には直接器具を使用することなく，生食等の流水での洗浄にとどめるべきである．病変近接部である口底，下顎舌側の歯，歯肉については，愛護的に舌を圧排し汚染の除去を行う必要がある．これらの部位は患者自身によるセルフケアが十分に行えないため，歯間空隙や舌側の歯頸部にプラークや残渣等の停滞をみることがあるので，歯間ブラシを使用して除去する．セルフケアに対しての指導は，通常外来で行うブラッシング指導にとどめ，病変近接部位はプロフェッショナルケアとし，さらに含嗽を励行するように指示する．含嗽が困難な場合は，洗浄液を口に含んで吐き出したり，吸引するだけでもよい．

(2)術後の口腔ケア

術後舌には病変の大きさによるが，各種の皮弁等による再建が施されていることがある．再建された部位は前に記述したように，形態の変化，皮膚の存在（角化層，発毛）感覚・運動の変化が特徴的である．術後の初期には腫脹，疼痛が残存しており十分考慮すべきである．

①術直後の口腔ケア

術直後の口腔は腫脹のため，十分な視野を確保することが困難な状態であることも少なくない．術後約1週間は，創からの出血（血餅），浸出液（再建皮膚の皮脂腺等も考慮），痰等が混ざりあった粘着性の汚染物が付着している．腫脹により閉口が困難であることも多く，口呼吸も相乗するため乾燥し，頑固に付着していることが多い．これら痂皮様の汚物の除去にはオキシドール等により十分に湿潤させ除去することが望ましい．さらにこの時期は疼痛を与えないように十分注意しながら，舌ブラシ（図8-39），スポンジブラシ

(図8-40)．綿球等で慎重に清拭を行なう．患者自身は術部の安静等のため十分なセルフケアが行えないため，術後1週間程度は歯科医師等によるプロフェッショナルケアが行われる場合が多い．

皮弁等による再建部位は血流の状態によっては壊死することがまれにあるので，十分な観察が必要である．壊死した組織が汚染物となり口腔内の環境悪化の原因になり得るので，早期に除去する必要がある．

術直後の食事は経口摂取ではなく経管摂取であることが多いが，経口摂取が行われない場合，食事やそれに伴う唾液の分泌による自浄作用も低下するため，口腔内環境は悪化することを念頭に入れておく必要がある．

②術後の口腔ケア（腫脹改善後：約1週間後）

腫脹がある程度消退してくると，口腔ケア器具の使用が可能となり，患者自身によるセルフケアも可能となる．疼痛もコントロールされてくる時期でもあるので，セルフケア，介助によるケアも十分に行うことが可能となってくる．通常の口腔ケアを行うのは勿論のこと，再建部位へのケアを積極的に行わなければならない．

とくに再建部位の表面は健側の上皮と異なり皮膚であるため，脱落した上皮は厚く，汚染物となるため舌ブラシを使用して積極的に除去する．再建部位は知覚神経，運動神経が存在しないため十分な自浄作用が期待できず，術前と同様に口底部，患側下顎臼歯部の舌側歯肉と歯の表面に汚染が残る（図8-41）．この部位は，知覚鈍麻のため汚染の貯留が自覚しにくい部位であることもあり，患者への指導を絵や写真を用いて行い現状を理解させることも必要である．また，経口摂取が開始されることもあり，摂食嚥下訓練も並行して行ってゆく．

③退院後の口腔ケア

退院後の経過観察中も適宜口腔ケアを継続しなければならない．舌の知覚・運動の障害には徐々に慣れてくるが，日常生活に戻ると元の習慣に戻ってしまい，汚染しやすい口腔内環境になったにもかかわらず，セルフケアが疎かになることも多い．つまり退院後は患者の口腔ケアに対するモチベーションをいかに維持するかが目的となってくる．これについては適宜写真などを用いて，患者に汚染物の停滞部位を確認させ自覚を促すとよい．

口腔内の変化としては，再建部位の皮膚からの発毛が生じることがある．毛髪の周囲には汚染が停滞するため，口腔ケア時にスポンジブラシなどを用いて除去を行うことが望ましい．このとき毛髪周囲を十分に消毒し，毛根が感染しないよう注意する．

また再建部位の皮膚自体にも変化がおこる．経時的に皮膚の付属器官が消失もしくは萎縮して行くが，約10カ月後には角化層の菲薄化がおこり，粘膜様に変化するとの報告もある[2]．すなわちこの時期までは皮膚特有の汚染が継続するということである．

また機能的な面でも，問題なく経口摂取が可能であっても，健常者より誤嚥しやすい状況にあるため，来院時にはかならず摂食状況を確認するとともに，適宜機能評価や訓練を行い，機能の維持，改善に努めなければならない．

(山内智博)

文 献

1) 君塚隆太, 阿部 修, 足立三枝子, 石原和幸, 加藤哲男, 奥田克爾：高齢者口腔ケアは, 誤嚥性肺炎, インフルエンザ予防に繋がる, 日本歯科医学会誌 26：57-61, 2007.
2) 柴原孝彦, 野間弘康, 神尾 崇, 武田栄三, 橋本貞充, 大鶴 洋：口腔再建に用いた前腕皮弁の組織学的変化, 日本口腔科学会雑誌 51(4)：261-265, 2002.

19 常に唾液を誤嚥している状態の患者に対する口腔ケア

1）唾液誤嚥とは

　唾液の誤嚥を考える前に，摂食・嚥下障害の重症度について知っておく必要がある．才藤の摂食・嚥下障害の臨床的重症度は7段階で表現されている（表8-15）[1,2]．7点の正常範囲は治療・対応の必要がないレベル，6点の軽度問題は主訴を含めた何らかの軽度の障害を持つ場合で，食事の簡単な工夫などで対応可能なレベル，5点の口腔問題は誤嚥の心配はほとんどないが，咀嚼や食塊形成などの問題への対応が不可欠なレベルをさす．4点の機会誤嚥は「ときどき」誤嚥するという状態で，食物形態や食べ方などに一定の注意が必要となるレベル，3点の水分誤嚥は食物形態や食べ方を調整しなければ「必ず」誤嚥するというレベル，2点の食物誤嚥はどのような調整を行ってもほぼ確実に誤嚥するレベルをさす．1点の唾液誤嚥は，食物はおろか患者自身の唾液を常に誤嚥するレベルであり，食べ物を用いる直接訓練の適応はない．またこのような状態では摂食・嚥下訓練というよりも，医学的安定性を目指した対応が優先されるため，呼吸路の確保がなされている．

2）常に唾液を誤嚥している場合の対応

　気管切開は気道確保や下気道分泌物除去目的などで用いられるものであるが，嚥下機能に関しては複数の悪影響を持ち（表8-16）[3]，カフ付きのカニューレでも誤嚥を完全には防げないことを知っておく必要がある[4,5]．

3）口腔ケア時の注意点

　口腔内だけでなく咽頭部に唾液や痰が貯留しているときには，十分に吸引を行ってから口腔ケアを行うのが望ましい．口腔ケアを行う際の誤嚥を防ぐ体位としては，ファーラー位，セミファーラー位や側臥位などがよいとされる．しかし，この体位のみで誤嚥を完全に防ぐことは不可能なため，誤嚥のリスクが高い場合には2人で口腔ケアを行い，1人が吸引を行う，もしくは吸引付き歯ブラシを使用するなど[6]の方法を取るのが望ましい．また，このような状態の患者はうがいも十分にできないことが予想されるため，ブラッシングの後には十分に口腔内を清拭し，また咽頭部の唾液の貯留は再度吸引しておくべきである．その他，気管カニューレのサイドチューブ（カフ上吸引をするためのチューブ）がある場合は，カフ上に貯留した分泌物の吸引も適宜行っておくべきである．

4）気道内の唾液や痰への対処

　口腔ケアを行っていない時でも唾液の誤嚥が多い場合は，スクイージング・体位排痰法[7]などの呼吸理学療法を適応すべきである．このような症例に対しては理学療法士と協働を円滑に行うために，口腔ケアおよび呼吸理学療法を行う時間帯や頻度，またケア後の状態の変化（口腔ケア後には唾液の分泌が増加する，呼吸理学療法後には疲労が強いなど）について協議を行っておくのが望ましい．

（戸原　玄）

文　献

1) 才藤栄一：総括研究報告書．平成11年度長寿科学総合研究事業報告書（摂食・嚥下障害の治療・対応に関する統合的研究），1-17, 2000.
2) 小口和代：脳卒中摂食・嚥下障害の治療帰結．Modern Physician 26 (1)：110-113, 2006.
3) 堀口利之：【摂食・嚥下障害リハビリテーション実践マニュアル】リスクマネージメント基礎知識　気管切開とカニューレの選択．MEDICAL REHABILITATION 57: 187-196, 2005.
4) Pannunzio TG: Aspiration of oral feedings in patients with tracheostomies., AACN Clin Issues 7 (4): 560-569, 1996.

表8-15 摂食・嚥下障害臨床的重症度分類[1,2)]

分類			定義	解説	対応	直接訓練*
誤嚥なし	7	正常範囲	臨床的に問題なし	治療の必要なし	不要	必要なし
	6	軽度問題	主観的問題を含め何らかの軽度の問題がある	主訴を含め，臨床的に何らかの原因により摂食・嚥下に困難を伴う	簡単な訓練，食物形態の工夫，義歯調整などを必要とする	症例によっては施行
	5	口腔問題	誤嚥はないが，主として口腔期障害により摂食に問題がある	先行期，準備期を含め，口腔期中心に問題があり，脱水や低栄養の危険を有する	食物形態の工夫，食事中の監視が必要である．直接訓練は一般病院・外来で可能	一般医療機関や在宅で施行可能
誤嚥あり	4	機会誤嚥	ときどき誤嚥する，もしくは咽頭残留が著名で臨床上誤嚥が疑われる	通常のVFにおいて咽頭残留著名，もしくは時に誤嚥を認める．また，食事場面で誤嚥が疑われる．	上記の対応法にくわえ，咽頭問題の評価，咀嚼の影響の検討が必要である．直接訓練は一般病院・外来で可能	一般医療機関や在宅で施行可能
	3	水分誤嚥	水分は誤嚥するが，工夫した食物は誤嚥しない	水分で誤嚥を認め，誤嚥咽頭残留防止手段の効果は不十分だが，調整食など食物形態効果を十分認める	上記の対応法にくわえ，水分摂取の際に間欠経管栄養法を適応する場合がある．直接訓練は一般病院・外来で可能	一般医療機関や在宅で施行可能
	2	食物誤嚥	あらゆるものを誤嚥し嚥下できないが，呼吸状態は安定	水分，半固形，固形食で誤嚥を認め，食物形態効果が不十分である	経口摂取は不可能で経管栄養が基本となる．専門施設での直接訓練	専門医療機関で施行可能
	1	唾液誤嚥	唾液を含めてすべてを誤嚥し，呼吸状態が不良，あるいは，嚥下反射が全く惹起されず，呼吸状態が不良	常に唾液も誤嚥していると考えられる状態で，医学的な安定が保てない	医学的安定を目指した対応法が基本となり，持続的な経管栄養法を要する 直接訓練の適応外	困難

*食物を使用した摂食・嚥下訓練のこと

表8-16 気管切開の目的と嚥下機能へ及ぼす悪影響[3)]

気管切開の目的
1) 上気道狭窄・閉塞に対する気道確保
2) 下気道分泌物・貯留物の排除
3) 呼吸不全の呼吸管理

嚥下機能へ及ぼす悪影響
1) 喉頭挙上阻害
2) 声門下圧の陽圧維持不可
3) 咳嗽反射閾値上昇
4) とくにカフ付きカニューレの食道圧迫

5) Leder SB, Tarro JM and Burrell MI: Effect of occlusion of a tracheotomy tube on aspiration, Dysphagia 11(4): 254-258, 1996.
6) 中谷敏恭，菅 武雄，盛池暁子，飯田良平，森戸光彦：給水・吸引ブラシ「ビバラック」の特徴，老年歯学 16(3)：379-382, 2002.
7) 宮川哲夫編著：第5章スクイージング・体位排痰法のテクニック，動画でわかるスクイージング，96-124, 中山書店, 2005.

20　嘔吐反射が異常に強い患者に対する口腔ケア

　嘔吐反射は口唇や歯肉，口蓋粘膜などに刺激が加わることで惹起される反射である．これは刺激が内蔵知覚神経を経て延髄の嘔吐中枢へ伝えられ，嘔吐中枢が刺激されると胃内に逆流運動がおこり，嘔吐が反射としておこるものである．本来は異物排除のための生体防御反射であるが，病的な発現がみられる場合があり，口腔ケアを困難にする．

　原因としては中枢性のものと末梢性のものが考えられる．中枢性の原因として脳腫瘍，慢性硬膜下血腫，脳出血，くも膜下出血，精神的要因などがある．末梢性の原因としては口腔内外の感覚閾値の低下，機能低下による過敏，消化器疾患，前庭機能異常，薬物の副作用などがある．

　口腔領域では，口腔機能が低下することで口唇や歯肉，口蓋が過敏となり，ブラッシングやスポンジブラシでのマッサージ時に嘔吐反射が惹起される場合がある．いわゆる口腔過敏といわれる状態である．このような場合には接触痛も同時に発現することが多く，口腔ケアの拒否行動と誤認される場合がある．看護・介護の現場では，正しくは嘔吐反射と呼べない反応も嘔吐反射と呼んでいる場合がある．

　臨床的には食事や会話などの機会が減り，刺激が低下した部位に対する感覚閾値低下が重要であり，頻度も高いと考えられる．

1）アセスメントと対応

　口腔ケアを阻害するほどの嘔吐反射（もしくは過敏症状）が認められる場合，まず口腔乾燥状態のアセスメントを行う．次に口腔乾燥状態の有無をアセスメントする．急性期の患者もしくは重度の要介護者の場合には口腔乾燥状態にあることが多く観察されるが，これは口腔機能の低下から惹起される場合が多い．意識障害を伴うような場合にはマッサージなどの刺激を与えることが必須であり，口腔機能の低下からくる口腔乾燥状態が認められる場合は，口腔湿潤剤を用いた常時の保湿を行うことから対応する手法が成果をあげている．口腔湿潤剤を用いることで，スポンジブラシで塗布しつつマッサージすることが可能で，口腔機能へのアプローチと同時に口腔乾燥に対応しつつケアを進めることができる．

　過敏症状が認められる場合には，常時の保湿を達成したうえで減感作もしくは脱感作の手法を取り入れたケアを立案する．減感作の手法は，もともとはアレルギーの治療に用いられる手法であり，アトピーや花粉症などの即時型アレルギー（IgE抗体が関与する）の過敏反応を軽減させる目的で開発された治療法であるが，それとは別に軽度の刺激を繰り返し与えて「慣れ」を得ることでケアやリハビリテーションにつなげてゆく手法としても同名の呼び名が使われることがある．ここでは後者について記述している．具体的な手法は，ブラッシングやマッサージをすぐに開始するのではなく，まず口腔粘膜を保湿するために口腔湿潤剤を塗布するだけの小さい刺激からはじめ，そのうえで遠位から徐々に触れて口唇・歯肉・口蓋・舌と刺激を与える．小さな刺激を持続的継続的に与えることで徐々に適応を得ようとする手法である．この場合も口腔領域へは口腔湿潤剤とスポンジブラシの組み合わせが有効である．粘膜は保湿されていると擦過痛を感じにくくなり，減感作の手法を受け入れることが徐々に可能になる．

　強い反射が発現している時期には，義歯の装着は患者に苦痛を与えることがあるので注意が必要である．反射の強い時期には義歯ははずさせ，水

中保管する．口腔ケア程度の刺激に耐えられるようになってから，義歯の使用を検討するようにするとよい．口腔乾燥状態で義歯を装着すると異物感が強く，また粘膜との擦過もおこるので，常時の保湿を得た状態で，義歯粘膜面・研磨面に口腔湿潤剤を薄く塗布してから装着を試みる．嘔吐反射が一度起こると閾値が低下して反射が起こりやすくなる場合があるので，反射がおきたら無理をせずその日は中断し，また翌日に試すなどの配慮が必要である．

　全身麻酔下での手術後，もしくは抗癌剤の服用患者などでは制吐剤を服用している場合もあり，反射の低下した時間帯にケアを行うと嘔吐反射を少なくケアできる場合がある．主治医との連携をとってプランニングする．

　いずれにせよ，嘔吐反射は患者にとってつらいものであることを理解したうえでケアに取り組むことが大切である．全身状態との関連も考慮して介入の程度を検討するとよい．

（菅　武雄）

21 剝離上皮の堆積のある患者に対する口腔ケア

1）剝離上皮の堆積

口腔機能の低下した要介護者や意識障害のある患者の舌や口蓋に層状の堆積物がみられることがある（図8-42）．かつては「乾燥痰」や「痂皮」などと誤って呼ばれることがあったが，臨床的に否定される場合が多かった．詳細に観察すると，その物質は生体に付着しており，強引に除去しようとすると出血することから，生体の一部であることが考えられた．また，ケアの励行や全身状態の改善により堆積がみられなくなることから，外来の物質とは考えにくかった．強引な除去で痛みを訴える場合もあり，果たして除去すべきかどうかも議論される時代があった．議論に終止符が打たれたのは病理組織学的観察により剝離上皮であることが確定したからである（図8-43）．

剝離上皮は粘膜上皮の代謝により生産される老廃物で，頭皮ならばフケ，皮膚なら垢と呼ばれるものであり，ケアの対象として除去すべきであることも同時に確定した．

2）堆積の成因

通常，口腔内の剝離上皮は食事や発音時の舌の動き，ブラッシング・含嗽・水分摂取により洗い流されるために，日常生活の中で機能している口腔内に堆積することはない．しかし，意識障害や要介護状態になると経口摂取が行われず，さらにケアが不十分であると物理的な刺激がなくなり，また二次的な口腔乾燥状態になり，剝離上皮が堆積するようになる．

剝離上皮は堆積した後，乾燥して辺縁から剝がれ落ち，咽頭部にたまってしまうこともある．緩和ケア病棟の事例で，咽頭部にたまった剝離上皮片に蠅が産卵し，蛆が発生した例があった．

剝離上皮は痰やペースト食の付着で修飾されることがある．本来セルフケア用の材料であるドライマウス用ジェルを用いた不適切なケアで，細菌繁殖をきたし堆積が増悪する場合もある．

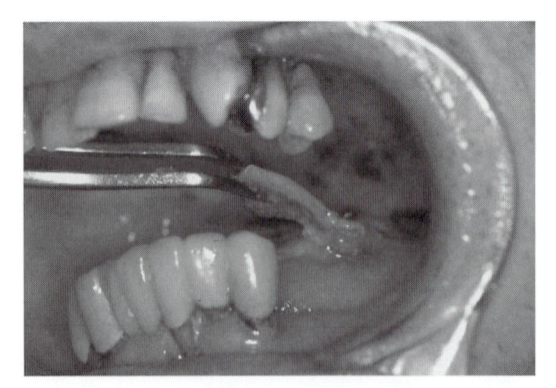

図8-42 ICU入院患者の口腔内に観察された剝離上皮

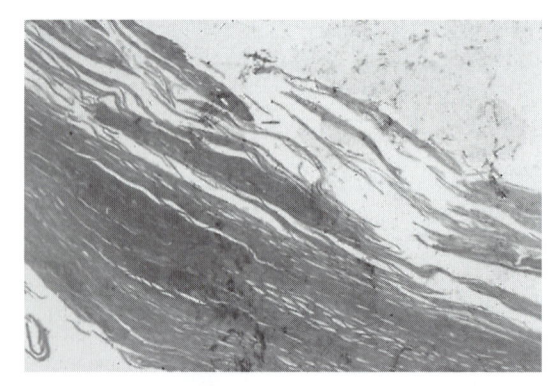

図8-43 病理組織学的に剝離上皮と確定（ケラチン染色）

3）アセスメントとプランニング

　剥離上皮の堆積の有無をアセスメントする．堆積がある場合には分布と量，乾燥状態，痰や血液や膿などの修飾因子についてもアセスメントする．

　剥離上皮のケアに対するアセスメントは口腔機能の評価と口腔乾燥状態の評価の2点が重要なポイントである．いずれも剥離上皮堆積のリスクファクターである．

　口腔機能に関しては，発語や経口摂取，含嗽の可否をアセスメントする．いずれも行われていないか不可能であればケアの対象になる．

　口腔乾燥状態は口腔機能の低下から引きおこされる二次的なものが多いので，乾燥状態がアセスメントされた場合には保湿ケアがプランニングの第1項目になる．

　保湿による口腔環境の改善と維持を確保したうえで，口腔衛生と口腔機能へのアプローチを行うと，効果的なケアにつながる．

4）ケア

　常時の保湿により，口腔環境を改善し，維持することが剥離上皮のケアの前提条件である．口腔湿潤剤を塗布することで，常時の保湿を得る．日に2回から4回のケアを行うのが通常だが，ICUなどでは2時間ごとにケアが必要な場合もある．

　ケアの際には保湿目的で塗布されている口腔湿潤剤を少量の水で湿らせたスポンジブラシで除去し，新しい口腔湿潤剤を用いてマッサージと同時に剥離上皮を除去し，ケアの最後に口腔湿潤剤を口腔粘膜全体に薄く塗布して終了する．つまり，ケアとケアの間の時間は，粘膜は口腔湿潤剤で守ってゆくという方法である．この際，保湿目的で塗布されている口腔湿潤剤を十分に除去することが大切で，古い口腔湿潤剤の上に塗り重ねないようにする．とくにドライマウス（口腔乾燥症）の患者用に発売されているセルフケア用の口腔湿潤剤を口腔ケアに流用する場合には，乾燥による被膜形成が顕著な製品があるので，ケアの最初に十分に除去することを心がけるとケアの質が格段に向上する．

　常時の保湿が達成できると，日常のケアとしての口腔衛生と口腔機能の向上を得やすくなる．また，湿潤下にある剥離上皮はスポンジブラシにて容易に除去できるようになるので，ケアにかかる労力は軽減することが可能である．

　常時の保湿にくわえ，口腔機能へのアプローチの一環としてのマッサージを行うと，唾液分泌が増加する場合がある．そのような場合は，口腔湿潤剤の量を減らしてゆく．全身状態の改善に伴って口腔機能も向上し，唾液量も得られるようになれば口腔湿潤剤は不要になる場合もある．そのような時期には剥離上皮の堆積もみられなくなる場合も多い．

　剥離上皮のケアは，患者が回復期にある場合も維持期にある場合も，さらにはターミナルステージにある場合も同様であるが，一定期間を確実にケアしてゆく「目標の設定が可能な」ケアであることを知っておくとよい．

（菅　武雄）

第9章 まとめ

1 システムとしての口腔ケア

1 はじめに

　老人保健施設入所者のおよそ3割から半数が何らかの摂食・嚥下障害を持つと考えられ[1〜3]，口腔・咽頭に存在する細菌の誤嚥が，高齢者の最大の死因である肺炎の主な感染経路であると考えられている[4]．不良な口腔衛生状態が肺炎の発生に関与すること[5]や，積極的な口腔ケアを行わないと肺炎を発症する危険性が増すこと[6]などが報告されている．口腔ケアの重要性は社会に認められていると言えよう．口腔の専門家であるべき歯科医療従事者は，う蝕や歯周疾患の予防のみならず，誤嚥性肺炎予防策としての確実な口腔ケアを広く普及させていく責任がある．

　口腔ケアが必要な患者は多岐にわたる．対象患者の年齢は小児から高齢者まで，合併する全身疾患の状態は急性期から慢性期までの場合が想定される．また，口腔ケアを行う職種も歯科医師・歯科衛生士だけではない．スタンダードプリコーションの概念から，従来から口腔ケアに熱心に取り組んできた看護師はもちろんのこと，看護・介護に携わる職種が口腔ケアを担っており，チームケアの重要性が指摘されている．また，家族が口腔ケアに果たす役割も大きいことはもちろんである．

　他職種が多様な患者に提供する口腔ケアの普及を考えると，方法論の確立が普及の近道となろう．安全かつ質の保証された口腔ケアを提供することを目的として，近年システム化についての報告がみられるようになってきている．ここでは近年の報告を紹介することで，口腔ケアの今後の展望について模索してみたい．

2 介護のための普及型口腔ケアシステム

　角らによる普及型口腔ケアシステムは，要介護高齢者に対して一般の介護者が簡易に行える，安全かつ効果的な標準化された方法として開発された[7]．介護を十分に享受していない高齢者・要介護者に，必要最小限の口腔ケアを普及させるために考案されたものである[7]．その手順が画一化されているのが特徴で（表9-1）[7]，まず，うがい薬を浸漬した Foam Stick を用いて1分間口腔粘膜を清掃し，次いで舌ブラシで10回（30秒）舌表面の清掃を行った後に，2分30秒間電動歯ブラシで歯面を清掃し，最後にうがい薬を用いて1分間洗口させることとなっている．所要時間は合計で5分である．

　注意点として，歯肉炎がある場合や口腔が乾燥している場合には，まず口の中を拭くことからはじめること，原則として歯磨剤は使わないこと，うがいができない場合には吸い飲みや霧吹き，手で圧力をかけて注水できる器具を用いること，嚥下に問題がある場合には吸引器を使用することなどが挙げられている．

　また，単純化された方法を1日1回確実に5分間行うことで，従来の方法と比較すると口腔ケアの負担が軽減し，またプラークや歯肉炎などが減少したと報告している[8]．

3 口腔ケアの介入レベルに基づいた口腔ケア手法

　口腔ケアが必要な患者は，口腔清掃が自立できていないことが多い．このような観点から，菅ら

表9-1　普及型口腔ケアシステム[7]

1：うがい薬を浸漬したFoam Stick（口腔ケア用スポンジ）にて口腔粘膜を清掃する（1分） 2：舌ブラシにて舌の奥から手前へ10回軽く擦り，舌苔を擦り取る（30秒） 3：電動歯ブラシにて歯面清掃，粘膜も必要に応じて清掃する（2分30秒） 4：うがい薬による洗口（1分）

表9-2　口腔ケアの介入レベルと口腔ケア用具・工夫[9〜11]

介入レベル	口腔ケア自立度	使用する用具・工夫
軽度	ほぼ自立	既存用具の改造・指導 補助清掃用具の指導 声かけ
中等度	部分介助	介助用ブラシの使用 仕上げ磨き(確認) 義歯の管理・保管
高度	全介助	スポンジブラシ 給水吸引ブラシ 口腔湿潤剤

患者（利用者）の個別の口腔ケアプランには，状況に応じた介入レベルを設定したうえでケア方法を検討する

は口腔ケアのアセスメントの時点で，患者の自立度に応じて介入レベルを設定する方法を発表している（表9-2）[9〜11]．口腔ケアは歯科衛生士や看護師のみならず，介護福祉士や家族の協力が不可欠であることから，介入方法を簡便に設定できることはその普及につながりやすい．

口腔ケアの前提条件として常時の保湿の確保が挙げられている．ケアの原則として，「常時の保湿」により口腔環境を改善・維持し，そのうえで「残存歯のブラッシング」を咽頭落下流入させずに行い，「粘膜のケア」を清掃とリハビリテーション（マッサージ）の両面から実施することを挙げている．「粘膜のケア」の際には，口腔湿潤剤の塗布や除去，剥離上皮の清掃やマッサージにスポンジブラシを使用している．

とくに高度介入が必要な場合には，保湿を口腔ケアの中心に据えることが重要であるとしている．

口腔湿潤剤を使用することで，粘膜清掃時には剥離上皮の除去が容易となる[10]．ブラッシング時には口腔湿潤剤を歯磨剤に準じて用い，遊離したプラークを口腔湿潤剤で保持し，口腔湿潤剤ごと口腔外に回収することで安全で効果的な口腔ケアが提供できるとしている[10]．

4　病院におけるプロフェッショナルオーラルヘルスケア

渡邊らは病院内でチームケアとして行われているプロフェッショナルオーラルヘルスケアを紹介している（表9-3）[12,13]．簡単で安全，より有効でコスト面も考慮した方法である[12]．これは体系化を目的としたものではないが，経験的に行なわれていることが多い口腔ケアの注目すべきポイント，もしくはより効果的に行うための注意点を簡潔に述べている．なお，口腔ケアを行う際には必要物品を備えた回診車を用いると，外来と病棟との往復を行う必要がなくなるため，多人数に対するケアが可能となるとしている（表9-4）[12]．口腔ケアのメニューの中に脱感作やストレッチなどの機能訓練的な要素を取り入れていること，また口腔内のみならず口腔周囲や鼻腔の清拭を行うこととしているのが特徴であり，口腔ケアの効果を積極的に幅広く得るためのプロトコルであるといえる．実際に口腔周囲や鼻腔の消毒を徹底したところ，MRSAによる人工呼吸器関連肺炎（VAP）の発生頻度が激減したと報告している[13]．

表9-3 口腔ケアの方法[12,13]

1. 口腔周囲や頸部の消毒
   1%弱のイソジン®溶液ガーゼで，消毒を行う．脱感作と筋肉の緊張をほぐすこと，唾液腺の刺激により唾液分泌を促すことも念頭に置く
2. 口腔粘膜の清拭
   モスキート鉗子でイソジン®綿球を把持し，口腔粘膜を清拭する．過敏がなければ神経孔相当部や唾液腺・導管などにも刺激をくわえる
3. プラーク・歯石の除去
   歯ブラシや歯間ブラシによるプラーク除去および歯石除去を行う
4. 舌の清掃
   舌ブラシ，綿球，歯ブラシにより舌の清掃を行う．マッサージ，ストレッチ，負荷訓練や嚥下反射誘発部位刺激を同時に行う
5. 鼻腔の清掃
   鼻前庭をイソジン®綿球で清拭する
6. 義歯の清掃
   必要に応じて義歯の清掃を行う

表9-4 口腔ケア回診車必要物品[12]

回診車	携帯品ケースなど
診査用具	トレー，ミラー，コップ，ピンセット，モスキート鉗子，摂子，鉗子立て，手袋
診療器具	携帯治療器具，給吸ブラシ，延長コード，舌圧子，時計，懐中電灯，開口器，アングルワイダー®，チビワイダー®，バイトブロック，歯ブラシ，舌ブラシ，歯間ブラシ，手用スケーラー，綿球，ガーゼ
薬剤	ワセリン，消毒薬，洗口剤，歯垢染出剤

表9-5 口腔状態の分類[14]

粘性痰付着型*
乾燥痰付着型*
舌苔付着型*
プラーク・歯石付着型
口腔内乾燥型
その他の型（特徴的な状態を呈さない）

*これらの型には著しい口臭がある．

5 簡便な評価に基づく口腔ケア

口腔ケアを行う際，口腔内の状態によらず清拭のみ行うなどの一律な方法が取られていることがいまだに多いことから，戸原らは歯科医師・歯科衛生士以外にも評価が可能な簡便な評価基準に基づいて口腔ケアメニューを決定できる方法を考案した[14,15]．過去の脳神経外科入院患者の口腔衛生状態の調査結果から，口腔内の特徴的な汚染状態を5つのパターンに分類し（表9-5）[14]，それらの状態を判断するための評価基準をフローチャートで示している（図9-1）[14]．

評価項目には口臭，痰，舌苔，歯の有無と専門的知識をもたない介護者にも容易に判断可能なものを採用しており，介護者などの実施者にも実際に口腔内の評価を行わせることを目的としている．

衛生状態の評価を口臭の確認からはじめることが特徴で，著しい口臭が認められた場合には，痰や舌苔の存在を積極的に疑うこととしている．また，このチャートの流れは，1回の口腔ケアだけでなく経時的にケアを進めていく場合にも意識しながら行うことが大切であるとし，注意点として

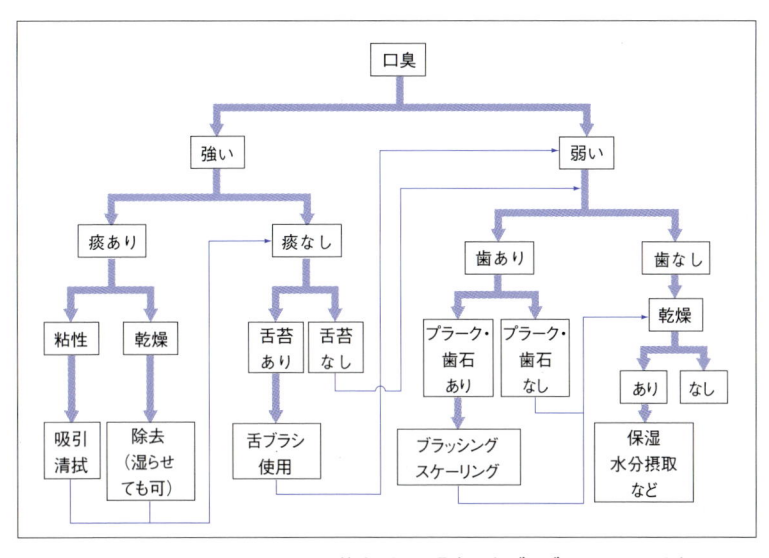

図9-1 口腔ケアフローチャート[14]

※義歯がある場合は必ずはずしてからケアを行う
※口唇より出血がある場合ワセリンを塗布してから行う

義歯がある場合には必ず取りはずして清掃すること，口唇が乾燥して出血している場合にはワセリン等を塗布してから行うことが挙げられている．

6 高齢者ケア分類表に基づく日常の場における口腔ケア

武井らは要介護高齢者に口腔ケアを提供する場合には，他職種との連携が不可欠とのことから，口腔ケアプランニングのための分類表を考案した[16,17]．口腔清掃の自立度と口腔状態（歯数および義歯の有無）を評価基準に用いている（図9-2）[17]．自立度は厚生省の「口腔清掃の自立度判定基準」に基づき自立（A），一部介助（B），全介助（C）の3段階に分類する．口腔状態はすべて自分の歯もしくは取りはずしのできない義歯（ブリッジ・インプラント）装着者（Ⅰ），部分的に自分の歯がある者または取りはずしのできる部分床義歯装着者（Ⅱ），無歯顎者または総義歯装着者（Ⅲ）の3段階に分類する．口腔状態のカテゴリーにより清掃用具が大きく異なるため，3分類となっている．

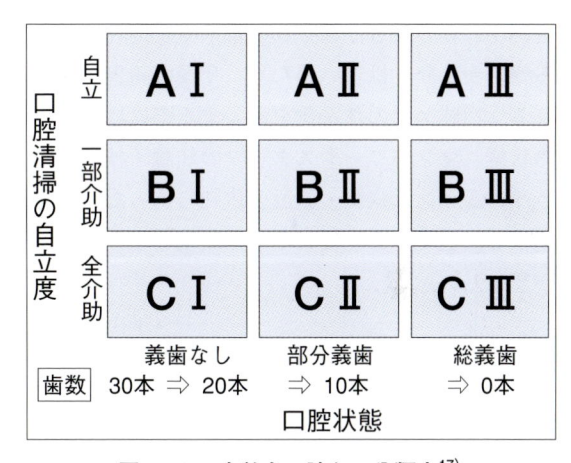

図9-2 高齢者口腔ケア分類表[17]

高齢者ケア分類表に基づき体系的に口腔ケアを考えることができるが，カテゴリー分類にしばられずに高齢者の状況に応じたオーダーメイドの口腔ケアプランが重要であるとしている．本法の利点として，口腔ケア用具や方法が具体的に示しやすくなること，介護者に対するプランの提案がわかりやすくなることが挙げられる．

1 システムとしての口腔ケア 181

7 まとめ

　介護の場では，個々人の状況に応じたケアが求められているが，ケアの実施側からは容易さ（負担軽減），安全性，確実な効果，経済性などが求められる．これらは相反することが多く，苦慮するところである．

　口腔ケアのマネジメントにあたり，アセスメント，ケアプランの作成，ケアプランに基づくサービスの実施，モニタリング・再アセスメントを行っていくことになる．本稿で紹介したものは，一連の流れの中で力点が置かれているところが異なり，それぞれに特徴がある．口腔ケアを普及させるためには，方法論の明快さが必要であるという点で共通しているが，その明快さを導くための手法に違いが見られ，画一的な手法を用いる場合と単純な評価を行わせる場合とに大別される．

　いずれの方法もそれぞれの効果や妥当性に対する報告が十分とは言いがたく，今後の報告がまたれる．口腔ケアの体系化を導入する際には，患者の状態，マンパワーやスタッフの知識・技術・モチベーション，病院・施設の体制にあった方法を選択した上で，より使いやすく改変していくことが望ましい．

　　　　　　　　　　　　　　　（下山和弘）

文　献

1) Tibbling L and Gustafsson B: Dysphagia and its consequences in the elderly, Dysphagia 6: 200-202, 1991.
2) Langmore SE, Terpenning MS, Schork A, Chen Y, Murray JT, Lopatin D and Loesche WJ: Predictors of aspiration pneumonia: how important is dysphagia?, Dysphagia 13: 69-81, 1998.
3) Ekberg O and Feinberg MJ: Altered swallowing function in elderly patients without dysphagia: radiologic findings in 56 cases, Am J Roentogenol 156: 1181-1184, 1991.
4) Sheth N and Diner W: Swallowing problems in the elderly, Dysphagia 3: 209-215, 1988.
5) Scannapieco FA: Role of oral bacteria in respiratory infection, J Periodontol 70: 793-802, 1999.
6) Yoneyama T, Yoshida M, Matsui T and Sasaki H: Oral care and pneumonia, Lancet 354: 515, 1999.
7) 角　保徳，植松　宏 編：5分で出来る口腔ケア 第1版，医歯薬出版，東京，2004.
8) 角　保徳，道脇幸博，三浦宏子，中村康典：介護者の負担軽減を目指す要介護高齢者の口腔ケアシステムの有効性，老年歯学 16：366-371，2002.
9) 菅　武雄：ホームヘルパーのための口腔ケアハンドブック，65-79，日本医療企画，東京，2002.
10) 菅　武雄，木森久人，小田川拓矢，山岡　創，千代情路，奥野典子，金子夏樹，石川友香子，飯田良平，中谷敏恭，森戸光彦：口腔湿潤剤を用いた口腔ケア手法，老年歯学 21：130-134，2006.
11) 菅　武雄，森戸光彦：介入レベル別口腔ケアの考え方，看護技術 53：233-235，2007.
12) 渡邊　裕：プロフェッショナルオーラルヘルスケアの効果について，老年歯学 16：277-282，2001.
13) 渡邊　裕，山根源之，外木守雄，蔵本千夏：気管挿管患者の口腔ケア，老年歯学 20：362-369，2006.
14) 戸原　玄，下山和弘：簡便な評価に基づく口腔ケア，老年歯学 20：227-230，2005.
15) 後藤志乃，戸原　玄，中根綾子，下山和弘，植松　宏：簡単な評価に基づく口腔ケアフローチャートの作成，老年歯学 21：221，2006.
16) Takei N, Fukushima M, Fukuda T, Shibuya K and Iwaku M: Order-made oral care for the elderly based on an assessment of their independence and oral condition—(I) Effective of a new oral brush system for the dentate dependent elderly—老年歯学 17：307-311，2003.
17) 武井典子：日常の場における口腔ケアの対象と分類，渡邊　誠，岩久正明 監著，歯科衛生士のための高齢者歯科学，226-231，永末書店，京都，2005.

索 引

〈あ行〉
悪性黒色腫　83
悪性貧血　81
アセスメント　20, 22
アフタ　81
アミラーゼ　111
アルブミン　8
アングルワイダー　145, 146, 166
IADL　37
RSST　133

意識障害　132, 140
意識レベル　100
胃食道逆流　130
イソジン液　146
イトリゾール　160
医療の場　26
医療廃棄物　152
入れ歯，舌，歯の汚れ　36
インターフェロン　18
咽頭細菌数　6
咽頭，食道カンジダ症　160
院内感染　14
インフルエンザ　5
inter-disciplinary　24
EBウイルス　151

うがい　136, 141
う蝕　69

栄養管理　32
壊死性潰瘍性歯肉炎　152
エナメル質　68
AIDS　18, 151
HIV　18, 151
MMSE　7
ADL　37

嘔吐　140
嘔吐反射　166, 172
嘔吐物　22
オーラルジスキネジア　156

オキシドール　146
オトガイ帽　166
音波・超音波ブラシ　75
OE法　34

〈か行〉
ガーグルベースン　20, 152
臥位　10
開口器　16, 20, 21, 64, 129, 142
開口拒否　138
開口障害　138, 161
開口保持困難　141
開口量　22
介護保険法　37
介護予防事業　5
咳嗽発作対応　135
改訂水飲みテスト　133
化学的清掃法　60, 105
顎間ゴム牽引　166
顎関節脱臼　165
覚醒状態　100
喀痰対策　135
仮性球麻痺　133
仮性口臭症　121
顎下腺　110
顎下腺管　110
痂皮　143
過敏症状　172
カフ圧計　145
カルシウム　31
カルシウム拮抗薬　154
簡易型ガスクロマトグラフィー　123
肝炎　151
肝炎ウイルス　151
肝硬変　151
カンジダ菌　151
感染　12
感染経路　13
感染症　151
感染性廃棄物　152
感染の経路　12
感染防御対策　152

感染予防　151
含嗽・洗口剤　57
含嗽法　41
官能検査　122
Candia albicans　158

機械的清掃法　60, 105
気管切開　170
気管挿管　145
気管チューブ　144, 145
義歯　136
義歯あるいは歯の汚れ　36
義歯安定剤　99
義歯性口内炎　98, 103, 158
義歯洗浄剤　60, 98, 105, 159
義歯粘着剤　99
義歯非装着期間　100
義歯用ブラシ　60, 103, 105
器質的ケア　43
器質的口腔ケア　2
気道感染　5
機能的ケア　43
機能的口腔ケア　2
揮発性硫黄化合物　120
吸引機能　62
給水機能　62
給水吸引ブラシ　62
給水・吸引機能を備えた電動歯ブラシ　134
球麻痺　133
仰臥位　10
局部床義歯　94
拒否　21
菌交代現象　91, 158
菌交代症　81
QOL　80
QOD（Quality of Death）　4

空気感染　12
偶発事故　10
偶発症　10, 21, 22
楔状欠損　69

索　引　183

口呼吸　168
くも膜下出血　132
クラスプ　94
グラム陰性桿菌　152
グルコン酸クロルヘキシジン　20
車いす　102

経管栄養　32
経口感染　12
経口摂取　4
経鼻胃管チューブ　159
経皮的内視鏡的胃瘻造設術
　　（PEG）　34
血圧　10
血液感染　12
血液凝固因子　151
血液検査　84
血小板減少症　83
血小板数　151
減感作の手法　172
嫌気性菌　32
健康の定義　4
原始的触覚　85
K-point 刺激　35
K-point 刺激法　142

誤飲　22
抗ウイルス薬　84
抗HBs 人免疫グロブリン
　　（HBIG）　18
口角鉤　20,21,145,146,166
口渇　114
交感神経　11,110
後期高齢者　3
後期高齢者医療制度　9
口腔過敏　91
口腔環境の改善　175
口腔カンジダ症　81,158
口腔乾燥　143,159,161
口腔乾燥患者　134
口腔乾燥感症候群　114
口腔乾燥症　8,114
口腔乾燥状態　172
口腔機能　34
口腔機能の低下　88

口腔ケア　167
口腔ケアの体位　140
口腔ケアプラン　26
口腔（歯科）心身症患者　134
口腔湿潤剤　21,66,90,92,134,
　　135,144,179
口腔常在菌叢　32
口腔常在菌の付着抑制　30
口腔清掃指導　44
口腔清掃の自立度判定基準　38,
　　95,181
口腔内環境　140
口腔粘膜疾患　80
口腔粘膜の損傷　143
口腔粘膜の保湿　135
口腔保健指導　3
口腔内違和感　66
口臭　32,36,98,120,180
口臭恐怖症　121
口臭検査　122
咬傷　163
抗真菌剤　81
口唇のマッサージ　142
抗てんかん薬　154
紅板症　82
咬耗　69
声かけの必要性　36
誤嚥　10,22,41,170
誤嚥性肺炎　9,34,36,80,178
誤嚥予防　19
呼吸器感染症　4
呼吸理学療法　170
黒毛舌　81
個別のケア　26
根面う蝕　69

〈さ行〉
最近1カ月の発熱回数　37
細菌性バイオフィルム　9
再建　167,168
細小血管症　148
再石灰化作用　31
サイトメガロウイルス　151
錯行為　137
擦式消毒液　14

残根歯　69
三叉神経　84
silent aspiration　146

次亜塩素酸ナトリウム　18
シェーグレン症候群　91
ジェル　92
歯科金属アレルギー　84
耳下腺　110
耳下腺管　110
歯冠部う蝕　69
歯間ブラシ　43,50,76
歯垢染出剤　72
事故対策　16
事故防止対策　153
歯根膜　68
歯根面う蝕　3
歯周炎　70
歯周疾患　70
歯周病　70,80
歯周ポケット　70
自浄作用（唾液の）　30
糸状乳頭　81
歯髄　68
姿勢調整　101
歯性病巣感染　80,84
歯石　31
歯石除去　151
歯石様沈着物　103
歯槽骨　68
舌ブラシ　90
失語　136
失行　136
湿潤　88,91
湿性生体物質　14
歯肉　68
歯肉炎　70
歯肉退縮　69
歯肉肥大　154
紫斑　83
歯磨剤　53,78
歯面研磨　151
社会的役割　37
習慣性顎関節脱臼　166
重炭酸ナトリウム　159

手段的自立　37
手段的日常生活動作　37
出血傾向　148
手用歯ブラシ　48,72
循環・呼吸　140
掌蹠膿疱症　84
小潰瘍　81
障害老人の日常生活自立度判定基準　37
常在菌　151
上肢の障害　132
常時の保湿　163,175
小唾液腺　110
小児用歯ブラシ　151
静脈栄養　32
食事形態　102
褥瘡性潰瘍　81
「食」のサポート　102
食物残渣　31,36,41,88,105
食物テスト　133
ショ糖　32
自立の状態　36
人工呼吸器　145
人工呼吸器関連肺炎　145,179
人工唾液　66,114
人工透析　148
侵襲的対応　163
心身の健康　4
真性口臭症　120
心電図　10
C型肝炎　16
CDCガイドライン　145

錐体外路系疾患　156
スクイージング　170
スクリーニング　36
スクリーニングテスト　133
スタンダードプリコーション　10,13,151,152,153,178
ステロイド　81
ステロイド剤　160
スピロヘータ　152
スポンジブラシ　41,56,92,168,179
Sturge-Weber症候群　149

Stensen's duct　110
生活の場　26
清拭法　41
星状神経節ブロック　114
精神的サポート　144
生理的口臭　120
舌　167
舌圧子　22
舌下腺　110
舌腫瘍　167
摂食・嚥下障害　132,136
摂食・嚥下障害の臨床的重症度　170
接触感染　12
舌苔　36,88,90,120,180
舌の清掃　141
舌背　81
舌ブラシ　57,81,168
セミファーラー位　170
セメント質　68
セルフケア　3,20,25
前癌病変　80,82
前傾座位　10
洗口剤　41
洗口法　41
洗浄法　41
全身状態　140,144
全部床義歯　94
専門的口腔ケア　7,161
専門的口腔清掃　3
Xerostomia　114
総義歯　94
象牙質　68
側臥位　10,170
咀嚼粘膜　80

〈た行〉
ターミナルケア　3
体位排痰法　170
帯状疱疹　84
耐性菌　91
堆積　174
大唾液腺　110

タイミング　102
唾液　30,91,110,146
唾液減少症　114
唾液誤嚥　170
唾液採取法　112
唾液の役割　111
唾液の流量　111
唾液分泌減少　8
多型滲出性紅斑　83
脱感作　179
脱感作法　129
痰　180
単純ヘルペス　84
弾性包帯　166

チームケア　24
窒息　10,22
知的能動性　37
超音波洗浄器　60,105
陳旧性脱臼　165

低栄養　7
鉄欠乏性貧血　81
デンタルフロス　52,76
デンタルリンス　55
デンチャープラーク　103
デンチャープラークコントロール　104
デンチャーマーキング　98
電動歯ブラシ　50,75,178
天疱瘡　83

糖尿病　81
特殊粘膜　80
特発性オーラルジスキネジア　156
徒手的整復　165
ドラッグデリバリーシステム　152
trans-disciplinary　24

〈な行〉
難治性口腔粘膜病変　80

ニーズ　25

索引　185

二次感染　83,84,152,161
日常生活動作　37
日常的口腔ケア　9
認知機能　7
認知症　128

粘膜ブラシ　57

ノイラミニダーゼ活性　5
脳血管疾患　132
脳血管障害　132
脳梗塞　132
脳出血　132
脳卒中　132
脳卒中後遺症　4,130

〈は行〉
場　25
肺炎　6
バイオフィルム　103
バイトブロック　20,64,146
白板症　82
剥離上皮　88,174
剥離上皮の堆積　174
剥離上皮膜　143
剥離性歯肉炎　83
白血病　83
発症　12
歯ブラシ　43
歯磨き法　41
針刺し事故　16
パルスオキシメーター　10
半座位　10
Bacterial translocation　33

一口量　102
ヒト免疫不全ウイルス　18,151
被覆粘膜　80
皮弁　168

飛沫感染　12
病原性微生物　12
標準予防策　10,13,151
病的口臭　120
病理組織検査　84
日和見感染症　158,159
B型肝炎　16
BDR指標　38,95
Hippocrates法　165

ファーラー位　10,170
ファンギゾン　160
フィードバック療法　157
腹臥位　10
副交感神経　110
不顕性感染　12
不顕性誤嚥　136
不随意運動　21,156
部分床義歯　94
プラーク　70
プライバシーの保護　153
ブラシ機能　62
プロテアーゼ活性　5
フロリード　160

平滑舌　81
ペリクル　31
ヘルペス　84
ヘルペスウイルス　151
扁平上皮癌　82
扁平苔癬　82
Ventilator associated pneumonia（VAP）　145

放射線性口内炎　161
放射線性骨壊死　161
ホームリライナー　99
保湿　137
保存的対応　163

ポビドンヨード　20
Borchers法　165

〈ま行〉
マッサージ　114
麻痺側　20
慢性閉塞性肺疾患（COPD）　10

味覚障害　66

ムチン　31,111

迷走神経系　11
免疫抑制薬　81,154
綿棒　41

〈や行〉
薬物性オーラルジスキネジア　156
薬物性口腔乾燥症　134
ヤンカーサクション　145,146

要介護度　37
抑制　128

〈ら行〉
リハビリテーションの場　26
硫化物モニター　123
流涎　165

類天疱瘡　83

老研式活動能力指標　37
露出歯根面　31

〈わ行〉
ワクチン接種　153
ワンタフトブラシ　20,53,77,151
Wharton's duct　110

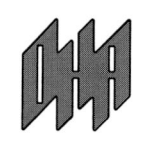

執筆者一覧

下山和弘（東京医科歯科大学歯学部口腔保健学科高齢者口腔保健衛生学分野）
那須郁夫（日本大学松戸歯学部総合口腔医学講座地域保健学）
米山武義（米山歯科クリニック）

秋本和宏（秋本歯科医院）
岩佐康行（原土井病院　歯科）
潮田高志（多摩北部医療センター　歯科・口腔外科）
上條　穂（あおぞら歯科）
蔵本千夏（市川市リハビリテーション病院　歯科）
菅　武雄（鶴見大学歯学部高齢者歯科学講座）
杉原直樹（東京歯科大学衛生学講座）
竹原祥子（東京医科歯科大学歯学部）
戸原　玄（日本大学歯学部摂食機能療法学講座）
花上伸明（帝京大学医学部形成・口腔顎顔面外科学講座）
藤平弘子（東京歯科大学市川総合病院　歯科・口腔外科）
藤本篤士（札幌西円山病院　歯科）
森崎重規（鶴岡クリニック　歯科・口腔外科）
山内智博（東京歯科大学　口腔外科学講座）
山根源之（東京歯科大学オーラルメディシン・口腔外科学講座）
山根　瞳（アポロ歯科衛生士専門学校）
渡邊　裕（東京歯科大学オーラルメディシン・口腔外科学講座）

（敬称略・五十音順）

日本老年歯科医学会監修口腔ケアガイドブック

2008年3月31日　第1版・第1刷発行
2011年1月21日　第1版・第2刷発行

　　　監修　一般社団法人　日本老年歯科医学会
　　　編著　下山和弘／米山武義／那須郁夫
　　　発行　財団法人　口腔保健協会

　　　〒170-0003　東京都豊島区駒込1-43-9
　　　振替 00130-6-9297　Tel 03-3947-8301（代）
　　　　　　　　　　　　　Fax 03-3947-8073
　　　http://www.kokuhoken.or.jp/

乱丁・落丁の際はお取り換えいたします．　　　　　印刷・製本／精文堂

©Kazuhiro Shimoyama, et al. 2008. Printed in Japan〔検印廃止〕
ISBN978-4-89605-241-1　C3047

本書の内容を無断で複写・複製・転載すると，著作権・出版権の侵害となることがありますので御注意下さい．

JCOPY ＜(社)出版者著作権管理機構　委託出版物＞
本書の無断複写は著作権法上での例外を除き禁じられています．複写される場合は，そのつど事前に，(社)出版者著作権管理機構（電話 03-3513-6969，FAX 03-3513-6979，e-mail：info@jcopy.or.jp）の許諾を得て下さい．